Tratamiento del ictus isquémico

Dr. Joan Montaner

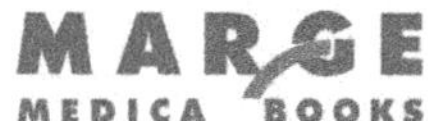

Tratamiento del ictus isquémico
Editor: Dr. Joan Montaner
1.ª edición 2009

© de esta edición, incluido el diseño de la cubierta, ICG Marge, SL

Edita: Marge Books
Avda. Alcalde Moix, 28 - 08207 Sabadell (Barcelona)
Tel. 931 429 486 - marge@margebooks.com
www.margebooks.com

Director editorial: Hèctor Soler
Gestión editorial: Ana Soto
Edición: David Soler
Colaboración técnica: Rosa Grafisme
Impresión: Servicecom (Alcalá de Henares, Madrid)

ISBN: 978-84-92442-13-3

Reservados todos los derechos. Ninguna parte de esta edición, incluido el diseño de la cubierta, puede ser reproducida, almacenada, transmitida, distribuida, utilizada, comunicada públicamente o transformada mediante ningún medio o sistema, bien sea eléctrico, químico, mecánico, óptico, de grabación o electrográfico, sin la previa autorización escrita del editor, salvo excepción prevista por la ley. Diríjase a Cedro (Centro Español de Derechos Reprográficos, www.cedro.org) si necesita fotocopiar o escanear algún fragmento de esta obra.

Índice

Autores   17

Prólogo   21

Capítulo 1.
Tratamiento integral en las Unidades de Ictus   27

Chapter 2.
Thrombolytic therapy: from NINDS to the present day   43

Chapter 3.
New thrombolytic agents   59

Capítulo 4.
Sonotrombólisis en el ictus agudo   79

Capítulo 5.
Trombólisis intraarterial y mecánica   89

Capítulo 6.
Craniectomía descompresiva, hipotermia y oxigenoterapia en el ictus isquémico . . .   97

Capítulo 7.
Estrategias neuroprotectoras   109

Capítulo 8.
Terapias orientadas al bloqueo de la excitotoxicidad   125

Capítulo 9.
Citicolina en el tratamiento del infarto cerebral agudo   137

Capítulo 10.
Terapias antiinflamatorias e inmunomoduladoras 151

Capítulo 11.
Potenciando la angioneurogénesis con factores de crecimiento 165

Capítulo 12.
Terapia celular en la isquemia cerebral 175

Autores

Jesús Agulla
Laboratorio de Investigación
en Neurociencias Clínicas
Servicio de Neurología
Unidad de Ictus
Hospital Clínico Universitario
Universidad de Santiago de Compostela
Santiago de Compostela

Carine Ali
INSERM U919 «serine proteases and
pathophysiology of the neurovascular unit»
Université de Caen Basse - Normandie
Caen Cedex
France

José Álvarez-Sabín
Servicio de Neurología
Hospital Universitari Vall d'Hebron
Universidad Autónoma Barcelona
Barcelona

Miguel Blanco
Laboratorio de Investigación
en Neurociencias Clínicas
Servicio de Neurología
Unidad de Ictus
Hospital Clínico Universitario
Universidad de Santiago de Compostela
Santiago de Compostela

David Brea
Laboratorio de Investigación
en Neurociencias Clínicas
Servicio de Neurología
Unidad de Ictus
Hospital Clínico Universitario
Universidad de Santiago de Compostela
Santiago de Compostela

Mar Castellanos
Servicio de Neurología
Unidad de Neurovascular
Hospital Universitari de Girona Doctor
Josep Trueta
Girona

José Castillo
Laboratorio de Investigación
en Neurociencias Clínicas
Servicio de Neurología
Unidad de Ictus
Hospital Clínico Universitario
Universidad de Santiago de Compostela
Santiago de Compostela

Pilar Delgado
Unidad de Ictus y Laboratorio
de Investigación Neurovascular
Servicio de Neurología
Hospital Universitari Vall d'Hebron
Barcelona

Raquel Delgado-Mederos
Unidad Neurovascular
Servicio de Neurología
Hospital Universitari Vall d'Hebron
Barcelona

Margarita Díaz-Guerra
Científico Titular del Consejo Superior
de Investigaciones Científicas (CSIC)
Instituto de Investigaciones Biomédicas
«Alberto Sols»
CSIC-UAM
Madrid

Exuperio Díez-Tejedor
Laboratorio de Investigación
Cerebrovascular
Hospital Universitario La Paz
Universidad Autónoma Madrid
Madrid

Maxime Gauberti
INSERM U919 «serine proteases and
pathophysiology of the neurovascular unit»
Université de Caen Basse - Normandie
Caen Cedex
France

María Gutiérrez
Laboratorio de Investigación
Cerebrovascular
Hospital Universitario La Paz
Universidad Autónoma de Madrid
Madrid

Carles Justicia
Departamento de Isquemia Cerebral
y Neurodegeneración
Instituto de Investigaciones Biomédicas
de Barcelona-CSIC-IDIBAPS
Barcelona

Rogelio Leira
Laboratorio de Investigación en
Neurociencias Clínicas
Servicio de Neurología
Unidad de Ictus
Hospital Clínico Universitario
Universidad de Santiago de Compostela
Santiago de Compostela

Richard Macrez
INSERM U919 «serine proteases and
pathophysiology of the neurovascular unit»
Université de Caen Basse - Normandie
Caen Cedex
France

Carlos A. Molina
Unitat Neurovascular
Servicio de Neurología
Hospital Universitari Vall d'Hebron
Barcelona

Joan Montaner
Director del Laboratorio de Investigación
Neurovascular
Hospital Universitari Vall d'Hebron
Barcelona

Miriam Navarro
Laboratorio de Investigación
Neurovascular
Institut de Recerca
Hospital Universitari Vall d'Hebron
Barcelona

Pedro Ramos-Cabrer
Laboratorio de Investigación
en Neurociencias Clínicas
Servicio de Neurología
Unidad de Ictus
Hospital Clínico Universitario
Universidad de Santiago de Compostela
Santiago de Compostela

Marc Ribó
Unidad Neurovascular
Servicio de Neurología
Hospital Universitari Vall d'Hebron
Barcelona

Manuel Rodríguez-Yáñez
Laboratorio de Investigación
en Neurociencias Clínicas
Servicio de Neurología
Unidad de Ictus
Hospital Clínico Universitario
Universidad de Santiago de Compostela
Santiago de Compostela

Anna Rosell
Laboratorio de Investigación
Neurovascular
Institut de Recerca
Hospital Universitari Vall d'Hebron
Barcelona

Peter D. Schellinger
Department of Neurology
University Hospital Erlangen
Germany

Tomás Sobrino
Laboratorio de Investigación en
Neurociencias Clínicas
Servicio de Neurología
Unidad de Ictus
Hospital Clínico Universitario
Universidad de Santiago de Compostela
Santiago de Compostela

Denis Vivien
INSERM U919 «serine proteases and pa-
thophysiology of the neurovascular unit»
Université de Caen Basse - Normandie
Caen Cedex
France

Prólogo

Esta obra es el tercer título de la colección *Avances en patología neurovascular*. En ella, tras revisar la fisiopatología de la isquemia cerebral y compilar los avances en la prevención del ictus isquémico, se aborda la situación actual y el futuro inmediato del tratamiento del ictus isquémico.

Hoy en día, existe una gran preocupación por el auge de las patologías vasculares en las sociedades occidentales. El ictus, que puede producir un daño irreparable en el cerebro, constituye la primera causa de muerte entre las mujeres españolas y tiene el triste honor de ser también la primera causa de invalidez y la segunda de demencia. Ello nos enfrenta al reto de frenar el avance de la enfermedad neurovascular mediante estrategias de prevención; pero cuando la prevención falla, debemos pasar a la acción de inmediato.

En este libro intentaremos resumir la evidencia sobre el arsenal terapéutico de que disponemos en la actualidad, así como reflexionar acerca de las nuevas y prometedoras tendencias que podrían constituir el tratamiento del ictus en las próximas décadas.

Si bien es cierto que en épocas pasadas existía un cierto escepticismo en el manejo terapéutico de esta enfermedad, las modernas unidades de ictus implantadas en los últimos años en muchos hospitales han supuesto una innegable revolución terapéutica. Gracias a ellas hemos comprobado cómo abrir la arteria cerebral ocluida por el ictus a tiempo salva el cerebro… En las próximas páginas, repasaremos la historia y el futuro de la fibrinolisis, los nuevos fármacos trombolíticos y las nuevas formas de administrarlos, la incorporación de técnicas mecánicas y de la sonotrombólisis para restablecer el flujo sanguíneo cerebral… Contemplaremos tratamientos más agresivos como la hipotermia y la craniectomía. Definiremos la situación actual de terapias que no han demostrado aún su eficacia clínica, entre ellas el bloqueo de la excitotoxicidad o el empleo de drogas antiinflamatorias e inmunomoduladoras. Asimismo, reflexionaremos sobre el futuro de determinados fármacos, mostrando la citicolina como posible ejemplo de la viabilidad de las estrategias neuroprotectoras. El futuro de la terapia celular, mediante células endoteliales progenitoras o células madre, así como la estimulación de la angio-neurogénesis mediante factores de crecimiento ocupan también un lugar destacado en el libro.

El gran reto al que nos enfrentamos en España es proporcionar estas estrategias terapéuticas a todas las personas que sufren un ictus. Por ello, ofrecemos a los profesionales de la medicina que atienden al paciente con ictus una guía actualizada de la evidencia y de los más recientes ensayos clínicos en el tratamiento de esta enfermedad.

La presente obra es la primera publicada en español que se dedica exclusivamente al tratamiento del ictus isquémico. Sin duda, será también de gran ayuda para los médicos residentes que entran en contacto con la patología neurovascular o estudiantes de medicina que deseen ampliar sus conocimientos de estos temas, que se hallan a medio camino entre la medicina vascular y las neurociencias.

Sus autores, expertos clínicos e investigadores de reconocido prestigio internacional, han sabido condensar la complejidad de cada capítulo, sistematizar la evidencia y acercar a este amplio abanico de lectores la actualidad del tratamiento del ictus isquémico.

Dr. Joan Montaner
Servicio de Neurología
Director del Laboratorio de Investigación Neurovascular
Institut de Recerca
Hospital Universitari Vall d'Hebron
Barcelona

Tratamiento del ictus isquémico

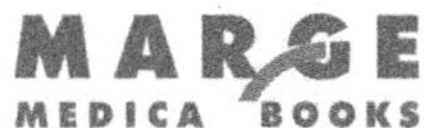

Capítulo 1. Tratamiento integral en las unidades de ictus

M. Castellanos

Servicio de Neurología
Unidad de Neurovascular
Hospital Universitari de Girona
Doctor Josep Trueta
Girona

Dirección para correspondencia
Hospital Universitari de Girona
Doctor Josep Trueta
Dra. M. Castellanos
mcastellanosr@medynet.com

1 Introducción

La enfermedad cerebrovascular o ictus representa la tercera causa de muerte en los países desarrollados (tras las patologías cardiovasculares y las neoplasias) y la primera causa de mortalidad global en España por entidades específicas. La tasa de incidencia bruta de ictus oscila entre 101 y 285 por 100.000 habitantes.[1] En nuestro país, la incidencia anual es de 156 casos nuevos por 100.000 habitantes y la prevalencia es de 500-600 casos por 100.000 habitantes.[2] El ictus es la segunda causa de demencia después de la enfermedad de Alzheimer y constituye el primer motivo de incapacidad en la población adulta.

A pesar de su enorme importancia sociosanitaria, durante mucho tiempo se cuestionó la necesidad de una atención específica para pacientes con ictus e incluso se valoró el hecho de que estos pacientes requirieran ingreso hospitalario si no era para realizar rehabilitación.[3] Sin embargo, en la última década el manejo del ictus ha experimentado un cambio radical que se basa fundamentalmente en la consideración de esta patología como una urgencia médica cuyo manejo se debe efectuar en unidades especializadas.[4] En efecto, el ictus es una urgencia neurológica que requiere de un diagnóstico y de intervención terapéutica inmediatos. La única terapia farmacológica que hasta el momento ha demostrado ser efectiva es el activador tisular del plasminógeno (tPA) que debe ser administrado en las tres primeras horas de evolución de la sintomatología.[5] Sin embargo, más allá de esta estrecha ventana terapéutica, existen una gran cantidad de factores de cuyo control adecuado depende también el pronóstico de estos pacientes. Siguiendo las recomendaciones establecidas en la Declaración de Helsingborg de 1995 y la recientemente publicada de 2006,[4,6] ambas elaboradas por el European Stroke Council, dicho control adecuado debe realizarse en unidades de ictus (UI) cuyo funcionamiento se basa en protocolos diagnósticos y terapéuticos bien establecidos que son aplicados por profesionales médicos y de enfermería entrenados en el manejo de la patología ictal.[7,8]

2   Definición de unidad de ictus (UI)

La UI es un área geográfica ubicada dentro del hospital destinada exclusivamente al cuidado de pacientes con patología cerebrovascular, independientemente de la etiología, que se lleva a cabo por personal especializado y de manera multidisplinar.[4]

3   Objetivos de la unidad de ictus

El objetivo fundamental de la UI es mejorar la atención médica y de enfermería de los pacientes con ictus en fase aguda con una disminución en el número de complicaciones intrahospitalarias y, en consecuencia, la obtención de una mejoría del pronóstico. Además, en la UI se llevan a cabo también tareas docentes debido a la labor continuada de educación sanitaria tanto sobre los pacientes y familiares, como sobre el propio personal médico tanto del especializado, como del que aún está en formación.

El ingreso en la UI disminuye de manera significativa la mortalidad, el grado de dependencia y el número de enfermos que son dados de alta a hospitales y/o centros de rehabilitación de pacientes crónicos, independientemente de la edad, el sexo, el mecanismo ictal y la gravedad del ictus en el momento del ingreso.[9] El beneficio del ingreso en una UI está en relación fundamentalmente con el manejo adecuado de los factores que pueden empeorar el pronóstico de los pacientes con ictus en fase aguda y con el inicio precoz del tratamiento rehabilitador.[10]

4   Organización de la unidad de ictus

Los requisitos básicos de una UI se incluyen en la tabla 1 y pueden clasificarse según el siguiente esquema:[9,11]

4.1 *Infraestructura*

La UI debe disponer de cuatro a ocho camas, dependiendo del tamaño del hospital, destinadas exclusivamente al ingreso de pacientes con patología cerebrovascular. Es recomendable que las camas estén cercanas al control de enfermería y el mobiliario debe estar adaptado a los pacientes con ictus. El tiempo medio de estancia en la UI debería ser de entre dos y cinco días.

• Camas dedicadas exclusivamente al cuidado de pacientes con ictus.
• Equipo multidisciplinar de profesionales: Neurólogos especializados en el manejo de pacientes con ictus. Enfermería especializada en el manejo de pacientes con ictus. Rehabilitación física. Logopedia. Terapia ocupacional.
• Técnicas de neuroimagen disponibles 24 horas y de manera inmediata.
• Protocolos diagnósticos y terapéuticos escritos que incluyan las pautas de manejo en fase aguda y de prevención secundaria de ictus.
• Movilización precoz de los pacientes.
• Educación sanitaria semanal a pacientes y familiares.
• Formación continuada del personal médico y de enfermería.
• Programa coordinado de trabajo con otros especialistas implicados en el cuidado de pacientes con ictus (neurroradiología, cirugía vascular, cardiología, medicina intensiva y rehabilitación).

Tabla 1. Requerimientos mínimos de una unidad de ictus.

La UI debe disponer de los medios técnicos necesarios para realizar monitorización electrocardiográfica, de niveles tensionales, pulsioximetría y temperatura. Asimismo es recomendable que disponga de medios ultrasonográficos (*doppler* transcraneal y *eco-doppler* de troncos supraaórticos) y que estos estudios sean realizados por los propios neurólogos que trabajan en la UI (véase la figura 1).

4.2 *Personal*

La UI debe estar a cargo de neurólogos, uno de los cuales actuará como coordinador de la misma. Trabajarán también especialistas en formación tanto de neurología como de otras especialidades en relación con el manejo de la patología cerebrovascular. La UI debe disponer de atención neurológica continuada durante 24 horas al día.

Debe existir personal de enfermería en número suficiente y entrenado en el manejo de la patología ictal. Asimismo, la UI debe contar con personal rehabilitador asignado a la misma y que será responsable de la rehabilitación física, de la logopedia y de la terapia ocupacional.

4.3 *Protocolos de actuación diagnóstica y terapéutica*

En la UI deben existir protocolos escritos de actuación diagnóstica y terapéutica que se aplicarán de manera individualizada a cada uno de los pacientes ingresados. Estos in-

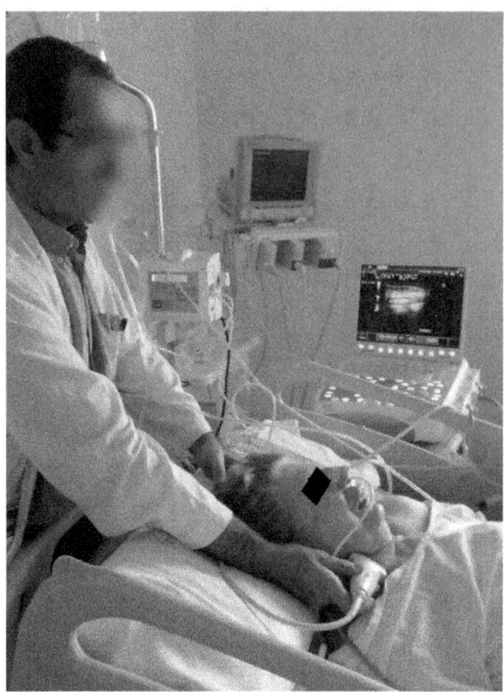

Figura 1. La unidad de ictus debe disponer de infraestructura para realizar monitorización electrocardiográfica, de niveles tensionales, pulso-oximetría y temperatura. Es además recomendable que disponga de medios ultrasonográficos.

cluirán también un programa coordinado de actuación con otras especialidades médico-quirúrgicas que puedan estar relacionadas con el manejo de la patología ictal (urgencias, cardiología, cirugía vascular, neurorradiología, neurocirugía, medicina intensiva, hematología y rehabilitación). Asimismo, debe existir un plan de cuidados generales de enfermería estandarizado para su aplicación individual en cada uno de los pacientes y el informe de alta de los mismos debe incluir no sólo las recomendaciones médicas, sino también los cuidados de enfermería que se consideren necesarios en cada paciente.

4.4 Actividad docente

En la UI recibirán formación especializada en patología cerebrovascular los residentes de Neurología y también residentes de otras especialidades relacionadas con el manejo de pacientes con ictus.

Se realizará además formación continua del personal médico y de enfermería.

Debe existir un libro-folleto informativo y se debe llevar a cabo un programa de educación sanitaria semanal sobre patología vascular cerebral para los pacientes y familiares.

5 Criterios de ingreso en una unidad de ictus

No existen criterios claramente establecidos para el ingreso en una UI. Sin embargo, en la práctica habitual la mayoría de centros establecen los criterios que se especifican a continuación:

1. Ictus isquémico o hemorrágico de menos de 24 horas de evolución.
2. Ictus fluctuante o progresivo.
3. Accidente isquémico transitorio de repetición o con alto riesgo de recurrencia (cardioembolismo o estenosis carotídea).
4. Pacientes que han recibido o van a recibir tratamiento fibrinolítico.
5. Pacientes que se randomizen en ensayos clínicos con fármacos en investigación.

Los pacientes en coma en el momento del ingreso, pacientes con enfermedades concurrentes graves o con esperanza de vida inferior a tres meses, demencia previa o secuelas muy incapacitantes de episodios ictales previos no deberían ser ingresados en una UI porque en estos pacientes el beneficio del manejo en las mismas es escaso.[12] La edad, sin embargo, no es un criterio de exclusión de ingreso en la UI.

6 Manejo de los pacientes en la unidad de ictus

El paciente habitualmente ingresa en la UI procedente del área de Urgencias donde es evaluado por el neurólogo de guardia y donde se le han realizado las siguientes pruebas: historia clínica completa, exploración física y neurológica general, analítica, radiografía de tórax y tomografía computerizada (TC) craneal. Si el paciente cumple criterios de administración de tratamiento fibrinolítico, éste se habrá iniciado en el área de Urgencias, en la mayoría de los casos, debido a la estrecha ventana terapéutica para su administración. Los criterios de administración de este tratamiento se tratan en otro capítulo del presente libro.

En el momento del ingreso en la UI se pone en marcha el protocolo de actuación diagnóstico/terapéutico establecido en la misma. Si bien dicho protocolo varía de unos hospitales a otros, la mayoría sigue pautas de actuación en relación con los puntos que se especifican a continuación.

6.1 Cuidados generales

Dado que, aproximadamente, una tercera parte de los pacientes con patología cerebrovascular empeoran durante las primeras horas de evolución,[13] la situación neurológica del paciente deber ser monitorizada de manera frecuente, especialmente durante las primeras 72 horas del ingreso hospitalario. Aunque en la práctica clínica es difícil prevenir el deterioro neurológico, el mal control de los niveles tensionales, la temperatura, la saturación de oxígeno, la frecuencia cardíaca y los niveles de glucemia son factores relacionados con el empeoramiento clínico de los pacientes con patología ictal y, por tanto, junto con la monitorización clínica, se recomienda también monitorizar las constantes vitales y los niveles de glucemia a intervalos regulares.[7,8]

El mantenimiento de la vía aérea es también prioritario en el manejo general de estos pacientes. En la mayoría de los casos es suficiente con situarlos en una posición semiincorporada a treinta grados. Sin embargo, cuando existe disminución de nivel de conciencia o en pacientes con infartos del territorio vertebrobasilar en que exista compromiso de la función respiratoria es necesaria la intubación orotraqueal y pueden requerir asistencia ventilatoria.[14]

Es fundamental asegurar una adecuada hidratación y nutrición de los pacientes. La deshidratación aumenta el riesgo de trombosis venosa profunda y la disfagia- incrementa el riesgo de neumonía aspirativa y la mortalidad[15] en pacientes con ictus. La capacidad deglutoria debe ser examinada mediante la realización de un test de disfagia (e incluso videofluoroscopia si se considera necesario) antes de permitir al paciente la ingesta sólida o líquida para evitar aspiraciones.

Aunque durante las primeras 24 horas los pacientes ingresados en la UI habitualmente están en reposo, se recomienda iniciar movilización pasiva precoz con el objetivo de prevenir complicaciones asociadas a la inmovilización como la trombosis venosa profunda, embolismo pulmonar y las úlceras de presión. Es recomendable, asimismo, realizar cambios posturales a intervalos regulares y la utilización de colchones antiescaras, así como la aplicación de medidas preventivas para evitar la caída de los pacientes.[7,8]

Los cuidados generales básicos que deben recibir los enfermos ingresados en una UI así como los tiempos en que deberían ser evaluados quedan resumidos en la tabla 2.

	Día 1	Día 2	Día 3
Evaluación de deglución	Cada turno	Cada turno	Cada turno
Movilización pasiva precoz	Cada 4 h	Cada 4 h[1]	Cada 4 h[1]
Monitorización de constantes vitales			
• Tensión arterial	Cada 1 h	Cada 4 h	Cada 4 h
• Monitorización cardíaca	Continua	Continua	Continua
• Saturación de O_2 y frecuencia respiratoria	Continua	Continua	Continua
• Temperatura	Cada 4 h	Cada 4 h	Cada 4 h
Glucemia capilar[2]	Cada 6 h	–	–
Evaluación neurológica	Cada 12 h	Cada 12 h	Cada 12 h

[1] Si el paciente continúa en reposo.
[2] A partir de las 24 horas de ingreso la evaluación de los niveles de glucemia capilar se realizará en función de la patología de base.

Tabla 2. Cronograma de cuidados generales en una unidad de ictus.

6.2 Tratamiento de las complicaciones médicas asociadas a la patología ictal

6.2.1 Alteración de la deglución

En caso de que el paciente presente trastorno de la deglución se colocará una sonda naso-gástrica de pequeño calibre para instaurar precozmente (habitualmente a las 24 horas del ingreso hospitalario) alimentación enteral y asegurar la adecuada ingesta hídrica. En aquellos pacientes que requieran nutrición enteral durante períodos de tiempo prolongados se evaluará la realización de gastrostomía percutánea endoscópica.[7,8]

6.2.2 Hipoxia

La hipoxia debida a obstrucción parcial de la vía aérea, neumonía o hipoventilación puede aumentar el área cerebral lesionada y empeorar el pronóstico. Aunque no existen datos que avalen la administración rutinaria de oxígeno, se recomienda instaurar oxigenoterapia en caso de detectarse hipoxia (saturación de O_2 < 92 %).[7,8]

6.2.3 Alteración de la temperatura

Datos clínicos y en animales de experimentación demuestran que la hipertermia en la fase aguda del ictus se asocia con un aumento en el tamaño de la lesión e incrementa la morbimortalidad asociada al ictus.[16] Este efecto nocivo parece estar en relación con un aumento de las demandas metabólicas secundarias al aumento de la temperatura y al incremento en la liberación de neurotransmisores y de radicales libres de oxígeno que aumentan el daño isquémico.[17] Sin embargo, actualmente no existen datos que avalen la administración de antitérmicos en pacientes febriles o afebriles en la fase aguda del ictus como medida efectiva en la mejoría del pronóstico. Aunque la hipotermia tiene un efecto neuroprotector en isquemia experimental tampoco existen datos que demuestren la eficacia neuroprotectora de la hipotermia en pacientes con ictus, fundamentalmente, debido a que los efectos secundarios asociados a la misma contrarrestan los posibles efectos beneficiosos de esta terapia.[17]

A pesar de la ausencia de datos se acepta que los pacientes con temperatura > 37,5 ºC deben recibir antitérmicos (generalmente paracetamol) y que la causa del aumento de la temperatura debe ser investigada y tratada.[7,8]

6.2.4 Alteración de la tensión arterial

Las alteraciones de la tensión arterial (TA) son frecuentes en la fase aguda del ictus y tanto la hipertensión como la hipotensión son factores asociados a un peor pronóstico postictus. En efecto, existe una relación en forma de U entre los niveles tensionales en el momento del ingreso hospitalario y el pronóstico, de forma que tanto los niveles elevados como los niveles bajos de TA se relacionan con un aumento de mortalidad y de incapacidad funcional.[18] Cada 10 mm Hg de disminución en los niveles de TA sistólica (TAS) por debajo de 180 mm Hg aumentan un 6 % el riesgo de deterioro neurológico, un 25 % el riesgo de incapacidad funcional y un 7 % el riesgo de mortalidad en pacientes con ictus isquémico.[18] Además, por cada 10 mm Hg de incremento en los niveles de TAS por encima de 180 mm Hg el riesgo de deterioro neurológico aumenta en un 40 % y el de un peor pronóstico funcional en un 23 %.[19]

La disminución de la TA en la fase aguda del ictus disminuye la formación de edema cerebral y el riesgo de transformación hemorrágica del infarto, y previene el daño vascular asociado a la hipertensión y el riesgo de recurrencia ictal. Sin embargo, la disminución agresiva de los niveles tensionales puede contribuir al deterioro neurológico en relación con una disminución de la presión de perfusión cerebral.[18]

No existen datos concluyentes en el momento actual que permitan realizar recomendaciones exactas con respecto al nivel de TA idóneo en la fase aguda del ictus. Aunque la mayoría de centros establecen límites de tratamiento de TA en sus protocolos de manejo de pacientes con isquemia cerebral cuando los niveles de TAS son > 220 mm Hg y los de TA diastólica (TAD) > 120 mm Hg,[7,8] los datos anteriores sugieren que pacientes con niveles de TAS > 180 mm Hg deberían recibir tratamiento hipotensor.[18] De hecho, en la Declaración de Helsingborg de 2006 se recomienda mantener los niveles de TAS < 185 mm Hg.[6] Está además claramente establecido que niveles de TAS > 185 mm Hg o de TAD > 110 mm Hg contraindican la administración de tratamiento fibrinolítico con tPA.[5,20]

Tampoco es posible establecer recomendaciones estrictas acerca del fármaco de elección en el tratamiento de la hipertensión en fase aguda del ictus, aunque sí se debe evitar el descenso brusco de los niveles tensionales y por este motivo la administración de antagonistas del calcio sublinguales está claramente contraindicada.[8] A la espera de dados más concluyentes, habitualmente se recomienda tratar la hipertensión con labetalol o urapidil vía endovenosa.[7,8]

La hipotensión arterial no es frecuente en la fase aguda del ictus y deben investigarse posibles causas de la misma incluyendo la disección aórtica, insuficiencia cardíaca de bajo gasto, arritmias cardíacas o disminución del volumen sanguíneo. Niveles de TAS < 100 mm Hg o TAD < 70 mm Hg se asocian con una mayor frecuencia de deterioro neurológico, incapacidad funcional y muerte.[18] El tratamiento dependerá de la causa subyacente e incluirá administración de suero salino en caso de hipovolemia, tratamiento específico en caso de arritmia cardíaca y agentes vasopresores como la dopamina en caso necesario.[7,8]

6.2.5 *Alteración de los niveles de glucemia*

Aproximadamente, la tercera parte de los pacientes con ictus presenta hiperglucemia en la fase aguda. Se trata de un reconocido factor de mal pronóstico en pacientes con ictus que además se asocia a una peor respuesta y a un aumento en el riesgo de transformación hemorrágica tras la administración de tratamiento fibrinolítico.[21-23] Este efecto nocivo de la hiperglucemia sobre el cerebro puede estar relacionado con un aumento de la acidosis tisular, el incremento en la producción y liberación de radicales libres de oxígeno y a la lesión sobre la barrera hematoencefálica que favorece su rotura y la aparición de edema cerebral y sangrado por extravasación de hematíes a su través.[24] A la vista de estos datos, las guías de tratamiento establecen que la hiperglucemia debe tratarse con insulina.[7,8] Sin embargo, no está claro si la administración debe ser subcutánea o endovenosa (aunque la vía de administración más ampliamente utilizada es la subcutánea) y tampoco está claramente establecido el nivel de glucosa a partir del cual se debería iniciar tratamiento. Según las guías europeas de manejo de ictus isquémico la mayoría de UI establecen en sus protocolos que se debería iniciar tratamiento con niveles de glucemia > 180 mg/dL.[8] Sin embargo, las guías americanas mencionan que debería iniciarse tratamiento si los niveles de glucemia son > 200 mg/dL.[7] Sí está aceptado que debería evitarse el uso de soluciones de glucosa en las primeras 24 horas de evolución.[7,8]

La hipoglucemia puede dar lugar a síntomas neurológicos similares a los del ictus. En caso de hipoglucemia (glucemia < 50 mg/dL) se recomienda la administración de dextrosa o infusión de glucosa al 10-20 % vía endovenosa.[8]

6.2.6 *Alteraciones cardíacas*

Las complicaciones cardíacas incluyendo la isquemia miocárdica, insuficiencia cardíaca, arritmias (en especial, la fibrilación auricular) e incluso la muerte súbita son frecuentes en la fase aguda del ictus,[25] por lo que se recomienda monitorización cardíaca al menos durante las primeras 24 horas de evolución postictus, que además es especialmente útil en la detección de fibrilación auricular paroxística como posible causa potencial de ictus isquémico.[7] En caso de aparición de alguna de las complicaciones mencionadas el paciente debe recibir tratamiento específico de cada una de las patologías. No se ha demostrado la eficacia de fármacos profilácticos en la aparición de arritmias cardíacas.[7]

6.2.7 *Infecciones*

Las más frecuentes en pacientes con ictus son las que afectan a la vía respiratoria (neumonías) y urinaria. Ambas son frecuentes en pacientes que se encuentran en una situación neurológica más grave y deben ser evaluadas en caso de aparición de fiebre.

Las medidas orientadas a evitar broncoaspiraciones, como el tratamiento de náuseas y/o vómitos, así como la evaluación adecuada de la disfagia son importantes en la prevención de la aparición de neumonías. Las sondas urinarias se colocarán sólo en caso necesario ya que aumentan el riesgo de infección, motivo por el cual se limitará al mínimo posible el tiempo que el paciente debe permanecer sondado.

No está demostrada la eficacia de la administración de antibióticos de forma preventiva. Por tanto, éstos sólo se utilizarán en caso de infección.

6.2.8   *Trombosis venosa profunda y tromboembolismo pulmonar*

La trombosis venosa profunda es una complicación frecuente en pacientes con ictus y es posible causa de tromboembolismo pulmonar. La prevención de ambas complicaciones se realiza mediante movilización precoz, agentes antitrombóticos y la utilización de medias compresivas. En general, la profilaxis con medicamentos se realiza con administración de heparinas de bajo peso molecular vía subcutánea aunque también la aspirina ha demostrado ser eficaz. La utilización de medias elásticas como medida de compresión externa puede ser útil en pacientes que tienen contraindicación para la administración de heparina o antiagregantes.[7,8]

En la tabla 3 se incluye un resumen del protocolo básico de manejo médico y de enfermería en la UI.

6.3   *Tratamiento de las complicaciones neurológicas asociadas a la patología ictal*

6.3.1   *Crisis comiciales*

La frecuencia de crisis comiciales asociadas varía dependiendo de las series y es más frecuente en las hemorragias cerebrales.[26] Habitualmente son crisis parciales y el estatus epiléptico es raro como complicación asociada al ictus. No existen recomendaciones específicas en cuanto al tratamiento de las crisis comiciales asociadas a la patología ictal y el manejo de las mismas es el mismo que en las crisis comiciales de otra etiología.[7]

6.3.2   *Edema cerebral e hipertensión intracraneal*

El edema cerebral es el resultado de la rotura de la barrera hematoencefálica que a su vez se produce como consecuencia de la liberación de enzimas proteolíticas secundaria al proceso ictal.[27] Habitualmente, aparece en las primeras 72 horas de evolución del proceso ictal, pero en algunos pacientes con infartos territoriales de gran tamaño el edema cerebral se desarrolla en las primeras 24 horas y se acompaña de signos de herniación del tronco cerebral, proceso al que se conoce como edema cerebral maligno. Esta complicación afecta, fundamentalmente, a pacientes jóvenes y tiene una mortalidad del 80 %.[28] La aparición de esta complicación debe vigilarse, sobre todo, en pacientes con signos precoces de infarto extenso en el territorio de la arteria cerebral media; por tanto, debe prestarse especial atención a la aparición de signos de hipertensión intracraneal (HIC) que incluyen la disminución del nivel de conciencia, vómitos, midriasis pupilas (uni o bilateral) con pérdida de respuesta a la luz y la ausencia de reflejo corneal.

En caso de aparición de signos de HIC deberán evitarse los factores que puedan aumentar el edema como la hipoxemia, hipercapnia y la hipertermia. Se recomienda colocar el cabezal de la cama a treinta grados y mantener un control adecuado de niveles ten-

	Objetivo	Tratamiento
Tratamiento médico		
Hipoxia	Saturación O_2 > 92 %	Oxigenoterapia
Hipertermia	Temperatura < 37,5 °C	Investigar causa/paracetamol
Hipertensión arterial	TAS < 185 mm Hg[a]	LABETALOL/urapidil
Hipotensión arterial	TAS > 50 mm Hg	Sueroterapia/dopamina
Hiperglucemia	Glucemia < 180 mg/dL	Insulina
Hipoglucemia	Glucemia > 50 mg/dL	Dextrosa/Glucosa 10-20 %
Complicaciones cardíacas	Detección precoz	Específico
Infecciones		
Pulmonares	Evitar broncoaspiración	Específico
Urinarias	Evitar colocación sonda urinaria	Específico
Trombosis venosa profunda y tromboembolismo pulmonar	Movilización precoz	Heparina bajo peso molecular/Medias elásticas
Cuidados de enfermería		
Posición del paciente	Cama a 30°	
Cambios posturales	Evitar úlceras de presión	
Función deglutoria	Prevención broncoaspiración	
Monitorización constantes vitales	Control tensión arterial/ frecuencia cardíaca/tempe- ratura/saturación O_2	Específico
Vigilancia función vesical	Evitar retención urinaria	Sondaje urinario
Vigilancia función intestinal	Evitar estreñimiento	Laxantes/Enemas
Fisioterapia		
Rehabilitación física	Movilización precoz	
Logopedia	Mejoría de problemas de comunicación	
Terapia ocupacional	Mejoría habilidad instrumental	

TAS = tensión arterial sistólica; TAD = tensión arterial diastólica.

[a] En pacientes que reciben tratamiento fibrinolítico con TPA los niveles de TAS deben mantenerse < 185 mm Hg y los niveles de TAD < 110 mm Hg.

Tabla 3. Protocolo básico de cuidados médicos y de enfermería en una unidad de ictus.

sionales. El tratamiento estándar de la HIC incluye hiperventilación, diuréticos osmóticos (habitualmente manitol 20 % a dosis de 0,25-0,5 g/kg administrado cada seis horas), drenaje ventricular y cirugía descompresiva.[7,8] Sin embargo, la eficacia de estas medidas no ha sido demostrada. En el futuro es posible que el uso de biomarcadores pueda ayudar en la selección de pacientes candidatos a realización de hemicraniectomía descompresiva precoz.[29]

En caso de hidrocefalia secundaria a infartos cerebelosos se considerará la colocación de drenaje ventricular. En caso de HIC secundaria a infarto cerebeloso el tratamiento de elección es la craniotomía suboccipital descompresiva.[7]

6.3.3   *Transformación hemorrágica del infarto cerebral*

La transformación hemorrágica (TH) del infarto cerebral aparece hasta en un 43 % de los pacientes con infarto cerebral del territorio carotídeo y su efecto sobre el pronóstico depende, fundamentalmente, del volumen de sangre acumulado en el interior de la lesión isquémica. Aunque numerosos factores aumentan el riesgo de presentar una TH, esta complicación es especialmente temida en el contexto de la administración de tratamiento fibrinolítico, ya que puede contrarrestar el efecto beneficioso de la recanalización arterial.[5]

El manejo de pacientes con TH depende del volumen de sangrado y podría incluir la evacuación quirúrgica en pacientes que se deterioran.[7] Cuando la TH es de pequeño tamaño no parece que sea necesario adoptar medidas específicas, ya que el pronóstico funcional de los pacientes no empeora en comparación con los que no presentan TH. De la misma manera que se ha comentado anteriormente en el apartado de edema cerebral, en el futuro es posible que el uso de biomarcadores permita predecir con antelación la posibilidad de aparición de TH asociada o no a la administración de tratamiento fibrinolítico.[29]

6.4   *Prevención secundaria ictal en la unidad de ictus*

La prevención secundaria ictal excede el objetivo del presente capítulo. Si embargo, se mencionan a continuación algunas de las medidas farmacológicas preventivas que se inician de forma rutinaria en la mayoría de pacientes con ictus isquémico que ingresan en una UI.

6.4.1   *Antiagregantes plaquetarios*

Entre los antiagregantes plaquetarios sólo las aspirina ha sido estudiada en la fase aguda de la isquemia cerebral y su utilización es segura y efectiva cuando se administra en las primeras 48 horas de evolución de la isquemia cerebral.[30,31] No existen datos acerca de la eficacia en fase aguda del resto de antiagregantes plaquetarios. Sin embargo, de manera rutinaria la administración de antiagregantes se inicia durante la estancia del paciente en la UI. La elección del antiagregante se realiza habitualmente siguiendo las recomendaciones de prevención secundaria ictal.[32,33]

6.4.2 Anticoagulantes

La anticoagulación oral está indicada en pacientes con ictus isquémico de origen cardioembólico.[32,33] Aunque no está claro el momento en que ésta debe ser iniciada y las guías de actuación internacionales no recomiendan de manera clara la anticoagulación en la fase aguda de la isquemia cerebral, datos de reciente publicación sugieren que la anticoagulación oral con warfarina en fase aguda es segura, si bien la asociación inicial con heparina, especialmente si se trata de heparina de bajo peso molecular, incrementa el riesgo de transformación hemorrágica.[34]

6.4.3 Tratamiento hipotensor

Una vez pasada la fase hiperaguda y si no existe contraindicación para ello, la hipertensión arterial debe ser tratada para disminuir el riesgo tanto de recurrencia ictal como de recurrencia de otros eventos cardiovasculares. Los fármacos de elección, habitualmente, son los inhibidores del enzima convertidor de angiotensina asociados o no a diuréticos.[32,33]

6.4.4 Tratamiento hipolipemiante

Numerosos estudios han demostrado la eficacia de las estatinas tanto en prevención primaria como secundaria de ictus isquémico y su administración se incluye en las guías internacionales de manejo de ictus. Además, la suspensión de la administración de estatinas en la fase aguda de la isquemia cerebral se relaciona con un peor pronóstico funcional y mayor mortalidad,[35] por lo que, si bien no existen recomendaciones al respecto, se debería considerar la administración de estatinas en fase aguda al menos en aquellos pacientes que estuvieran recibiendo este tratamiento previamente al episodio ictal.

6.5 Tratamiento rehabilitador

Éste debe comenzar de manera precoz. Si la situación del paciente lo permite se debería iniciar al día siguiente del proceso ictal con el objetivo de mejorar y prevenir el deterioro de la funciones dañadas, por lo que el proceso rehabilitador debe llevarse a cabo de manera multidisciplinar. Aunque no está establecido con claridad el tiempo durante el cual se debería mantener la rehabilitación hay pocos datos acerca de la utilidad de la rehabilitación seis meses después del proceso ictal.[6]

7 Conclusiones

En el momento actual está claramente establecido que el manejo de los pacientes con patología ictal requiere su ingreso en unidades especializadas en las cuales se lleva a cabo un tratamiento multidisciplinar de la patología basado en protocolos escritos previamente establecidos, lo cual se ha demostrado eficaz en la disminución de la mortalidad, la dependencia y la necesidad de institucionalización postictus. Aunque no todas las UI tienen la misma organización existen unos criterios comunes mínimos acerca del funcionamiento e infraestructura de las mismas, que intenta quedar reflejado en el presente capítulo.

BIBLIOGRAFÍA

1. Sudlow CLM, Warlow CP, for the International stroke incidence collaboration. Comparable studies of the incidence of stroke and its pathological types. Results from an international collaboration. Stroke 1997; 28: 491-99.
2. Díez-Tejedor E. Infarto Cerebral. Revista Clínica Española 1996; 196(Suppl 3): 1-2.
3. Biller J, Love B. Nihilism a stroke therapy. Stroke 1991; 22: 1105-107.
4. Aboderin I, Venables G for the Pan-European Consensus Meeting on Stroke Management. Stroke Management in Europe. J Intern Med 1996; 240: 173-80.
5. National Institute of Neurological Disorders and Stroke rt-PA. Stroke Study Group. Tissue plasminogen activator for acute ischemic stroke. N Eng J Med 1995; 333: 1581-587.
6. Kjellström T, Norrving B, Shatchkute A. Helsingborg Declaration 2006 on European stroke strategies. Cerebrovasc Dis 2007; 23: 231-41.
7. Adams HP Jr, del Zoppo G, Alberts MJ, Bhatt DL, Brass L, Furlan A *et al.* American Heart Association; American Stroke Association Stroke Council; Clinical Cardiology Council; Cardiovascular Radiology and Intervention Council; Atherosclerotic Peripheral Vascular Disease and Quality of Care Outcomes in Research Interdisciplinary Working Groups. Guidelines for the early management of adults with ischemic stroke: a guideline from the American Heart Association/American Stroke Association Stroke Council, Clinical Cardiology Council, Cardiovascular Radiology and Intervention Council, and the Atherosclerotic Peripheral Vascular Disease and Quality of Care Outcomes in Research Interdisciplinary Working Groups: the American Academy of Neurology affirms the value of this guideline as an educational tool for neurologists. Stroke 2007; 38: 1655-711.
8. European Stroke Organisation (ESO) Executive Committee; ESO Writing Committee. Guidelines for management of ischaemic stroke and transient ischaemic attack 2008. Cerebrovasc Dis 2008; 25: 457-07.
9. Stroke Unit Trialists' Collaboration. Organised inpatient (stroke unit) care for stroke. Cochrane Databse Syst Rev 2007: CD000197.
10. Langhorne P, Pollock A. Stroke Unit Trialists' Collaboration. What are the components of effective stroke unit care? Age ageing 2002; 31: 365-71.
11. Leys D, Ringelstein EB, Kaste M, Hacke W, for the European Stroke Initiative Executive Committee. The main components of stroke unit care: results of a European expert survey. Cerebrovasc Dis 2007; 23: 344-52.
12. Indredavik B, Bakke F, Solberg R, Rokseth R, Haheim LL, Holme I. Benefit of a stroke unit: a randomized controlled trial. Stroke 1991; 22: 1026-031.
13. Antoni Dávalos & José Castillo. Progressing Stroke. Capítulo 16. En: Current Review of Cerebrovascular disease. 4ª Edición. Ed: Marc Fisher and Julien Bogousslavsky. Philadelphia: Current Medicine Inc 2001; 169-81.
14. Steiner T, Mendoza G, De Georgia M, Schellinger P, Holle R, Hacke W. Prognosis of stroke patients requiring mechanical ventilation in a neurological critical care unit. Stroke 1997; 28: 711-15.
15. Martino R, Foley N, Bhogal S, Diamant N, Speechley M, Teasell R. Dysphagia after stroke: incidence, diagnosis, and pulmonary complications. Stroke 2005; 36: 756-63.
16. Reith J, Jørgensen HS, Pedersen PM, Nakayama H, Raaschou HO, Jeppesen LL *et al.* Body temperature in acute stroke: relation to stroke severity, infarct size, mortality, and outcome. Lancet 1996; 347: 422-25.
17. Hammer MD, Krieger DW. Hypothermia for acute ischemic stroke: not just another neuroprotectant. Neurologist 2003; 9: 280-89.
18. Castillo J, Leira R, García MM, Serena J, Blanco M, Dávalos A. Blood pressure decrease during the acute phase of ischemic stroke is associated with brain injury and poor stroke outcome. Stroke 2004; 35: 520-26.
19. Leonardi-Bee J, Bath PM, Phillips SJ, Sandercock PA, IST Collaborative Group. Blood pressure and clinical outcomes in the International Stroke Trial. Stroke 2002; 33: 1315-320.
20. Brott T, Lu M, Kothari R, Fagan SC, Frankel M, Grotta JC *et al.* Hypertension and its treatment in the NINDS rt-PA Stroke Trial. Stroke 1998; 29: 1504-509.
21. Baird TA, Parsons MW, Phanh T, Butcher KS, Desmond PM, Tress BM *et al.* Persistent poststroke hyperglycemia is independently associated with infarct expansion and worse clinical outcome. Stroke 2003; 34: 2208-214.
22. Ribo M, Molina C, Montaner J, Rubiera M, Delgado-Mederos R, Arenillas JF *et al.* Acute hyperglycemia state is associated with lower tPA-induced recanalization rates in stroke patients. Stroke 2005; 36: 1705-709.

23. Kidwell CS, Saver JL, Carneado J, Sayre J, Starkman S, Duckwiler G *et al.* Predictors of hemorrhagic transformation in patients receiving intra-arterial thrombolysis. Stroke 2002; 33: 714-24.
24. Lindsberg PJ, Roine RO. Hyperglycemia in acute stroke. Stroke 2004; 35: 363-64.
25. Broderick JP, Phillips SJ, O'Fallon WM, Frye RL, Whisnant JP. Relationship of cardiac disease to stroke occurrence, recurrence, and mortality. Stroke 1992; 23: 1250-256.
26. Silverman IE, Restrepo L, Mathews GC. Poststroke seizures. Arch Neurol 2002; 59: 195-01.
27. Romanic AM, Madri JA. Extracellular matrix-degrading proteinases in the nervous system. Brain Pathol 1994; 4: 145-56.
28. Hacke W, Schwab S, Horn M, Spranger M, De Georgia M, von Kummer R. 'Malignant' middle cerebral artery territory infarction: clinical course and prognostic signs. Arch Neurol 1996; 53: 309-15.
29. Castellanos M, Serena J. Applicability of biomarkers in ischemic stroke. Cerebrovasc Dis 2007; 24(suppl 1): 7-15.
30. The International Stroke Trial (IST): a randomised trial of aspirin, subcutaneous heparin, both, or neither among 19.435 patients with acute ischaemic stroke. International Stroke Trial Collaborative Group. Lancet 1997; 349: 1569-581.
31. CAST: randomised placebo-controlled trial of early aspirin use in 20.000 patients with acute ischaemic stroke. CAST (Chinese Acute Stroke Trial) Collaborative Group. Lancet 1997; 349: 1641-649.
32. Sacco RL, Adams R, Albers G, Alberts MJ, Benavente O, Furie K *et al.*, American Heart Association; American Stroke Association Council on Stroke, Council on Cardiovascular Radiology and Intervention, American Academy of Neurology. Guidelines for prevention of stroke in patients with ischemic stroke or transient ischemic attack: a statement for healthcare professionals from the American Heart Association/American Stroke Association Council on Stroke: co-sponsored by the Council on Cardiovascular Radiology and Intervention: the American Academy of Neurology affirms the value of this guideline. Stroke 2006; 37: 577-17.
33. European Stroke Initiative. Recommendations 2003. EUSI. Ischaemic Stroke. Prophylaxis and treatment. Information for doctors in hospitals and practice. http://www.eso-stroke.org/pdf/EUSI_recommendations_flyer_english.pdf
34. Hallevi H, Albright KC, Martin-Schild S, Barreto AD, Savitz SI, Escobar MA, Gonzales NR, Noser EA, Illoh K, Grotta JC. Anticoagulation after cardioembolic stroke. To bridge or not to bridge? Arch Neurol 2008; 65: 1169-173.
35. Blanco M, Nombela F, Castellanos M, Rodríguez-Yáñez M, García-Gil M, Leira R *et al.* Statin treatment withdrawal in ischemic stroke: a controlled randomized study. Neurology 2007; 69: 904-10.

Chapter 2. Thrombolytic therapy: from NINDS to the present day

P. D. SCHELLINGER

Department of Neurology
University Hospital Erlangen
Germany

Data for correspondence
University Hospital Erlangen
Dr. P. D. Schellinger
Peter.Schellinger@uk-erlangen.de

1 Introduction

After the introduction of thrombolytic therapy for the treatment of acute myocardial infarction in the early 1990s, major trials for the evaluation of this new therapeutic approach to ischemic stroke were initiated. Occlusion of a brain vessel leads to a critical reduction in cerebral perfusion and, within minutes, to ischemic infarction with a central infarct core of irreversibly damaged brain tissue and a more or less large area of hypoperfused but still vital brain tissue (the ischemic penumbra), which can be salvaged by rapid restoration of the blood flow. Therefore, the underlying rationale for the introduction and application of thrombolytic agents is the lysis of an obliterating thrombus and subsequent reestablishment of cerebral blood flow by cerebrovascular recanalization.

There are in general 2 strategies in thrombolytic therapy — a local (intraarterial) approach and a systemic (intravenous) application of the thrombolytic agent. Only the latter will be in the scope of this chapter. The former is not a Class 1 / Level A recommendation in any existing national or international guidelines,[1] but should only used as a rescue therapy, for instance in basilar artery thrombosis.

2 The pre-NINDS era

The first anecdotal report of thrombolytic therapy for ischemic stroke dates back to the early 1960s.[2] Three trials in the early 1980s investigated the effect of low-dose intravenous urokinase for the treatment of acute ischemic stroke, and in the early 1990s another 3 small trials of intravenous thrombolysis with rt-PA were carried out.[3] These trials, though not large enough to prove its efficacy, clearly demonstrated the feasibility of early thrombolytic therapy and also suggested a reasonable degree of safety and a potential benefit. One pilot study and 3 large trials investigated the efficacy of streptokinase for acute ischemic stroke. In summary, all of the trials using streptokinase for acute ischemic stroke were prematurely stopped due to a high rate of early death, mostly due to ICH, and because of a lack of benefit at outcome in a meta-analysis as well.[4]

3   The rt-PA trials

In 1995, the results of the ECASS I and NINDS trials of intravenous rt-PA for acute ischemic stroke were published[5,6] and followed by ECASS II in 1998[7] and ATLANTIS in 1999 and 2000.[8,9] These 4 trials randomized a total of 2,657 patients to treatment with placebo (N = 1316 patients) or intravenous rt-PA (N = 1341 patients) within 0-3 hours (NINDS), 3-5 hours (ATLANTIS), or 0-6 hours (ECASS I and II) after symptom onset. All 4 studies required a baseline CT scan to exclude ICH, and except for the NINDS study, all the other studies also established CT exclusion criteria such as major early signs of infarction. All trials used the 0.9 mg/kg bodyweight dose up to a maximum of 90 mg rt-PA, except for ECASS I, in which 1.1 mg/kg up to a maximum dose of 100 mg was given. Ten percent of the total dose was given as a bolus; the rest was infused over 1 hour in all 4 trials.

3.1   NINDS

The NINDS trial randomized 624 patients (312 to placebo and intravenous rt-PA each) within a time window of 3 hours after stroke symptom onset.[5] Half of the patients were treated within 0-90 minutes, and the other half within 91-180 minutes. The trial had 2 parts. Part 1 (in which 301 patients were enrolled) tested whether rt-PA demonstrated a clinical effect, as shown by an improvement of 4 points over baseline values in the NIHSS score or the resolution of the neurological deficit within 24 hours of stroke onset (primary endpoint). Part 2 (in which 333 patients were enrolled) used a global test statistic to assess clinical outcome at 3 months, according to scores on the BI, mRS, Glasgow Outcome Scale (GOS), and NIHSS, evaluating each single score and all 4 scores as a combined endpoint. A good outcome was defined as an NIHSS score of ≤ 1, GOS = 1, BI ≥ 95, and mRS ≤ 1. The median baseline NIHSS score was 14 (rt-PA group) versus 15 (placebo group). There was no significant difference between the drug treatment and the placebo group in the percentages of patients with neurological improvement at 24 hours (rt-PA 47 % versus placebo 57 %; RR 1.2, P = 0.21), although a post-hoc analysis comparing the median NIHSS scores at 24 hours showed a median of 8 in the rt-PA-treated group versus 12 in the placebo group (P < 0.02). Furthermore, a benefit was observed for the rt-PA group at 3 months for all 4 outcome measures. In part 2, the long-term clinical benefit of rt-PA predicted by the results of part 1 was confirmed in all single scores as well as in the global test: BI (50 % vs. 38 %, OR 1.6 (1.1-2.5), P = 0.026); mRS (39 % vs. 26 %, OR 1.7 (1.1-2.5), P = 0.019); GOS (44 % vs. 32 %, OR 1.6 (1.1-2.,5), P = 0.025); NIHSS (31 % vs. 20 %, OR 1.7 (1.0-2.8), P = 0.033); and combined endpoint (OR 1.7 (1.2-2.6), P = 0.008). For every 100 patients treated with rt-PA, an additional 11 to 13 will have a favorable outcome as compared to 100 not treated with rt-PA. The combined analysis of all 624 patients of part 1 and 2 together yielded results which were nearly identical to those of part 2 alone. Symptomatic ICH within 36 hours after the onset of stroke occurred in 6.4 percent of patients given rt-PA but only in 0.6 percent of patients given placebo (P < 0.001). Nevertheless, severe disability and death were higher in the non-treated group (mortality at 3 months: rt-PA 17 % versus placebo 21 %, P = 0.30). After publication of the NINDS trial in 1996, rt-PA received FDA approval for the treatment of acute ischemic stroke in a time window of 3 hours.

3.2 ECASS I and II

ECASS recruited 620 patients for treatment either with 1.1 mg/kg rt-PA or placebo within 6 hours after stroke symptom onset.[6] Patients with severe deficit (hemiplegia, forced head-and-eye movement, impairment of consciousness), with only mild or improving stroke symptoms, or CT signs of early infarction exceeding 33 % of the middle cerebral artery (MCA) territory were excluded. Primary endpoints included a difference of 15 points in the BI and 1 point in the mRS at 90 days in favor of rt-PA. In anticipation of a substantial number of protocol violations, since it was the first time that early CT signs of infarction were being used as an inclusion criterion, the investigators prospectively specified a target population (TP) analysis in addition to the primary intention to treat (ITT) analysis, which was performed at the end of the trial. The median NIHSS score at baseline was 13 (rt-PA patients) and 12 (placebo group), respectively. ECASS I was the first trial of thrombolysis to use CT exclusion criteria.[10] In spite of these predefined parameters there were 109 protocol violations in ECASS I (17.4 %), of which 66 (11 %) were CT protocol violations and 52 (8.4 %) were due to maldetection of early infarct signs. No differences were found in the primary endpoints in the ITT analysis, while the TP analysis revealed a significant difference in the mRS (but not BI) in favor of rt-PA-treated patients (P = 0.035). Of the secondary endpoints, the combined BI and mRS showed a difference in favor of rt-PA-treated patients (P < 0.001). Neurological recovery at 90 days was significantly better for rt-PA-treated patients in the TP (P = 0.03). There was a non-significant trend towards a higher mortality rate at 30 days (P = 0.08) and a significant increase in parenchymal ICH (19.8 % versus 6.5 %, P < 0.001). There was a significant inverse relationship between protocol violations in rt-PA patients and 7-day-survival. A post-hoc analysis of the ECASS I 3-hour cohort (N = 87 patients) did not reveal any significant differences between rt-PA and placebo group outcomes.[11]

The primary endpoint in ECASS II[7] was the mRS at 90 days, dichotomized for favorable (score 0-1) and unfavorable (score 2-6) outcome. Analyses were by ITT and an 8 % absolute difference was aimed for in the primary endpoint. Secondary endpoints were a combined BI and mRS at day 90 and the NIHSS at day 30. A post-hoc analysis requested by the board of reviewers was performed for an alternative dichotomization into independent versus death and dependent outcomes (mRS 0-2 versus 3-6). Baseline median NIHSS was 11 in both groups, which is 2-3 points less than in NINDS und ECASS I. The safety analysis showed a similar mortality rate in the 2 groups (10.5 % versus 10.7 %): There was a substantially larger number of fatal ICH in the rt-PA group (11 versus 2 patients) whereas more patients died due to space-occupying brain edema (8 versus 17 patients) in the placebo group. There was a 4-fold increase in symptomatic parenchymal ICH (48 versus 12 patients) in the rt-PA group, which was a far lower rate than in ECASS I. The primary endpoint was negative for rt-PA (mRS 0.1: 40.3 % versus 36.6 %; D = 3.7 %; P = 0.277). There was a trend for the combined BI/mRS endpoint (P = 0.098) and a significant difference in day 30 NIHSS (P = 0.035). With the alternative dichotomization, a significant advantage for patients treated with rt-PA (MRS 0-2: 54.3 % vs. 46.0 %; D = 8.3 %; P = 0.024) was demonstrated. Like in ECASS I, the 3-hour cohort did not show any significant differences due to the small patient numbers (N = 80 patients / group). Symptomatic ICH occurred in 36 (8.8 %) rt-PA patients and 13 (3.4 %) placebo-treated patients. Interestingly, there was a high number of benign spontaneous disease courses in the placebo group (36.6 %), which is larger than the favorable outcome rate in the ECASS I rt-PA group (35.9 %). Furthermore, a comparison of the 3-hour cohorts of ECASS I and II and NINDS demonstrates a surprisingly high number of favorable outcomes among the placebo group patients in ECASS II (ECASS I rt-PA: 38.5 %; NINDS rt-PA: 38.7 %; ECASS II placebo: 37.7 %). It remains unclear whether this is due to general improvements in the treatment of acute stroke patients, a less severe baseline deficit, or other factors.

3.3 ATLANTIS

The ATLANTIS study began in 1991 and was originally designed to assess the efficacy and safety of thrombolytic therapy with rt-PA within 0-6 hours after stroke symptom onset.[8] In 1993 the time window was changed due to safety concerns to 0-5 hours and restarted as part B (ITT), only to be further modified in 1996 to a 3-5 hour window (TP) after rt-PA had been approved by the FDA. Part A enrolled 142 patients (22 < 3 hours; 46 > 5 hours).[9] The primary endpoint was an improvement by 4 or more points on the NIHSS at 24 hours and day 30; secondary endpoints included functional outcome (BI and mRS) at days 30 and 90. There was a significant improvement at 24 hours in the rt-PA group (40 % versus 21 %, P = 0.02); this effect, however, was reversed at day 30 (60 % versus 75 %, P = 0.05); rt-PA significantly raised the rate of symptomatic ICH (11 % versus 0 %, P < 0.01) and mortality at 90 days (23 % versus 7 %, P < 0.01). The primary endpoint for part B was an NIHSS score of ≤ 1 at 90 days; secondary endpoints were outcome at days 30 and 90 according to BI, mRS, and GOS. An ITT population of 613 acute ischemic stroke patients was enrolled, with 547 of these treated as assigned within 3 to 5 hours of symptom onset (TP). There were no differences on any of the primary (34 % versus 32 %, P = 0.65) or secondary functional outcome measures; however, there was a significant difference in the rate of major neurological recovery (complete or ≥ 11 NIHSS points improvement: 44.9 % versus 36 %, P = 0.03), which did not affect overall outcome. Treatment with rt-PA significantly increased the rate of symptomatic ICH (7.0 % versus 1.1 % P < 0.001). As in ECASS II (median baseline NIHSS: 11 points), the median baseline NIHSS score was substantially lower than in the NINDS trial (10 versus 14 points), which (as in ECASS II) may have led to a better than expected outcome in the placebo group. In contrast to ECASS II, ATLANTIS was negative for the alternate outcome measurement independence (mRS 0-2) versus dependence or death (MRS 3-6) (rt-PA 54 % versus placebo 56 %, P = 0.75).

3.4   ECASS III

The aim of ECASS III was to extend the treatment window by showing that rt-PA is effective beyond 3 hours.[12] The original protocol was designed to include patients up to 4 hours. This was changed in early 2005 adapting to low recruitment rates and the detection of the effectiveness of the 4.5-hour time window in the combined analysis of NINDS, ECASS I + II, and ATLANTIS.[13] ECASS III was a double-blind, randomized, placebo-controlled trial of rt-PA 0.9 mg/kg body weight in the 3-4.5-hour time window with 400 patients per study arm to be included by the end of 2007. Inclusion criteria were matched to the current European label of rt-PA, hemorrhage was excluded by non-contrast CT as in the previous studies. The primary endpoint was an mRS score of 0-1 at day 90, and the secondary endpoint was a global outcome analysis (mRS 0-1, BI 95-100, GOS 0-1, NIHSS 0-1) at day 90. Safety endpoints included death, symptomatic ICH, and other serious adverse events. Analysis was by intention to treat. A total of 821 patients were enrolled in the study; 418 received rt-PA and 403 received placebo. The median time for the administration of ICT was 3 h 59 min. More patients had a favorable outcome with rt-PA than with placebo (52.4 % versus 45.2 %; OR = 1.34; 95 % CI 1.02-1.76; p = 0.04). In the global analysis, the outcome was also improved with rt-PA as compared to placebo (OR = 1.28; 95 % CI 1.00-1.65; p < 0.05). Both OR were even more in favor of rt-PA in the per-protocol analysis. The incidence of sICH was higher with rt-PA than with placebo (2.4 % versus 0.2 %; p = 0.008), mortality did not differ between the 2 groups (7.7 % and 8.4 %).

ECASS III is clearly a positive study. Whether this will change labeling in Europe or even in the U.S. is not known yet. Currently, treatment outside the 3-hour window is still off-label and an individual therapeutic approach, albeit one which is based on CLASS 1 evidence.

4   Post-hoc analyses, old age and mild strokes

After the FDA's approval in 1996, the use of rt-PA was limited, a survey from 2001 indicating that less than 2 % were treated.[14] The NINDS commissioned an independent committee to address safety and efficacy concerns and critiques of the NINDS study.[15] Therefore the original NINDS trial data were reanalyzed to assess the rt-PA treatment effect, the effect of the baseline imbalance in stroke severity between the treatment groups on the rt-PA treatment effect, and whether subgroups of patients did not benefit from receiving rt-PA. While median NIHSS values did not differ between placebo and treatment arms, they did in NIHSS subgroups (0-5, 6-10, 11-15, 15-20, > 2, p = 0.005). The adjusted odds ratio (OR) for a favorable outcome at 3 months was 2.1 (95 % CI, 1.5 to 2.9) in favor of rt-PA. The absolute treatment benefit varied for the different outcome scales from 15.6 % (NIHSS) to 20.2 % (mRS), all of these being highly statistically significant in favor of rt-PA.[15]

Saver presented another analysis of the NINDS data by using a baseline severity-adjusted endpoint analysis.[16] This means that patients with an NIHSS score of 0-7 have to get to a day 90 mRS of 0 to be scored as favorable outcome. In analogy, NIHSS scores 8-14 have to be mRS 0-1 and NIHSS 15 or greater has to achieve mRS 0-2, which is also called a sliding trichotomy.[17] Severity-adjusted analysis also is a novel means of adjusting trial analysis for baseline imbalances in presenting stroke severity among treatment groups, a factor that has complicated interpretation and reception of the results of the pivotal NINDS-tPA trials.[15] Both of the NINDS rt-PA stroke trials showed a statistically significant beneficial treatment effect of rt-PA using this approach. In trial 1, good outcomes in rt-PA versus placebo patients were 39.6 % vs. 28.6 %, OR 1.64, p = 0.049; in trial 2, 35.7 % vs. 24.2 %, OR 1.74, p = 0.024. Among all 624 patients in Trials 1 and 2 combined, good outcomes were obtained in 37.5 % vs. 26.3 % patients, OR 1.68, p = 0.0034. There was an imbalance with regard to baseline severity in NINDS patients in the early (≤ 90 minutes) treated group. Therefore, the 0-90 and 91-180 minute groups were also analyzed separately. In the 0-90 minute group, good outcomes in rt-PA versus placebo patients were noted in 38.9 % vs. 29.0 %, OR 1.56, p = 0.089; in the 91-180 minute cohort, 36.1 % vs. 24.0 %, OR 1.80, p = 0.021. Odds ratios favoring rt-PA further increased after adjustment for 15 additional covariates known to predict acute stroke outcome from OR 1.7 (unadjusted) to OR 2.32 (adjusted, CI 1.36-3.95). This reanalysis again confirms a robust beneficial treatment effect of intravenous rt-PA throughout the entire 3-hour time window.[16]

4.1   Old age and mild strokes

One real advantage of the IST-3 trial (see below) is the large number of old patients included; however, these data will be unavailable for several years to come. While some authors do not recommend treatment of patients older than 80 years, recent data suggest a reasonable safety and efficacy profile, albeit with insufficient numbers for strong recommendations.[18] Older patients per se do have a higher risk of not recovering from ischemic stroke. This risk is not reduced by withholding thrombolytic therapy. In addition, patients are frequently not considered for thrombolytic therapy because of a mild or rapidly improving deficit.[19] Of those patients who are considered too mild or were documented to have had significant improvement, up to one third may remain dependent or die. This is bringing into question the initial decision not to treat.[19] In contrast, there are several smaller series demonstrating that the safety and efficacy profile of thrombolysis in patients with mild stroke symptoms is excellent.[20] In the opinion of many experts, patients with mild (according to NIHSS scores) but disabling symptoms should receive thrombolysis. None of the approval-relevant studies had a lower threshold NIHSS score as an exclusion criterion.

5 Meta-analyses

Several meta-analyses have been performed.[21,22] The number needed to treat (NNT) in favor of rt-PA for all doses and time windows is 11; for the 3-hour and 0.9 mg/kg group, it is 7. The OR for death and dependence was 0.79 (CI 0.68-0.92, P = 0.001) for all time windows and doses. For the approved 3-hour time window, the OR was 0.58 (CI 0.46 to 0.74, P = 0.00001).

In 2004, a new combined analysis of the data from the NINDS, ECASS I and II and ATLANTIS studies aimed to confirm the importance of rapid treatment and the influence of time was published.[13] Common data elements from the major thrombolysis trials were pooled and analyzed using multivariable logistic regression to assess the relationship of the interval from stroke onset to start of treatment on favorable 3-month outcome and on the occurrence of clinically relevant parenchymal ICH. A total of 2,775 patients from these 6 trials (NINDS parts 1 and 2, ATLANTIS parts A and B, ECASS I and II) were randomly allocated to rt-PA or placebo (median age 68 years, median baseline NIHSS score 11). The odds of a favorable 3-month outcome decreased as onset to treatment time increased (p = 0.005). Odds were 2.8 (95 % CI 1.8-4.5) for 0-90 min, 1.6 (1.1-2.2) for 91-180 min, 1.4 (1.1-1.9) for 181-270 min, and 1.2 (0.9-1.5) for 271-360 min in favor of the rt-PA group. The hazard ratio for death adjusted for baseline NIHSS was not different from 1.0 for the 0-90, 91-180, and 181-270 min intervals; for 271-360 min, it was 1.45 (1.02-2.07). ICH was seen in 82 (5.9 %) rt-PA patients and 15 (1.1 %) controls (p < 0.0001). ICH was not associated with OTT but with rt-PA treatment (p = 0.0001) and age (p = 0.0002). Most interestingly, the significant effect in favor of rt-PA was mainly on the cost of patients in the mRS range from 2-5. The authors concluded that the sooner rt-PA is given to stroke patients, the greater the benefit, especially if treatment is started within 90 min. Thus the negative correlation of time and outcome again could be established («lost time is lost brain»). Another interesting aspect of this analysis refers to the degree of severity frequently used as an exclusion criterion for rt-pA. Within the first 90 minutes, patients with a moderate baseline severity (NIHSS 6-10) predominantly showed a good effect after rt-PA. In contrast to this, within 91-180 minutes, which is the maximum time window as per approval, only patients with very severe hemispheric strokes (NIHSS > 20) showed any benefit at all.

A new pooled analysis and Cochrane update including the data of ECASS III will be prepared by 2009.

6   Ongoing studies

6.1   IST-3

The Third International Stroke Trial (IST-3) aims to recruit a large number of patients (N = 6000) into thrombolysis with rt-PA versus placebo within the 6-hour time window.[23] IST-3 also aims to determine whether a larger variety of patients, especially with regard to age and comorbidities, can benefit. The primary outcome measure is the proportion of patients alive and independent (mRS 0-2) at 6 months. Secondary outcomes include: events within 7 days (death, recurrent stroke, symptomatic intracranial ICH), outcome at 6 months (death, functional status, EuroQoL). Planned subgroup analyses include an assessment of the effect of age, stroke severity, time to randomization, CT appearances, blood pressure and other factors on the risks and benefits of treatments. While this rationale is sound and reasonable, considerable dissent exists with regard to the methodological study design. As of August 2005 more than 400 patients had been enrolled, 67 % older than 70 years and 55 % with total anterior circulation syndrome.[24] The current number as of July 2008 is approximately 1,200 patients (www.ist3.com). At the current inclusion rate, IST-3 will be finished by 2020; however, it was recently proclaimed that patient recruitment may be terminated by 2012 with the goal to include only 3,000 patients instead of the formerly planned 6,000 patients. The problem with IST-3 is the uncertainty principle, which is based on the possibility that the recruiting physician is supposed to treat the patients in whom he thinks thrombolysis is indicated and not to treat those in whom he thinks it is contraindicated. IST-3 aims to randomize those patients whom the investigator is uncertain whether to treat or not. This per se is a negative patient selection; additionally, other open-label series have shown that inexperience and not knowing whom to treat or not to treat is associated with poor performance in thrombolysis for stroke regarding safety and efficacy.[25,26]

7   Phase IV studies and registries for intravenous thrombolysis, cost aspects

Two earlier phase IV studies showed divergent results: Albers *et al.* reported the STARS (Standard Treatment with Alteplase to Reverse Stroke) study results, a phase IV trial mandated by the U.S. Food and Drug Administration.[27] STARS was a prospective, multicenter study of consecutive patients who received intravenous rt-PA according to NINDS criteria. A total of 389 patients received rt-PA within 2 hours 44 minutes, and the median baseline NIHSS score was 13. The 30-day mortality rate was 13 %, 35 % of patients had very favorable outcomes (mRS ≤ 1), and 43 % were functionally independent (mRS ≤ 2) at day 30. Another 3.3 % of the patients experienced symptomatic ICH, which was fatal in 7 cases. Asymptomatic ICH was seen in 8.2 %. Protocol violations were reported for 32.6 % of the patients and consisted mostly of treatment after 3 hours (13.4 %), mainly due to a door-to-needle-time of 1 hour 36 minutes, treatment with anticoagulants within 24 hours of rt-PA administration (9.3 %), and rt-PA administration despite systolic blood pressure exceeding 185 mm Hg (6.7 %). The authors conclude that favorable clinical outcomes and low rates of symptomatic ICH can be achieved using rt-PA for stroke treatment, while the time effort for emergency evaluation may leave room for logistic improvement. The study by Katzan *et al.* yielded different results [26] and was the reason for the concerns raised with regard to the safety and efficacy of thrombolysis in real life. Twenty-nine hospitals in the metropolitan area of Cleveland, Ohio, prospectively assessed the rate of rt-PA use, rate of ICH, and outcomes in 3,948 stroke patients. Seventy patients (1.8 %) admitted with ischemic stroke received rt-PA. Sixteen of these 70 patients (22 %) experienced ICH; 11 of these patients (15,7 %) had a symptomatic ICH (of which 6 were fatal), and 50 % had deviations from national treatment guidelines. In-hospital mortality was significantly higher (P < 0.001) among patients treated with rt-PA (15.7 %) than in patients not receiving rt-PA (5.1 %). The fact that blood pressure guidelines were followed in only 47.8 % and that the baseline NIHSS was only documented in 40 % of the patients illustrates that intravenous thrombolysis, though an effective therapy, should be performed at experienced centers only and may explain the substantially higher rate of mortality and ICH in this study compared to other investigators.

Two registries have been entering data for thrombolysis with rt-PA into respective data banks, and the results of one have been published recently.[18] The Canadian Alteplase for Stroke Effectiveness Study, published in 2005, was a national prospective cohort study conducted to assess the effectiveness of rt-PA for ischemic stroke in actual practice. In analogy to the SITS registry in Europe, this study was mandated by the federal government as a condition of licensure of rt-PA for the treatment of stroke in Canada. Data collection was prospective, and follow-up was completed at 90 days after stroke. A total of 1,135 patients were enrolled, with an excellent clinical outcome observed in 37 % of the patients. Symptomatic ICH occurred in only 4.6 % of the patients (95 % CI 3.4 %-6.0 %). An additional 1.3 % (95 % CI 0.7 %-2.2 %) of patients had hemiorolingual angioedema. The authors concluded that stroke patients undergoing thrombolysis in Canada had similar outcomes and slightly lower bleeding rates compared to the results of clinical trials, and therefore thrombolysis with rt-PA is safe and effective within 3 hours in a real life setting.

Graham performed a meta-analysis of all open-label rt-PA studies published until April 2003 and included the preliminary data of the CASES study available in abstract form at that time.[28] The analysis included 15 series with a total of 2639 treated patients and a median baseline NIHSS score of 14. The rate of sICH was 5.2 % (95 % confidence interval, 4.3 to 6.0), slightly lower than the 6.4 % rate in the treatment arm of the NINDS trial. The mean total mortality (13.4 %) and proportion of subjects achieving a very favorable outcome (37.1 %) were comparable to the NINDS trial results. Protocol deviations were reported in 19.8 %. Comparisons across studies showed that the mortality rate correlated with the percentage of protocol violations (r = 0.67, P = 0.018), a fact that had already been observed in the ECASS I trial[6] and in the stroke survey by Tanne et al.[29] In the latter study, the incidence of sICH was 11 % among patients with protocol deviations as compared to 4 % in patients who were treated according to the NINDS protocol guidelines.

The SITS-MOST (Safe Implementation of Thrombolysis in Stroke-Monitoring Study) is an observational safety monitoring study requested by the EMEA for unconditional approval of rt-PA for thrombolysis in stroke in Europe.[30] A total of 6,483 patients were recruited from 285 sites between 2002 and 2006. Primary outcomes were symptomatic ICH and mortality at 3 months. Baseline characteristics of patients in SITS-MOST were much the same as those in the pooled randomized controlled trials. The rate of symptomatic ICH (SITS-MOST definition) was 1.7 %, by the NINDS / Cochrane definition; sICH occurred in 7.3 %. The mortality rate was 11.3 % compared to 17.3 % in the pooled randomized controlled trials. Independent outcomes were in the upper percent range of the randomized trials. SITS-MOST confirmed that intravenous thrombolysis with rt-PA in clinical routine practice is at least as safe and effective as in the randomized trials within the 3-hour time window.

SITS-ISTR (Safe Implementation of Thrombolysis in Stroke-International Stroke Treatment Registry), the «over-registry» of SITS-MOST, compared outcome in patients treated between 3 h and 4.5 h versus those treated within 3 h (from SITS-MOST).[31] A total of 664 patients with ischemic stroke and IVT between 3 h and 4.5 h were compared with 11,865 patients within 3 h. Outcome measures were symptomatic ICH within 24 h (SITS definition, PH2 or PH2 remote with NIHSS worsening ≥ 4 points), mortality and independence (mRS score 0-2) at 3 months. The 3-4.5 h cohort had a symptom start to treatment time of 195 min (IQR 187-210 min) versus 140 min (IQR 115-165 min); p < 0.0001. Median age was younger and stroke severity was lower (NIHSS score 11 versus 12 points, p < 0.0001) than in the 3-h cohort. There were no significant differences between both cohorts for any outcome measure. The rate of sICH was 2.2 % (14 / 649) versus 1.6 % (183 / 11,681); OR = 1.18 (95 % CI 0.89-1.55, p = 0.24). Mortality was 12.7 % (70 / 551) versus 12.2 % (1263 / 10368); OR = 1.02 (95 % CI 0.90-1.17), p = 0.72. Independence was 58.0 % (314 / 541) versus 56.3 % (5756 / 10231); OR = 1.04 (0.95-1.13), p = 0.42. In keeping with the findings of ECASS III, IVT with rt-PA remains safe when given within 3 to 4.5 h and does do not differ significantly in terms of efficacy as compared to patients treated within 3 h (figure 1).

ECASS III and SITS-ISTR both mean that the patient has more time; however, neither the pre-hospital emergency caregivers nor the emergency and stroke physicians in the hospital have more time. Still, every single minute counts and logistics should be optimized wherever possible.

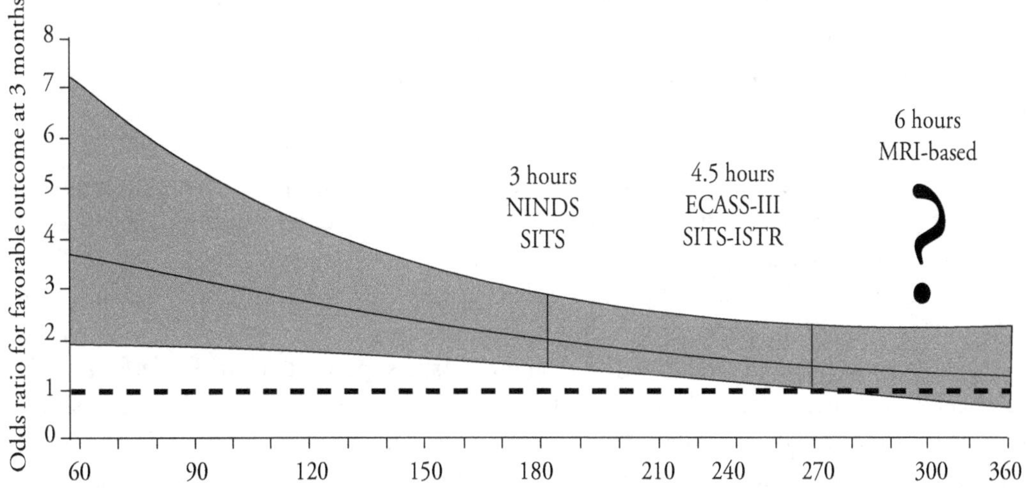

Figure 1. Time windows for stroke thrombolysis.

8   Intravenous thrombolysis based on advanced MR imaging

Two MRI techniques that have received much attention in the past 15 years are diffusion-weighted-sequences and perfusion-imaging (DWI and PI). In the classical model the DWI lesion represents the irreversibly damaged core of the infarct. Now that more patients have been evaluated with stroke MRI and at early time points, partial reversal of the initial DWI lesion has been reported. These findings suggest that the DWI lesion might be included in the therapeutic target, not as the definite infarct core.[32] However, DWI lesion reversal is associated with ultra-early and permanent reperfusion and this per se is a far stronger predictor of clinical and imaging outcome.[33] In most instances, and especially in later time windows, the DWI lesion may adequately reflect permanently damaged brain tissue. Also, PI does not measure quantitative perfusion. Most authors agree that time-based parameters such as mean transit time (MTT) or time to peak (TTP) provide the best prognostic information.[34] Thus, while hypoperfusion remains a key pathophysiological mechanism in stroke, more practically, the «ischemic penumbra» may be operationally defined as those brain regions which are at risk of infarction but remain salvageable.[35]

The volume difference of DWI and PI —also termed PI/DWI-mismatch— gives an approximate measure of this tissue at risk of infarction.[36] While its non-quantitative approach partly suffers from inaccurate PI measurements and the fact that DWI abnormalities may reverse, [32] they serve their purpose of easy clinical application. In fact, most experts agree that from a practical standpoint this simple model of PI/DWI-mismatch is sufficiently accurate in most acute stroke patients; furthermore, stroke MRI findings are consistent with our understanding of the pathophysiology of acute ischemia.[37]

Applying the mismatch concept may identify the individual time window for the patient and thus allow therapeutic decision-making based on an individual vascular and hemodynamic situation, rather than the elapsed time. Additional MR findings not captured by CT, such as early blood brain barrier disruption[38] and old microbleeds[39] may predict a poor outcome after thrombolysis and therefore can be used to improve patient selection. However, the presence of microbleeds should not currently influence our treatment practice, but in the face of doubt it may be used as an exclusion criterion in reperfusion studies to increase safety.

The supposed lack of feasibility and practicality of MRI as a diagnostic tool in hyperacutely ill patients has been consistently disproven. Many centers have demonstrated that logistical obstacles can be overcome.[40,41] The diagnostic superiority of stroke MRI over CT has been established in several studies and constitutes Level IA evidence.[42,43] The mismatch concept has recently been validated in the DEFUSE study.[44] DEFUSE was a 7-center trial, which recruited 74 patients treated with rt-PA within 3-6 hours after symptom onset based on CT findings. An MRI was obtained immediately prior to and after rt-PA. Early reperfusion was associated with a significantly better chance for a favorable clinical response to thrombolysis in patients with a PI/DWI-mismatch. Patients without a mismatch did not benefit from early reperfusion. Large infarctions already seen on baseline DWI experienced fatal sICH upon reperfusion, while small (lacunar) infarcts did reasonably well with or without a mismatch.[44] The EPITHET trial, also published recently, had a placebo-controlled randomized study design, which tested the effect of rt-PA versus placebo within the 3-6 hour time window.[45] Patients were selected by CT and received MRI before the study drug was given, i.e. MRI was *not* used to select patients. Therefore, EPITHET was similar to DEFUSE, but randomized. The primary endpoint was reduction of stroke lesion volume growth (geometric mean) at day 90; secondary endpoints included various volume and clinical based outcomes, as well as reperfusion at day 3-5. A total of 101 patients were recruited (52 rt-PA and 49 placebo); of these, 85 had mismatch. While EPITHET failed on the primary outcome, trends and significant results were seen for secondary outcomes such as late reperfusion —which occurred more often with tPA (56 % vs. 26 %) and was associated with reduced infarct growth— and with improved neurological as well as functional outcomes. A pooled analysis of DEFUSE and EPITHET is underway.

After earlier smaller studies, 3 large observational studies using stroke MRI in an extended time window in clinical practice were recently published. Thomalla *et al.* compared outcomes and symptomatic bleeding complications of intravenous rt-PA within 6 hours of symptom onset in MRI-selected patients with acute MCA infarction versus the pooled data of the large stroke rt-PA trials.[46] Favorable outcomes were more frequent in MRI-selected rt-PA patients compared to pooled placebo and pooled rt-PA patients. Interestingly, the rate of sICH in MRI-selected rt-PA patients was lower than in the pooled rt-PA group and comparable to the pooled placebo group. A single-center study compared patients who were treated with rt-PA based on CT findings within 3 hours versus patients treated based on MRI findings within and beyond 3 hours.[47] Clinical outcome and occurrence of sICH were prospectively assessed in 382 consecutive patients. Patients were divided into 3 groups:

(1) CT-based < 3 h (N = 209 patients) (2) MRI-based < 3 h (N = 103 patients) and (3) MRI-based > 3 h (N = 70 patients). The rate of independent outcomes in groups 1-3 was 47.8 %, 50.5 %, and 55.7 %. Mortality was trend-wise reduced, and sICH were significantly reduced in the MRI-based groups. MRI-selected patients overall had a significantly lower risk for sICH and mortality. In multivariate analyses, only age and treating MRI-based were significant predictors of sICH, whereas for independent outcome and mortality age, NIHSS score and sICH were predictive. Time to treatment proved to be irrelevant for all outcomes in univariate and multivariate analyses. A similar analysis in a multicenter dataset on 1210 patients yielded similar but stronger results.[48] The predefined primary «efficacy» outcome was favorable outcome (mRS 0-1), safety endpoints were sICH and mortality. The overall use of MRI significantly reduced symptomatic intracranial hemorrhage (OR: 0.520, 95 % CI: 0.270 to 0.999, P = 0.05). Use of stroke MRI beyond 3 hours (compared to CT or MRI within 3 h) and the use of MRI significantly predicted a favorable outcome (OR: 1.467; 95 % CI: 1.017 to 2.117, P = 0.040). Within 3 hours and for all secondary endpoints, there was a trend in favor of MRI-based selection over standard < 3-hour CT-based treatment.

Two parallel phase II trials (DIAS, DEDAS) with a 3-to-9-hour time window using another thrombolytic drug (desmoteplase) have been recently completed.[49,50] In DIAS, reperfusion rates of up to 71.4 % were observed with desmoteplase (125 μg/kg) compared to 19.2 % with placebo.[50] Favorable 90-day clinical outcomes were found in 22.2 % of placebo-treated patients and between 13.3 % (62.5 μg/kg; p = 0.757) and 60.0 % (125 μg/kg; p = 0.009) of desmoteplase-treated patients. Early reperfusion correlated favorably with clinical outcome (p = 0,0028). Favorable outcomes occurred in 52.5 % of patients experiencing reperfusion versus 24.6 % of patients without reperfusion. The DEDAS study yielded confirmatory results.[49] Interestingly, in both studies imaging parameters paralleled the clinical outcome, proving that the MRI parameters function as adequate surrogate parameters. Also, as shown in the other studies using an MRI-based selection process within 3 to 9 hours, it does not matter when the therapy is given. If a mismatch is present, time from symptom onset was not a treatment effect modifying factor. Follow-up phase III study DIAS-2 has not been published yet (oral presentation ESC 2007 Glasgow) but yielded negative results. The reason for the negative results are not clear yet; however, part of the fault has been attributed to patient heterogeneity due to permission of 2 varying imaging modalities, protocol violations, as well as the study drug. A further study, DIAS 3, is currently planned.

9 Conclusion and summary

At present, thrombolytic therapy is still underutilized. Among the major problems is the fact that relatively few patients meet the clinical and time criteria. Educating the general public to regard stroke as a treatable emergency and training emergency caregivers in the use of thrombolysis can decrease these problems but demands a continuous effort. Healthcare institutions should be made aware of the potential long-term cost savings, once stroke management is optimized and thrombolysis is more widely available. Patients and their relatives should be informed not only about the hazards of thrombolytic therapy but also about its potential benefit and thus the risk of not being treated. Positive results from studies currently underway may encourage more centers to offer this therapy to an overall increasing number of stroke patients in Europe and thereby reduce the considerable socioeconomic burden of stroke. Improvements in early diagnostic evaluation of patients, particularly in MRI techniques, allow a better patient selection and possibly a qualification of the presently rigid therapeutic time frame. When no other option is available, especially more than 3 hours after symptom onset, treatment with intravenous rt-PA based on MRI PI/DWI mismatch is a feasible, safe and probably effective, albeit non-approved, individual therapeutic approach (i.e. informed consent should be obtained whenever possible).

References

1. Ringleb PA. Guidelines for management of ischaemic stroke and transient ischaemic attack 2008. Cerebrovasc Dis 2008; 25: 457-507.

2. Meyer JS, Gilroy J, Barnhart MI, Johnson JF. Therapeutic thrombolysis in cerebral thromboembolism. Neurology 1963; 13: 927-37.

3. Schellinger PD, Fiebach JB, Mohr A, Ringleb PA, Jansen O, Hacke W. Thrombolytic therapy for ischemic stroke - A review. Part I: Intravenous thrombolysis. Crit Care Med 2001; 29: 1812-818.

4. Cornu C, Boutitie F, Candelise L, Boissel JP, Donnan GA, Hommel M *et al.* Streptokinase in acute ischemic stroke: An individual patient data meta-analysis: The thrombolysis in acute stroke pooling project. Stroke 2000; 31: 1555-560.

5. The National Institute of Neurological Disorders and Stroke rt-PA Stroke Study Group. Tissue plasminogen activator for acute ischemic stroke. N Engl J Med 1995; 333: 1581-587.

6. Hacke W, Kaste M, Fieschi C, Toni D, Lesaffre E *et al.* Intravenous thrombolysis with recombinant tissue plasminogen activator for acute hemispheric stroke. The European Cooperative Acute Stroke Study. JAMA 1995; 274: 1017-025.

7. Hacke W, Kaste M, Fieschi C, von Kummer R, Davalos A, Meier D *et al.* Randomised double-blind placebo-controlled trial of thrombolytic therapy with intravenous alteplase in acute ischaemic stroke (ECASS II). Lancet 1998; 352: 1245-251.

8. Clark WM, Wissman S, Albers GW, Jhamandas JH, Madden KP, Hamilton S. Recombinant tissue-type plasminogen activator (alteplase) for ischemic stroke 3 to 5 hours after symptom onset. The ATLANTIS study: A randomized controlled trial. Alteplase thrombolysis for acute noninterventional therapy in ischemic stroke. JAMA 1999; 282: 2019-026.

9. Clark WM, Albers GW, Madden KP, Hamilton S. The rt-PA (alteplase) 0-to 6-hour acute stroke trial, part A (a0276g): Results of a double-blind, placebo-controlled, multicenter study. Thrombolytic therapy in acute ischemic stroke study investigators. Stroke 2000; 31: 811-16.

10. Von Kummer R. Effect of training in reading CT scans on patient selection for ECASS II. Neurology 1998; 51: S50-S52.

11. Steiner T, Bluhmki E, Kaste M, Toni D, Trouillas P, vonKummer R *et al.* The ECASS 3-hour cohort. Secondary analysis of ECASS data by time stratification. Cerebrovasc Dis 1998; 8: 198-203.

12. Hacke W, Kaste M, Bluhmki E, Brozman M, Davalos A, Guidetti D *et al.* Thrombolysis with alteplase 3 to 4.5 hours after acute ischemic stroke. N Engl J Med 2008; 359: 1317-329.

13. Hacke W, Donnan G, Fieschi C, Kaste M, von Kummer R, Broderick JP *et al.* Association of outcome with early stroke treatment: Pooled analysis of ATLANTIS, ECASS, and NINDS rt-PA stroke trials. Lancet 2004; 363: 768-74.

14. Reed SD, Cramer SC, Blough DK, Meyer K, Jarvik JG, Wang DZ. Treatment with tissue plasminogen activator and inpatient mortality rates for patients with ischemic stroke treated in community hospitals. Stroke 2001; 32: 1832-840.

15. Ingall TJ, O'Fallon WM, Asplund K, Goldfrank LR, Hertzberg VS, Louis TA *et al.* Findings from the reanalysis of the NINDS tissue plasminogen activator for acute ischemic stroke treatment trial. Stroke 2004; 35: 2418-424.

16. Saver JL, Yafeh B. Robust confirmation of treatment effect by baseline severity-adjusted end point reanalysis of the NINDS-tPA stroke trials (abstract). Stroke 2006; 37: 622.

17. The Abciximab Emergent Stroke Treatment Trial Investigators. Emergency administration of abciximab for treatment of patients with acute ischemic stroke. Results of a randomized phase 2 trial. Stroke 2005; 36: 880-90.

18. Hill MD, Buchan AM. Thrombolysis for acute ischemic stroke: Results of the Canadian alteplase for stroke effectiveness study. Cmaj 2005; 172: 1307-312.

19. Barber PA, Zhang J, Demchuk AM, Hill MD, Buchan AM. Why are stroke patients excluded from tPA therapy?: An analysis of patient eligibility. Neurology 2001; 56: 1015-020.

20. Gonzales NR, Albright KC, Noser EA, Khaja AM, Shaltoni HM, Romman A *et al.* «Mild stroke» Should not exclude patients from thrombolytic therapy (abstract). Stroke 2006; 37: 621.

21. Hacke W, Brott T, Caplan L, Meier D, Fieschi C, von Kummer R *et al.* Thrombolysis in acute ischemic stroke: Controlled trials and clinical experience. Neurology 1999; 53: S3-14.

22. Wardlaw JM, del Zoppo G, Yamaguchi T. Thrombolysis for acute ischaemic stroke (Cochrane review). The Cochrane Library 2002.

23. The IST3 Study Group. The third international stroke trial (thrombolysis). http://wwwdcnedacuk/ist3.

24. Kane I, Sandercock P, Lindley R, Lewis S. The third international stroke trial: Baseline characteristics of patients recruited in the expansion phase. Cerebrovasc Dis 2005; 19: 29.

25. Heuschmann PU, Kolominsky-Rabas PL, Roether J, Misselwitz B, Lowitzsch K, Heidrich J *et al.* Predictors of in-hospital mortality in patients with acute ischemic stroke treated with thrombolytic therapy. JAMA 2004; 292: 1831-838.

26. Katzan IL, Furlan AJ, Lloyd LE, Frank JI, Harper DL, Hinchey JA *et al.* Use of tissue-type plasminogen activator for acute ischemic stroke: The Cleveland area experience. JAMA 2000; 283: 1151-158.

27. Albers GW, Bates VE, Clark WM, Bell R, Verro P, Hamilton SA. Intravenous tissue-type plasminogen activator for treatment of acute stroke: The standard treatment with alteplase to reverse stroke (stars) study. JAMA 2000; 283: 1145-150.

28. Graham GD. Tissue plasminogen activator for acute ischemic stroke in clinical practice: A meta-analysis of safety data. Stroke 2003; 34: 2847-850.

29. Tanne D, Bates VE, Verro P, Kasner SE, Binder JR, Patel SC *et al.* Initial clinical experience with IV tissue plasminogen activator for acute ischemic stroke: A multicenter survey. The t-PA stroke survey group. Neurology 1999; 53:424-27.

30. Wahlgren N, Ahmed N, Davalos A, Ford GA, Grond M, Hacke W *et al.* Thrombolysis with alteplase for acute ischaemic stroke in the safe implementation of thrombolysis in stroke-monitoring study (SITS-MOST): An observational study. Lancet 2007; 369: 275-82.

31. Wahlgren NG, Ahmed N, Davalos A, Hacke W, Lees KR. Symptomatic intracerebral hemorrhage, mortality and independence at 3 months for patients treated 3-4.5 hours after stroke onset in the sits thrombolysis register (SITS-ISTR). Cerebrovasc Dis 2008; 25: 3.

32. Kidwell CS, Alger JR, Saver JL. Beyond mismatch: Evolving paradigms in imaging the ischemic penumbra with multimodal magnetic resonance imaging. Stroke 2003; 34: 2729-735.

33. Chalela JA, Kang DW, Luby M, Ezzeddine M, Latour LL, Todd JW *et al.* Early magnetic resonance imaging findings in patients receiving tissue plasminogen activator predict outcome: Insights into the pathophysiology of acute stroke in the thrombolysis era. Ann Neurol 2004; 55: 105-12.

34. Schellinger PD, Fiebach JB, Jansen O, Ringleb PA, Mohr A, Steiner T *et al.* Stroke magnetic resonance imaging within 6 hours after onset of hyperacute cerebral ischemia. Ann Neurol 2001; 49: 460-69.

35. Schlaug G, Benfield A, Baird AE, Siewert B, Lovblad KO, Parker RA *et al.* The ischemic penumbra: Operationally defined by diffusion and perfusion MRI. Neurology 1999; 53: 1528-537.

36. Warach S. Tissue viability thresholds in acute stroke: The 4-factor model. Stroke 2001; 32: 2460-461.

37. Schellinger PD, Fiebach JB, Hacke W. Imaging-based decision making in thrombolytic therapy for ischemic stroke: Present status. Stroke 2003; 34: 575-83.

38. Latour LL, Kang DW, Ezzeddine MA, Chalela JA, Warach S. Early blood-brain barrier disruption in human focal brain ischemia. Ann Neurol 2004; 56: 468-77.

39. Fiehler J, Albers GW, Boulanger JM, Derex L, Gass A, Hjort N *et al.* Bleeding risk analysis in stroke imaging before thrombolysis (BRASIL): Pooled analysis of t2*-weighted magnetic resonance imaging data from 570 patients. Stroke 2007; 38: 2738-744.

40. Schellinger PD, Jansen O, Fiebach JB, Pohlers O, Ryssel H, Heiland S *et al.* Feasibility and practicality of MR imaging of stroke in the management of hyperacute cerebral ischemia. AJNR Am J Neuroradiol 2000; 21: 1184-189.

41. Buckley BT, Wainwright A, Meagher T, Briley D. Audit of a policy of magnetic resonance imaging with diffusion-weighted imaging as first-line neuroimaging for in-patients with clinically suspected acute stroke. Clin Radiol 2003; 58: 234-37.

42. Fiebach JB, Schellinger PD, Jansen O, Meyer M, Wilde P, Bender J *et al.* Ct and diffusion-weighted MR-imaging in randomized order: DWI results in higher accuracy and lower inter-rater variability in the diagnosis of hyperacute ischemic stroke. Stroke 2002; 33: 2206-210.

43. Chalela JA, Kidwell C, Nentwich L, Luby M, Butman J, Demchuk AM *et al.* Magnetic resonance imaging and computed tomography in emergency assessment of patients with suspected acute stroke: A prospective comparison. Lancet 2007; 369: 293-398.

44. Albers GW, Thijs VN, Wechsler L, Kemp S, Schlaug G, Skalabrin E *et al.* Magnetic resonance imaging profiles predict clinical response to early reperfusion: The diffusion and perfusion imaging evaluation for understanding stroke evolution (DEFUSE) study. Ann Neurol 2006; 60: 508-17.

45. Davis SM, Donnan GA, Parsons MW, Levi C, Butcher KS, Peeters A, *et al.* Effects of alteplase beyond 3 h after stroke in the echoplanar imaging thrombolytic evaluation trial (epithet): A placebo-controlled randomised trial. Lancet Neurol 2008; 7: 299-309.

46. Thomalla G, Schwark C, Sobesky J, Bluhmki E, Fiebach JB, Fiehler J *et al.* Outcome and symptomatic bleeding complications of intravenous thrombolysis within 6 hours in MRI-selected stroke patients: Comparison of a German multicenter study with the pooled data of ATLANTIS, ECASS, and NINDS tPA trials. Stroke 2006; 37: 852-58.

47. Kohrmann M, Juttler E, Fiebach JB, Huttner HB, Siebert S, Schwark C *et al.* MRI versus CT-based thrombolysis treatment within and beyond the 3 h time window after stroke onset: A cohort study. Lancet Neurol 2006; 5: 661-67.

48. Schellinger PD, Thomalla G, Fiehler J, Kohrmann M, Molina CA, Neumann-Haefelin T *et al.* MRI-based and CT-based thrombolytic therapy in acute stroke within and beyond established time windows: An analysis of 1210 patients. Stroke 2007; 38: 2640-645.

49. Furlan AJ, Eyding D, Albers GW, Al-Rawi Y, Lees KR, Rowley HA *et al.* Dose escalation of desmoteplase for acute ischemic stroke (DEDAS): Evidence of safety and efficacy 3 to 9 hours after stroke onset. Stroke 2006; 37: 1227-231.

50. Hacke W, Albers G, Al-Rawi Y, Bogousslavsky J, Davalos A, Eliasziw M *et al.* The desmoteplase in acute ischemic stroke trial (DIAS): A phase II MRI-based 9-hour window acute stroke thrombolysis trial with intravenous desmoteplase. Stroke 2005; 36: 66-73.

Chapter 3. New thrombolytic agents

R. Macrez, M. Gauberti, D. Vivien, C. Ali

INSERM U919
«Serine proteases and pathophysiology
of the neurovascular unit»
Université de Caen Basse - Normandie
Caen Cedex
France

Data for correspondence
Université de Caen Basse - Normandie
Pr. D. Vivien
vivien@cyceron.fr

1 Overview

Although during the last few years we have witnessed a remarkable progress in the under-standing of the pathophysiology of ischemic stroke, reperfusion induced by tissue-type plasminogen activator (tPA) remains the only acute treatment approved by the health authorities.[1] Unfortunately, due to stringent inclusion criteria, the estimated benefit of 30 % that might be expected only applies to 3 to 8.5 % of eligible stroke patients, thus leaving most patients untreated.[2,3] Obviously, the primordial concept of acute stroke treatment, namely, prompt restoration of cerebral blood flow, is a prerequisite to any subsequent successful therapies. However, as discussed hereafter, safer thrombolytic agents/regimens or new combination therapies (thrombolytics and neuroprotective agents) are mandatory to improve stroke treatment.

2 Introduction

In the United States, stroke, or brain attack, affects one person every 40 seconds. Nowadays, approximately 25 % of men and 20 % of women can expect to suffer a stroke if they live to reach 85 years. But since life expectancy increases worldwide, the total incidence of stroke is projected to rise alarmingly over the next 2 decades. As a cause of death worldwide, stroke is second only to coronary heart disease (the WHO estimates that 5 million stroke patients die every year). Although one quarter of stroke patients dies within one month (32-60 % after 3 months), and another 25 % survive with minor or no obvious sequelae, in most cases, the outcome of stroke is synonymous with disabling intellectual and/or physical handicaps. As the number one cause of acquired disability in North America and the European Union, stroke is consequently a major drain on healthcare funding, due to long hospital stays followed by ongoing support in the community, rehabilitation or nursing home care. Although estimations vary greatly depending on the country, the projected direct and indirect cost of stroke for 2008 in the U.S. is $65.5 billion (American Heart Association report, 2008, http://www.americanheart.org). Despite a better knowledge of its pathogenesis, stroke cruelly lacks therapeutic options, with thrombolysis being the only efficient clinical treatment, but with some limitations.

2.1 Physiopathology of stroke

Circulating blood is essential to deliver oxygen and nutrients and remove wastes from all organs, which is especially true for the brain. The clotting system performs two paradoxical vital functions: it maintains blood flowing and stops bleeding. Whenever this mechanism goes wrong, a clot can form within a blood vessel, as occurs in 87 % of stroke cases, that are called ischemic strokes (thrombotic, embolic or lacunar). Less often, an intracerebral or subarachnoid bleeding episode occurs (for instance after the rupture of an aneurysm), leading to hemorrhagic stroke. Disruption of cerebral blood flow is either the consequence of an in situ clot (thrombus) formed inside brain vessels or the migration of a peripheral clot (embolus) to the brain. Thus, the initial phase of ischemic stroke is a vascular event leading to the formation of a fibrin clot. The resulting imbalance between cerebral energetic demand and vascular nutrient supply promptly leads to irreversible damages to neurons in the ischemic core. This necrotic area is surrounded by tissue with gradual residual perfusion from collateral vessels, where neurons are potentially salvageable.[4] This so-called penumbra is the focus of neuroprotection, aimed at limiting the extension of the initial infarct.[5] A variety of complex destructive pathways, initiated by cerebral blood flow disruption and consequent metabolic challenge, are involved in the pathogenesis of cerebral ischemia-reperfusion injury, including loss of ionic homeostasis, over-activation of excitatory amino acid receptors, calcium overload, free radical generation, apoptosis and the production of inflammatory mediators.[6-11] It is important to point out that one should not focus on neurons or blood vessels per se, but rather understand that the physiopathology of stroke involves dynamic interactions in the 'neurovascular unit'.[12]

2.2 Therapeutic strategies for ischemic stroke

Since stroke is associated with a number of risk factors (aging elevated arterial blood pressure, atherosclerosis, heart disease, diabetes), stroke management[13,14] includes prevention of occurrence or recurrence of ischemic episodes. Primary and secondary prevention essentially relies on pharmacological interventions (anti-hypertensive, anti-atherosclerotic, anti-coagulant/anti-thrombin, anti-platelet and anti-hypercholesterolemia) and, in some cases, on surgery.[15,16]

Although it has not yet been established whether or not the pathogenic mechanisms of ischemic injury are common to animals and humans, all the steps of the ischemic cascade represent potential targets for acute stroke treatment. Accordingly, more than 1,026 molecules have been designed and have proven to be effective in experimental models of cerebral ischemia.[17] However, all of these molecules have failed in large scale clinical trials,[18] even very recently with highly promising drugs,[19,20] due to lack of efficacy, side effects, safety and tolerability issues.[21-25] For instance, initial trials with first-generation antagonists of the N-methyl-D-aspartate glutamatergic (NMDA) receptor have revealed clinical limitations, including psychotomimetism, neuronal vacuolization in the limbic system, motor dysfunctions, and hypertension. Based on the rationale that the infarction process in humans evolves over several hours,[26] long-term protection might represent a more attractive target than acute neuroprotection. In this view, strategies to improve tissue recovery, such as cell replacement/neurogenesis, neoangiogenesis, or blockade of slowly evolving ischemic cascades,[27-31] might display a wider therapeutic window.

Neuroprotection remains valuable in stroke management but considerable efforts have to be made to understand why it has not successfully transferred from the bench to the bedside. There is no doubt that major medical breakthroughs will emerge in the near future, and, amongst others, current challenges include several possibilities: alternate drug design to reduce adverse effects outweighing benefits and/or increase effective blood-brain barrier (BBB) permeation,[32] and brain protection rather than neuroprotection.[33] As explained below, to date, stroke remains a medical problem lacking therapeutic options. But the only available successful emergency treatment (thrombolysis) might in fact be the essential condition for further application of neuroprotection. In this respect, both safer thrombolytic agents and/or dosing regimens on the one hand, and adjunctive therapies (for instance, a combination of thrombolysis and a neuroprotectant, for which dosing regimens have to be investigated)[34] on the other hand are receiving increasing attention.

3 Thrombolysis in ischemic stroke management: past, present and future

3.1 *Principle of thrombolysis*

A thrombus consists of blood cells trapped in a matrix of fibrin. Dissolution of this fibrin clot (thrombolysis or fibrinolysis) is enzymatically driven by the trypsin-like serine protease, plasmin, of which the active form is generated from a precursor (zymogen), known as plasminogen. The conversion of plasminogen into plasmin requires proteolytic cleavage by naturally occurring plasminogen activators, which in mammals can be tissue-type plasminogen activator (tPA) or urokinase-type plasminogen activator (uPA). Both tPA and uPA are available through recombinant technologies. In addition, other bacterial/microbial plasminogen activators exist, including streptokinase and staphylokinase, but some may induce anaphylactic responses when administered to humans. Due to its high affinity for fibrin, tPA activates 100-fold more efficiently clot-bound plasminogen than circulating plasminogen, but it has a limited half-life in the blood (3-5 min).[35]

3.2   *Towards approval of thrombolysis*

Pilot studies of thrombolytic therapy for acute ischemic stroke postulated that recanalization of occluded arteries could limit cerebral injury, provided it is performed before infarction completion.[36,37] Consequently, the safety of intravenous tPA was estimated in open-label, dose-escalation studies. The conclusions were that doses of < 0.95 mg of tPA per kg of body weight were relatively safe regarding symptomatic intracerebral hemorrhage, and that early neurological improvement was observed in some patients treated within 90-180 min following stroke onset.[38,39] This led to a larger, randomized, placebo-controlled trial,[1] conducted on 624 ischemic stroke patients from January 1991 to October 1994. At 24 h, no significant difference in neurological outcome was observed between the group given placebo and the group given intravenous tPA within 3 h post-ictus (alteplase, Activase™, rt-PA; Genentech Inc.; 0.9 mg per kg of body weight - 10 % given as a bolus followed by constant infusion of the remaining 90 % over 1 h). However, after 3 months, patients treated with tPA were at least 30 % more likely to have minimal or no disability (11-13 % absolute increase in favorable outcome: 1 out of 10 patients having a favorable outcome).[1] The functional benefits of tPA treatment persisted 6 and 12 months following stroke.[40] June 1996 marked a historic moment, as the U.S. Food and Drug Administration (FDA) approved intravenous thrombolysis with tPA for patients with acute ischemic stroke admitted to hospital within 3 h of symptom onset.

3.3   *Bleeding as a clinical complication of thrombolysis in stroke management*

A potential restriction of thrombolysis through tPA in stroke management is the narrow therapeutic window. Indeed, the European and Australian Cooperative Stroke Study (ECASS) II[41] found evidence that doses of tPA similar to those used in the NINDS survey in 1995 were ineffective if given within 6 h. These results were confirmed by the ATLANTIS study,[42] with tPA administered within 3-5 h after symptom onset. This greatly restricts the proportion of eligible patients, taking into account the fact that most patients are admitted to hospital later and that diagnosis of the stroke subtype is a prerequisite to the treatment. However, the development of stroke units has substantially ameliorated the timeframe of patient medical management.[14] It is noteworthy that this 3 h therapeutic window is questioned, since two recent phase III trials strongly suggest that Alteplase offers favorable outcome even if administered up to 4.5h post stroke onset.[43,44].

Although the former point is not inherent to tPA by itself, but rather rises from the weak awareness of the symptoms and the emergent nature of stroke in the general population, the major side effect of tPA-induced clot lysis is the risk of bleeding. In the NINDS trial, 6.4 % of patients given tPA had symptomatic intracerebral hemorrhage within 36 h following stroke, versus 0.6 % of placebo-treated patients. This 10-fold increase in the incidence of bleeding was associated with clinical worsening. Pro-hemorrhagic effects were also reported in the ATLANTIS and ECASS II studies, but to a lesser extent.

4   Can we expect safer thrombolytic agents?

The demonstrated risk of pro-hemorrhagic transformation carried by the use of tPA has initiated an era of investigation for alternative thrombolytic agents. With advances in DNA technology, chemistry and proteomics, several second and third-generation tPA derivatives, genetically engineered molecules targeting the blood clot, and even «exotic» plasminogen activators have progressively reached clinical trials.

4.1   Streptokinase

Although the majority of thrombolytic trials performed so far for acute treatment of ischemic stroke have used the recombinant form of the human tPA, some trials have investigated the efficacy of streptokinase, a fibrinolytic agent close to tPA but produced by beta-hemolytic streptococci. Natural streptokinase is a 47-kDa potent activator of plasminogen. It forms a complex with plasminogen in plasma to form an activator complex. This complex then transforms plasminogen into plasmin. During this transformation, the streptokinase-plasminogen complex is gradually converted into complex streptokinase-plasmin which also has the property to activate transformation of plasminogen. A total of 310 patients presenting with sudden focal neurological deficits attributable to an occlusion of the middle cerebral artery were included in the MAST-E (Multicenter Acute Stroke Trial - Europe Study Group, 1996). Patients received either 1.5 mU of streptokinase or placebo administrated by intravenous infusion over a 1-hour period within the first 6 hours after the estimated ischemic onset. Results showed that mortality at 10 days and cerebral hemorrhage rates were significantly higher in the streptokinase group compared to placebo, although the incidence of the primary efficacy outcome (death or severe disability at 6 months) was similar between the 2 groups. Investigators concluded that routine use of streptokinase cannot be recommended in acute ischemic stroke. Similar results have been reported in MAST-I and ASK, another 2 streptokinase studies (Multicenter Acute Stroke Trial - Italy Study Group, 1995 and Australian Streptokinase Trial Study Group, 1996, respectively). Interestingly, a pooled meta-analysis showed that earlier administration with lower bodyweight-related doses of streptokinase was slightly but non-significantly associated with better outcome.[45]

4.2   Desmoteplase (DSPA)

The Desmoteplase In Acute Stroke (DIAS) Study was a placebo-controlled phase II trial including 104 patients within the first 9 hours after ischemic stroke onset. It was the first MRI-based trial: only patients with at least 20 % perfusion/diffusion mismatch (believed to be a marker of salvageable brain tissue) as assessed at screening by MRI were included in this trial. The original design planned to investigate 3 different doses of desmoteplase (DSPA; 25, 37.5 and 50 mg) administered as an intravenous bolus over 1 to 2 minutes. Unfortunately, this part of the trial showed significantly higher symptomatic intracranial hemorrhage rates in the DSPA group leading to a worse outcome, even at the lower dose. Based on these first results, bodyweight of DSPA was adjusted to increasing doses from 62.5 µg/kg, 90 µg/kg to 122.5 µg/kg. After this adjustment, only 1 out of 45 DSPA-treated patients had symptomatic intracranial hemorrhage. These results were very encouraging, with around 60 % of the higher dose group showing favorable outcomes, whereas only 22.2 % of the placebo-treated group showed a favorable clinical response. Interestingly, in the DIAS study, unlike the pooled analysis of ATLANTIS, ECASS and NINDS data, there was no evidence of association between time from onset and symptomatic intracranial hemorrhage, suggesting a clinical interest in MRI-based selection of patients eligible for thrombolysis beyond the 3-hour time window. Lower doses of DSPA (62.5 µg/kg and 90 µg/kg) showed lower rates of favorable outcomes (13.3 % and 46.7 % respectively) suggesting a dose-dependent clinical response.[46] Based on this fact, a subsequent study entitled Dose Escalation of Desmoteplase for Acute Ischemic Stroke (DEDAS) was undertaken. Inclusion criteria were the same as in the DIAS trial. A total of 37 patients were randomized and received an intravenous bolus of either DSPA (90 µg/kg or 125 µg/kg) or placebo. DEDAS supports the results of the DIAS study: treatment with IV DSPA 3 to 9 hours after stroke onset appears to be safe and especially effective at a dose of 125 µg/kg. However, there were no statistical differences between groups, maybe because of the small sample size, despite strong absolute differences in clinical outcome rates (35 %) between high-dose DSPA and placebo-treated patients.[47] As DIAS and DEDAS obtained encouraging results, a placebo-controlled phase III trial (DIAS-2) was conducted, enrolling 186 patients. Once again, 2 doses (90 µg/kg and 125 µg/kg) were investigated in patients exhibiting a perfusion/diffusion mismatch between 3 to 9 hours after onset of ischemic stroke. Surprisingly, investigators found no significant differences between the groups in favorable outcome rates. At 90 days, mortality was 21.2 % in the group treated with 125 µg/kg DSPA versus 6.3 % in the placebo group. These numbers contrast sharply with those of the DIAS and DEDAS studies. One advanced explanation was a «strain of bad luck». Indeed, 10 of the 14 deaths in the 125 µg/kg DSPA group were considered to be unrelated to the treatment. Further phase III studies are required and should be started soon.

4.3 Tenecteplase (TNK-tPA)

Only one dose-escalation pilot study investigating TNK-tPA in acute ischemic stroke has been completed. It was a non-controlled trial, in which 88 patients were treated within the 3-hour time window with an intravenous bolus infusion of 4 different doses of TNK-tPA (0.1, 0.2, 0.4 and 0.5 mg/kg). No symptomatic intracranial hemorrhage was observed with the 3 lowest doses but 2 of 13 patients treated with 0.5 mg/kg TNK-tPA had sustained hemorrhagic conversions. On the whole, there were no statistical differences in the 3-month outcomes between the TNK-tPA-treated patients and the historical rt-PA-treated controls of the NINDS trial. Nevertheless, there is a trend towards TNK-tPA compared to historical placebo-treated patients and the results of the study suggest that TNK-tPA may be safer than rt-PA.[48] This is why a new trial –Study of Tenecteplase in Acute Ischemic Stroke, which started in November 2005– will compare 3 different doses of TNK-tPA to rt-PA. Primary outcome measures are scheduled for October 2013.

4.4 Microplasmin

Microplasmin is the result of an autolytic cleavage of plasmin. It is a 2-chain polypeptide maintained by disulfide bonds. One polypeptide is the B chain of plasmin consisting of 230 amino acids, and the other peptide is the COOH-terminal portion of the A chain of plasmin consisting of 31 amino acid residues. Recombinant microplasmin is a 29-kDa truncated form of plasmin that lacks the 5 kringle domains and that can be produced as a pharmaceutical preparation. An ongoing phase II study is evaluating the safety and preliminary efficacy of microplasmin when administrated intravenously within 12 hours after ischemic stroke onset. It is a multicenter, placebo-controlled clinical trial started in October 2005 with a desired enrollment of 40 patients. The trial will investigate 3 different doses of microplasmin within a range previously determined in a phase I study in healthy volunteers.

4.5 Reteplase

There are two parallel ongoing phase II trials investigating reteplase in combination with abciximab (an intravenous platelet aggregation inhibitor) in ischemic stroke. The originality of these studies lies in the time window chosen. Indeed, patients having a mild to moderate acute ischemic stroke 3 to 24 hours before receiving the drug therapy may be eligible for these trials. One of them has only enrolled patients who had acute MRI screening (ROSIE protocol) and presented with evidence of perfusion deficit. The other trial has recruited patients who were ineligible for MRI and therefore ineligible for ROSIE protocol, after ischemic stroke diagnosis by CT scan (ROSIE-CT). On the whole, 72 patients must be enrolled.

4.6 Ancrod

Ancrod is a purified fraction of venom from the Malaysian pit viper. It is not a thrombolytic agent: ancrod cleaves fibrinopeptide A from fibrinogen, inducing depletion of the substrate needed for clot formation. However, by stimulating the secretion of endogenous plasminogen activator, ancrod enhances clot thrombolysis. The hypothetic benefit of ancrod in acute ischemic stroke is based on the fact that it reduces blood viscosity and plasmatic concentration of fibrinogen, leading to increased cerebral blood flow and avoiding thrombus expansion. Many randomized clinical trials have investigated ancrod in ischemic stroke, not always with great scientific rigor. Only 2 trials will be presented here: the North American Stroke Treatment with Ancrod Trial (STAT) and the European Stroke Treatment with Ancrod Trial (ESTAT). STAT was a randomized, parallel-group, double-blind, placebo-controlled trial conducted between August 1993 and January 1998. A total of 500 patients were included, of whom 248 received ancrod as a 72-hour continuous blood infusion beginning within 3 hours of stroke onset. The perfusion rate was designed to reach fibrinogen levels from 1.18 to 2.03 µmol/L (baseline concentration was 10.55 µmol/L). Results showed that ancrod treatment was significantly associated with better functional status at day 90, despite higher symptomatic and asymptomatic intracranial hemorrhage rates in the ancrod group. It appeared to have a favorable benefit-risk profile.[49] However, at the same time (1996), the FDA approved the use of tPA to treat ischemic stroke within the first 3 hours: further studies of ancrod in the 3-hour time window became ethically difficult. The later ESTAT Study investigated the use of ancrod beyond 3 hours. This was a double-blind, placebo-controlled trial in which 1,222 patients presenting within 6 hours after an acute ischemic stroke were included. No differences in clinical outcome were seen between groups at 3 months, but ancrod treatment was significantly associated with a higher symptomatic intracranial hemorrhage rate.[50] Although investigators concluded that the use of ancrod beyond 3 hours is not advisable, a new study called ASP I (Ancrod Stroke Program) was started in September 2005. The aim of this phase III trial is to determine whether a 2-to-3-hour intravenous infusion within 6 hours improves clinical outcome at 3 months. First results are expected in December 2009.

4.7 Pro-urokinase

Urokinase plasminogen activator (uPA), a plasminogen activator secreted as an inactive single-chain molecule (pro-urokinase), can be converted to a disulfide-linked 2-chain active enzyme after proteolytic cleavage by plasmin, kallikrein, factor XIIa or cathepsin B.[51] The amino terminal fragment of uPA contains a growth factor domain, which directs the binding of the enzyme to a plasma membrane receptor (uPA receptor, uPAR).[51]

Unlike most thrombolytics, pro-urokinase was mostly investigated in clinical studies with intra-arterial administration. The possibility that local delivery of a plasminogen activator could improve the recanalization rate with lower doses (and therefore with a lower risk of hemorrhage) prompted numerous clinical trials. Some of these trials are presented here. PROACT-1 (Prolyse in Acute Cerebral Thromboembolism – February 1994 to February 1995) was a phase II placebo-controlled trial in which 46 patients presenting with proximal middle cerebral artery occlusion (as assessed by CT angiography) within 6 hours were included. Two rpro-UK doses (6 mg and 12 mg) were investigated. All 3 groups (6 mg, 12 mg and placebo) received intravenous heparin for 4 hours. As expected, partial or complete re-canalization at 2 hours was observed more often in the rpro-UK group than in the placebo group (58 % versus 14 %). A 10 % to 12 % absolute difference was seen in clinical outcome at 90 days in favor of rpro-UK without reaching statistical significance. The cerebral hemorrhage rate within 24 hours after rpro-UK administration was 15.4 % (7.1 % in the placebo group). Investigators concluded that rpro-UK with heparin enhances re-canalization and possibly clinical outcome, but increases the risk of hemorrhage.[52] A new phase III study (PROACT-II) was started in February 1996. Included patients received either 9 mg of rpro-UK and heparin (n=121) or heparin only (n=59) within 6 hours after stroke onset. This time, treatment with rpro-UK significantly improved clinical outcome at 90 days but, once again, the intracranial hemorrhage rate was higher.[53] Other studies suggest that intra-arterial thrombolysis with rpro-UK is especially expected to show better recanalization rates than tPA in case of large artery occlusion where intra-venous tPA-induced thrombolysis has poor efficiency.

5 In the absence of alternative thrombolytic agents, can we improve the benefit from the use of tPA?

While we await the results of the aforementioned clinical trials, which orientations could be / are given to current research of acute stroke treatment?

As described elsewhere in this book, the administration regimen of tPA is also a question addressed currently to render the use of tPA safer and/or applicable after 3 h of stroke symptoms onset (see for instance, sono-thrombolysis, intra-arterial administration, or brain cooling, which are the focus of several ongoing clinical trials, like FRALYSE, ICTuS-L, IMS-III). Additive benefits are also expected in combinatorial therapies, in which the cascade of biochemical and physiological events following a stroke could be considered in tandem with strategies of reperfusion. Despite the recent failure of the SAINT II trial, testing tPA in combination with NXY-059, a drug with a proposed mechanism of action of free radical trapping, possibly targeting neurotoxicity and BBB leakage,[19] combined therapies with tPA should be further considered and encouraged.

In this last paragraph, we will explain how basic research could be of help for the development of new therapeutic strategies, based on a full elucidation of the molecular and cellular mechanisms of action of tPA. At this point, it is important to mention that dealing with tPA in a stroke context is a multi-level task. Indeed, as explained above, Actilyse® carries a risk of bleeding, due to endangerment of the blood-brain barrier. But in addition, concordant experimental data suggest that it can also cross the BBB and invade the brain parenchyma, where, together with endogenously produced tPA, it can challenge cerebral cells.

5.1 Side effects of tPA

5.1.1 tPA and brain hemorrhage: the neurovascular unit

The neurovascular unit (NVU), the interface between the blood and the brain, is the assembly of endothelial cells, basement membrane, perivascular astrocytes and neurons, which enables the control of the passage of substances from the intravascular space into the brain. This barrier function, known as blood-brain barrier (BBB), essentially relies on the presence of tight junctions between endothelial cells and the interaction between perivascular astrocytes and the basement membrane. Ischemia-induced degradation of components of the NVU[54,55] leads to passage of fluids from the intravascular space into the ischemic brain, with the development of edema and hemorrhagic transformation. A growing body of experimental and clinical evidence indicates that tPA (locally released but also if intravenously injected) mediates this increase in the permeability of the NVU, and that this process is associated with an increased expression and activity of matrix metalloproteinase-9 (MMP-9).[56-59]

Importantly, plasma MMP-9 levels measured in stroke patients on admission are positively correlated to hemorrhagic transformation.[60] Because vascular tPA administration increases MMP-9 activity in the serum of stroke patients,[61] thrombolysis-associated bleeding complications probably result from an exacerbation of the activity of this MMP. In support of this critical predictive value of MMP-9 circulating levels, is the positive correlation between pre-treatment blood MMP-9 concentration and post-thrombolysis parenchymal bleeding in stroke patients.[62]

At the molecular level, a recent review of the literature[63] has proposed a model where, in response to the ischemic insult, there is an increase in tPA activity in the astrocyte-basement membrane-endothelial cell interface. This tPA interacts with low density lipoprotein receptor-related protein (LRP) in perivascular astrocytes inducing the shedding of LRP's extracellular domain into the basal lamina. This shedding of LRP's extracellular domain is followed by regulated intramembranous proteolysis of LRP's transmembrane domain[64] with release of LRP's cytoplasmic domain and induction of a cell signaling process mediated by NF-?B activation with increased expression of iNOS and MMP-9, which are known to increase the permeability of the NVU. Of practical concern is the recent demonstration that tPA may cross the BBB from the intravascular compartment into the brain parenchyma,[65,66] raising the possibility that tPA administered for the treatment of acute cerebral ischemia may reach LRP in perivascular astrocytes, contributing in this way to a process that results in cerebral edema and hemorrhagic transformation.

5.1.2 tPA and ischemic neuronal death

While the FDA was about to approve tPA for acute stroke treatment following the results of the NINDS survey, 1995 also became an important year in the history of stroke for a «sad» reason: Tsirka and collaborators reported an aggravating role of the proteolytic activity of endogenous tPA in excitotoxic neuronal death, thus opening a new challenging area of investigation.[67,68] Indeed, tPA is not only expressed by vascular endothelial cells, but also by brain cells, including neurons from which it can be released by exocytosis.[69-71] The discovery of this deleterious effect of endogenous tPA in the cerebral parenchyma has been confirmed more recently by several authors,[72-74] leading the scientific community to envisage a possible deleterious effect of thrombolysis. In most studies based on a thrombotic model, the intravenous injection of tPA conferred brain protection due to reperfusion.[75-77] In contrast, other studies using mechanical models of occlusion led to less consistent results, suggesting that injections of lower doses of tPA potentiate ischemic damages, while higher doses had no effect.[72,78,79] Due to different post-ictus times of injection, comparison between these studies is difficult. In addition, owing to the fact that tPA has 10 times less affinity for rodent plasminogen than human plasminogen,[80] the level of activation of endogenous plasminogen in these studies is basically different. Interestingly, a well-designed study using PAI-1 over-expressing mice (PAI-1 is a major endogenous inhibitor of tPA activity) subject to 2 different models of ischemia, has highlighted the ambivalence of tPA in ischemic processes: PAI-1 could increase brain damage in a thrombotic model by preventing tPA-driven reperfusion in the vasculature, whereas in the permanent model, PAI-1 could protect the brain via the inhibition of endogenous tPA in the brain parenchyma.[81] The protective effect of inhibition of tPA's catalytic activity in the brain parenchyma is comforted by experiments using another natural inhibitor of tPA, namely, neuroserpin[82-84] or a synthetic inhibitor of tPA, called tPA-stop.[85]

Different hypotheses can be advanced to explain the pro-excitotoxic effect of tPA. The first hypothesis relies on the ability of this protease to convert plasminogen into plasmin.[86] This extracellular proteolytic cascade is thought to result in the degradation of some components of the extracellular matrix, the vital substratum for neurons.[87,88] However, the implication of plasmin in the deleterious effects of tPA remains controversial. Indeed, several groups have reported that these are dependent on its enzymatic activity, but fully independent of the plasminogen / plasmin system.[74,89]

Another destructive pathway could be the activation of microglial cells by tPA, independently of its catalytic activity, but rather through the interaction between its finger domain and annexin II at the surface of microglia.[90] Microglia take part in the post-ischemic inflammatory reaction: after a drastic morphological reorganization, microglial cells acquire a macrophagic phenotype (capacity of phagocytosis) while astrocytes hypertrophy and proliferate to form a glial scar in the periphery of the ischemic core. tPA could thus potentiate ischemic lesions by activating the deleterious inflammatory process. However, Tsirka and collaborators have shown that an inactive tPA (tPAS478A) could induce microglial activation after an excitotoxic lesion in tPA-deficient mice, but had no effect on neuronal death.[91] Microglial activation by tPA is thus not directly responsible for tPA-mediated neuronal death (in fact, activated microglia rather stand as an additional source of tPA).

In addition, tPA is actually a positive neuromodulator of glutamatergic transmission, by promoting NMDA receptor-dependent signaling.[73] Indeed, tPA can bind to and then cleave the NMDA receptor NR1 subunit at the Arg260 within its N-terminal domain,[73,71] leading to an increase in calcium influx through the activated receptor. Thus, tPA potentiates NMDA receptor-mediated calcium influx, which might be of particular relevance in several physiological and pathological brain conditions.[73] Accordingly, active immunization against this NR1 N-terminal-domain in vivo, can reduce both NMDA- and ischemia-induced brain damage in mice.[92]

In addition to its pro-excitotoxic effect, tPA is also involved in apoptotic neuronal death. However, its implication is discussed. In fact, some in vivo and in vitro studies present tPA as a pro-apoptotic agent[93-95] but others consider that tPA displays anti-apoptotic properties. Flavin and Zhao[96] have demonstrated that tPA completely protected hippocampal neurons from oxygen/glucose deprivation-produced neuronal death by a non-proteolytic action. Similarly, Liot *et al.*[97] have shown that tPA protects cultured cortical neurons from serum deprivation-induced apoptosis, in a proteolytic activity-independent manner. In fact, neither inhibitors of tPA's proteolytic activity (tPA-stop and neuroserpin), nor the inhibition of the interaction between tPA and LRP prevented this neuroprotection.[97] These results were recently confirmed by the group of Koh, demonstrating, in addition, that the anti-apoptotic effect of tPA in neurons could be mediated by its ability to bind to annexin II.[98]

The harmful cerebral effects of tPA concern tPA derived from the cerebral parenchyma as well as tPA of vascular origin. The fact that systemic tPA can injure the parenchyma is attributable to its ability to cross the BBB. Indeed, tPA injected intravenously can reach the brain parenchyma by crossing the intact BBB in vivo and in vitro. This effect is independent from its proteolytic activity and mediated by a transcytotic mechanism, mediated by a member of the LRP family.[66]

There is now a considerable effort within the scientific community to convince clinicians that we can expect even better results in stroke patients treated with tPA. This is illustrated by several recent and promising findings in animal models. For instance, co-administration of tPA with a peptide mimicking PAI-1 (type 1-plasminogen activator inhibitor) or with activated protein C (APC) seems to clearly improve tPA-induced stroke therapy by preventing its pro-neurotoxicity.[99,100] As explained below, the passage and the pro-neurotoxic effect of tPA are also interesting targets to investigate. In the last paragraph below, we intend to designate the best thrombolytic agent that may be predicted from structural data.

5.2   *The ideal tPA-like molecule*

Conceptually, the ideal thrombolytic agent should be an effective fibrinolytic agent, devoid of harmful effects on brain cells and on the BBB. Focusing on the molecule of reference, tPA, what are the molecular structural determinants involved in all these processes?

5.2.1 Structure of tPA and tPA-derived thrombolytic agents (see figure and table)

Tissue-type plasminogen activator (tPA): tPA is a 69-kDa glycoprotein, that consists in a single polypeptide chain of 527 or 530 amino acids. It is synthesized within the cell as a polypeptide chain held by 34 disulfide bonds and released as one chain (sctPA) enzyme. Limited proteolysis by plasmin in the extracellular space cleaves the chain between arginine 275 and isoleucine 276, converting it into a 2-chain (dctPA) form (chain A or heavy chain and chain B or light chain). Chain A contains 4 distinct domains:

- A finger (F) domain, composed by residues 6 to 43, homologous to the first domain of the fibronectin. This domain has a high affinity for fibrin.
- An epidermal growth factor (EGF), composed by residues 6 to 43, similar to the first domain 44 to 92 and homologous with the human and murine EGF. This domain is involved in the hepatic clearance with the finger domain.

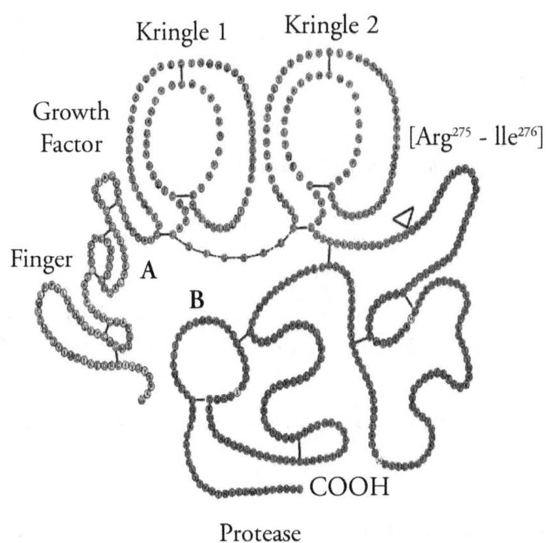

tPA is composed of two chains. Chain A contains the finger domain (yellow), the EGF domain (orange), and 2 kringle domains (green); chain B contains the catalytic domains (blue). The arrow indicates the cleavage site inducing conversion from the single-chain to the double-chain form of tPA. Reteplase and tenecteplase are derivatives of alteplase, with deletions or mutations. Desmoteplase is a natural thrombolytic agent from saliva of vampire bat. The principal structural difference with alteplase is the absence of K2. F: finger; EGF: epidermal growth factor; K1: kringle 1; K2: kringle 2; serine protease.

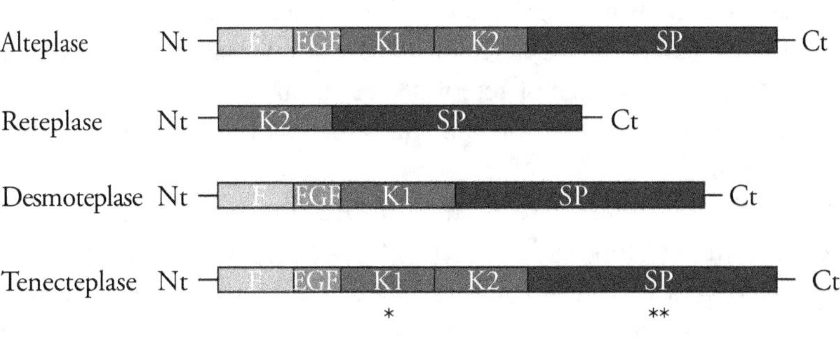

*K1: Thr-103 → Asp, Asp-117 → Glu
**SP: Lys-296, His-297, Arg-298, Arg-299 → Ala x4

Figure 1. Structure of tPA.

Thrombolytics	Features	Clinical Trials
Alteplase (Tissue-type plasminogen activator (tPA))	• Only FDA- approved treatment for stroke. • Pro-excitotoxic.	• NINDS: Improvement of clinical status at 90 days (infusion < 3 h). • ECASS, ECASS II and ATLANTIS: no difference between groups (infusion < 6h). • Pooled data: Benefit confirmed.
Desmoteplase (DSPA)	• Higher affinity for fibrin. • Not pro-excitotoxic.	• DIAS, DEDAS: trend to improve clinical outcome. • DIAS-II (phase III): no benefit. • New phase III studies should start soon.
Tenecteplase (TNK-tPA)	• Higher affinity for fibrin. • Lower rate of hemorrhagic effects in heart disease.	• Ongoing (phase II).
Reteplase (recombinant plasminogen activator (rPA))	• Longer half-life in blood. • Bolus administration.	• Ongoing (phase II).

Table 1. tPA and tPA-derived molecules with clinical interest for stroke treatment.

- Two kringle (K) domains homologous to the K domains of plasminogen, composed by residues 93-176 and 176-275. The K2 and F domains form an interaction site for fibrin.
- Chain B contains the catalytic protease (SP) domain and comprises the last 230 residues. The active site is made up of histidin 322, asparagin 371 and serine 478.

Reteplase (39 kDa, 355 amino acids) is a single-chain deletion mutant of rt-PA expressed in *Escherichia coli* and, therefore, is not glycosylated. The molecule is composed of the K2 and SP domains of tPA. Because of the deletion of the F, EGF and K1 domains, the fibrin binding and the hepatic clearance of reteplase are significantly reduced in comparison to those of rt-PA. Consequently, plasma half-life is increased from 6 minutes for tPA to 14-18 minutes for reteplase.

Desmoteplase: Desmodus rotundus, a Mexican vampire bat, is the only mammalian species whose principal source of food is blood. Its saliva contains 4 plasminogen activators encoded by separated genes (DSPA?1, DSPA?2, DSPA? and DSPA?, all of which are glycosylated and have a molecular weight of 52, 52, 46 and 44 kDa, respectively) specialized in rapid lysis of blood clots.[101,102] DSPA?1 has 85 % homology of sequence with tPA. The principal structural difference is the absence of K2 domain in DSPA?1 and, also, the absence of a cleavage site by the plasmin in DSPA?1. Therefore, there is only a simple configuration chain. DSPA?1 has higher fibrin specificity and a longer plasma half-life than tPA.[103]

Tenecteplase: Tenecteplase is a second-generation genetically modified form of recombinant tPA. Three point mutations have been induced in the wild type version of tPA: the replacement of threonine at position 103 by an asparagine residue introduces a new glycosylation site and the exchange of asparagine 117 for a glutamine residue removes a carbohydrate chain facilitating hepatic clearance. Accordingly, both mutations prolong the plasma half-like of reteplase. Finally, the replacement of amino acids 296-299 in the protease domain (lysine, histidine, arginine, and arginine) by 4 alanine residues confers several advantages: first, increased half-life of tenecteplase (20 min); second, increased specificity for fibrin; and third, increased resistance to inactivation by plasminogen activator inhibitor-1.

5.2.2　Modules mediating tPA's side effects

It has been recently demonstrated that the minimal structural requirements for tPA-mediated pro-excitotoxic activity is reteplase, that is to say, the K2 and P domains.[104] In addition, in contrast to tPA, DSPA has been shown to be devoid of pro-excitotoxic activity in vivo.[103,105] Recently, using an in vitro model of BBB, it was shown that like tPA, desmoteplase can cross the intact BBB by an LRP-dependent transcytosis but, unlike tPA, its passage remains LRP-dependent when the BBB is leaky.[105] Moreover, intravenous but not intrastriatal co-administration of desmoteplase antagonizes the pro-neurotoxic effect of intravenous tPA. This may be caused by competition of desmoteplase with tPA for LRP binding at the BBB, thus effectively blocking tPA access to the brain parenchyma.[105] It seems that passage of the BBB requires the F domain of desmoteplase or tPA (personal communication), while the absence of K2 domain is sufficient to explain the lack of pro-excitotoxic activitiy of desmoteplase.[104] Accordingly, a tPA-derived molecule, with «inactive» K2 and F domains would be –in theory- unable to cross the BBB and unable to exacerbate excitotoxic damages. In addition, the lack of F domain would also reduce microglial activation. Adding point mutations like those performed in tenecteplase could also boost the overall benefit achievable with this ideal tPA-like molecule. However, this remains to be established.

6　Conclusion

Despite a large repertoire of clinical trials performed so far, no evidence of patient benefit for acute ischemic stroke has been observed over the results of the tPA study (NINDS). As the first cause of morbidity with around 20 % of people who can expect to suffer a stroke if they live to reach 85 years, improving stroke therapy is becoming an emergency. It is clear that prompt restoration of cerebral blood flow is a prerequisite to any subsequent successful therapies. Thus, strategies to improve the efficacy of the current thrombolysis, to increase the duration of the therapeutic time window, to reduce the risk of hemorrhages, to prevent secondary clot formation or to reduce brain toxicity are of high interest and should be considered in future trials alone or in combinations. To design this brain protective cocktail, strong collaboration between researchers and clinicians is needed so that the right questions can be addressed.

REFERENCES

1. The National Institute of Neurological Disorders and Stroke rt-PA Stroke Study Group Tissue plasminogen activator for acute ischemic stroke. N Engl J Med 1995; 333: 1581-587.

2. Gropen TI, Gagliano PJ, Blake CA, Sacco RL, Kwiatkowski T, Richmond NJ *et al.* NYSDOH Stroke Center Designation Project Workgroup. Quality improvement in acute stroke: the New York State Stroke Center Designation Project. Neurology 2006; 67: 88-93.

3. Bambauer KZ, Johnston SC, Bambauer DE, Zivin JA. Reasons why few patients with acute stroke receive tissue plasminogen activator. Arch Neurol 2006; 63(5): 661-64.

4. Baron JC. Stroke: imaging and differential diagnosis. J Neural Transm 2002; Suppl 63: 19-36.

5. Ginsberg MD, Belayev L, Zhao W, Huh PW, Busto R. The acute ischemic penumbra: topography, life span, and therapeutic response. Acta Neurochir 1999; Suppl 73: 45-50.

6. Lipton P. Ischemic cell death in brain neurons. Physiol Rev 1999; 79: 1431-568.

7. Gilgun-Sherki Y, Rosenbaum Z, Melamed E, Offen D. Antioxidant therapy in acute central nervous system injury: current state. Pharmacol Rev 2002; 54(2): 271-84.

8. Endres M, Dirnagl U. Ischemia and stroke. Adv Exp Med Biol 2002; 513: 455-73.

9. Zheng Z, Zhao H, Steinberg GK, Yenari MA. Cellular and molecular events underlying ischemia-induced neuronal apoptosis. Drug News Perspect 2003; 16(8): 497-503.

10. Lo EH, Dalkara T, Moskowitz MA. Mechanisms, challenges and opportunities in stroke. Nat Rev Neurosci 2003; 4(5): 399-415.

11. Price CJ, Warburton EA, Menon DK. Human cellular inflammation in the pathology of acute cerebral ischaemia. J Neurol Neurosurg Psychiatry 2003; 74(11): 1476-484.

12. Lo EH, Broderick JP, Moskowitz MA. tPA and proteolysis in the neurovascular unit. Stroke 2004; 35(2): 354-56.

13. Broderick JP, Hacke W. Treatment of acute ischemic stroke: Part I: recanalization strategies. Circulation 2002; 106(12): 1563-569.

14. Broderick JP, Hacke W. Treatment of acute ischemic stroke: Part II: neuroprotection and medical management. Circulation 2002; 106(13): 1736-740.

15. Bradberry JC, Fagan SC, Gray DR, Moon YS. New perspectives on the pharmacotherapy of ischemic stroke. J Am Pharm Assoc 2004; 44(2 Suppl 1): S46-S56.

16. O'Rourke F, Dean N, Akhtar N, Shuaib A. Current and future concepts in stroke prevention. CMAJ 2004; 170(7): 1123-133.

17. Lapchak PA. Development of thrombolytic therapy for stroke: a perspective. Expert Opin Investig Drugs 2002; 11(11): 1623-632.

18. O'Collins VE, Macleod MR, Donnan GA, Horky LL, van der Worp BH, Howells DW. 1,026 experimental treatments in acute stroke. Ann Neurol 2006; 59(3): 467-77.

19. Lees KR, Davalos A, Davis SM, Diener HC, Grotta J, Lyden P *et al.* SAINT I Investigators. Additional outcomes and subgroup analyses of NXY-059 for acute ischemic stroke in the SAINT I trial. Stroke 2006; 37(12): 2970-978.

20. Savitz SI. A critical appraisal of the NXY-059 neuroprotection studies for acute stroke: A need for more rigorous testing of neuroprotective agents in animal models of stroke. Exp. Neurology 2007; 205: 20-25.

21. Lee JM, Zipfel GJ, Choi DW. The changing landscape of ischemic brain injury mechanisms. Nature 1999; 399(6738 Suppl): A7-A14.

22. DeGraba TJ, Pettigrew LC. Why do neuroprotective drugs work in animals but not humans? Neurol Clin 2000; 18(2): 475-93.

23. Liebeskind DS, Kasner SE. Neuroprotection for ischemic stroke: an unattainable goal? CNS Drugs 2001; 15(3): 165-74.

24. Gladstone DJ, Black SE, Hakim AM. Heart and Stroke Foundation of Ontario Centre of Excellence in Stroke Recovery. Toward wisdom from failure: lessons from neuroprotective stroke trials and new therapeutic directions. Stroke 2002; 33(8): 2123-136.

25. Muir KW, Lees KR. Excitatory amino acid antagonists for acute stroke. Cochrane Database Syst Rev 2003.

26. Touzani O, Roussel S, MacKenzie ET. The ischemic penumbra. Curr Opin Neurol 2001; 14(1): 83-8.

27. Arvidsson A, Collin T, Kirik D, Kokaia Z, Lindvall O. Neuronal replacement from endogenous precursors in the adult brain after stroke. Nat Med 2002; 8(9): 963-70.

28. Onténiente B, Rasika S, Benchoua A, Guégan C. Molecular pathways in cerebral ischemia: cues to novel therapeutic strategies. Mol Neurobiol 2003; 27(1): 33-72.

29. Felling RJ, Levison SW. Enhanced neurogenesis following stroke. J Neurosci Res 2003; 73(3): 277-83.

30. Ferrer I, Planas AM. Signaling of cell death and cell survival following focal cerebral ischemia: life and death struggle in the penumbra. J Neuropathol Exp Neurol 2003; 62(4): 329-39.
31. Abrahams JM, Gokhan S, Flamm ES, Mehler MF. De novo neurogenesis and acute stroke: are exogenous stem cells really necessary? Neurosurgery 2004; 54(1): 150-55.
32. Alonso de Leciñana M, Gutiérrez M, Roda JM, Carceller F, Díez-Tejedor E. Effect of combined therapy with thrombolysis and citicoline in a rat model of embolic stroke. J Neurol Sci 2006; 247(2): 121-29.
33. Pardridge WM. Blood-brain barrier drug targeting: the future of brain drug development. Mol Interv 2003; 3(2): 90-105.
34. Young AR, Ali C, Duretête A, Vivien D. Neuroprotection and stroke: time for a compromise. J Neurochem 2007; 103(4): 1302-309.
35. Tanswell P, Seifried E, Su PC, Feuerer W, Rijken DC. Pharmacokinetics and systemic effects of tissue-type plasminogen activator in normal subjects. Clin Pharmacol Ther 1989; 46(2): 155-62.
36. Meyer JS, Gilroy J, Barnhart MI, Johnson JF. Anticoagulant plus streptokinase therapy in progressive stroke. JAMA 1964; 189: 373.
37. Fletcher AP, Alkjaersig N, Lewis M, Tulevski V, Davies A, Brooks JE et al. A pilot study of urokinase therapy in cerebral infarction. Stroke 1976; 7(2): 135-42.
38. Brott TG, Haley EC Jr, Levy DE, Barsan W, Broderick J, Sheppard GL et al. Urgent therapy for stroke. Part I. Pilot study of tissue plasminogen activator administered within 90 minutes. Stroke 1992; 23(5): 632-34.
39. Haley EC Jr, Levy DE, Brott TG, Sheppard GL, Wong MC, Kongable GL et al. Urgent therapy for stroke. Part II. Pilot study of tissue plasminogen activator administered 91-180 minutes from onset. Stroke 1992; 23(5): 641-45.
40. Kwiatkowski TG, Libman RB, Frankel M, Tilley BC, Morgenstern LB, Lu M et al. Effects of tissue plasminogen activator for acute ischemic stroke at one year. National Institute of Neurological Disorders and Stroke Recombinant Tissue Plasminogen Activator Stroke Study Group. N Engl J Med 1999; 340(23): 1781-787.
41. Hacke W, Kaste M, Fieschi C, von Kummer R, Davalos A, Meier D et al. Randomised double-blind placebo-controlled trial of thrombolytic therapy with intravenous alteplase in acute ischaemic stroke (ECASS II). Second European-Australasian Acute Stroke Study Investigators. Lancet 1998; 352(9136): 1245-251.
42. Clark WM, Wissman S, Albers GW, Jhamandas JH, Madden KP, Hamilton S. Recombinant tissue-type plasminogen activator (Alteplase) for ischemic stroke 3 to 5 hours after symptom onset. The ATLANTIS Study: a randomized controlled trial. Alteplase Thrombolysis for Acute Noninterventional Therapy in Ischemic Stroke. JAMA 1999; 282(21): 2019-026.
43. Hacke W, Kaste M, Bluhmki E, Brozman M, Dávalos A, Guidetti D et al. and ECASS Investigators. Thrombolysis with alteplase 3 to 4.5 hours after acute ischemic stroke. N Engl J Med 2008; 359(13): 1317-329.
44. Wahlgren N, Ahmed N, Dávalos A, Hacke W, Millán M, Muir K et al. and SITS investigators. Thrombolysis with alteplase 3-4.5 h after acute ischaemic stroke (SITS-ISTR): an observational study. Lancet 2008; 372(9646): 1303-309.
45. Cornu C, Boutitie F, Candelise L, Boissel JP, Donnan GA, Hommel M et al. Streptokinase in acute ischemic stroke: an individual patient data meta-analysis : The Thrombolysis in Acute Stroke Pooling Project. Stroke 2000; 31(7): 1555-560.
46. Hacke W, Albers G, Al-Rawi Y, Bogousslavsky J, Davalos A, Eliasziw M et al. DIAS Study Group. The Desmoteplase in Acute Ischemic Stroke Trial (DIAS): a phase II MRI-based 9-hour window acute stroke thrombolysis trial with intravenous desmoteplase. Stroke 2005; 36(1): 66-73.
47. Furlan AJ, Eyding D, Albers GW. Dose Escalation of Desmoteplase for Acute Ischemic Stroke (DEDAS). Evidence of safety and efficacy 3 to 9 hours after stroke onset. Stroke 2006; 37: 1227-231.
48. Haley EC Jr, Lyden PD, Johnston KC, Hemmen TM. TNK in Stroke Investigators. A pilot dose-escalation safety study of tenecteplase in acute ischemic stroke. Stroke 2005; 36(3): 607-12.
49. Sherman DG, Atkinson RP, Chippendale T, Levin KA, Ng K, Futrell N et al. Intravenous ancrod for treatment of acute ischemic stroke: the STAT study: a randomized controlled trial. Stroke Treatment with Ancrod Trial (2000).
50. Hennerici MG, Kay R, Bogousslavsky J, Lenzi GL, Verstraete M, Orgogozo JM. ESTAT investigators. Intravenous ancrod for acute ischemic stroke in the European Stroke Treatment with Ancrod Trial: a randomised controlled trial. Lancet 2006; 368(9550): 1871-878.
51. Lijnen HR. Elements of the fibrinolytic system. Ann N Y Acad Sci 2001; 936: 226-36.
52. del Zoppo GJ, Higashida RT, Furlan AJ, Pessin MS, Rowley HA, Gent M. PROACT: a phase II randomized trial of recombinant pro-urokinase by direct arterial delivery in acute middle cerebral artery stroke. PROACT Investigators. Prolyse in Acute Cerebral Thromboembolism. Stroke 1998; 29(1): 4-11.
53. Furlan A, Higashida R, Wechsler L, Gent M, Rowley H, Kase C et al. Intra-arterial prourokinase for acute ischemic stroke. The PROACT II study: a randomized controlled trial. Prolyse in Acute Cerebral Thromboembolism. JAMA 1999; 282(21): 2003-011.
54. del Zoppo GJ, Mabuchi T. Cerebral microvessel responses to focal ischemia. J Cereb Blood Flow Metab 2003; 23(8): 879-94.
55. Fukuda S, Fini CA, Mabuchi T, Koziol JA, Eggleston LL Jr, del Zoppo GJ. Focal cerebral ischemia induces active proteases that degrade microvascular matrix. Stroke 2004; 35(4): 998-1004.
56. Aoki T, Sumi T, Mori T, Wang X, Lo EH. Blood-brain barrier disruption and matrix metalloproteinase-9 expression during reperfusion injury: mechanical versus embolic focal ischemia in spontaneously hypertensive rats. Stroke 2002; 33(11): 2711-717.

57. Yepes M, Sandkvist M, Moore EG, Bugge TH, Strickland DK, Lawrence DA. Tissue-type plasminogen activator induces opening of the blood-brain barrier via the LDL receptor-related protein. J Clin Invest 2003; 112(10): 1483-485.
58. Lee SR, Guo SZ, Scannevin RH, Magliaro BC, Rhodes KJ, Wang X *et al.* Induction of matrix metalloproteinase, cytokines and chemokines in rat cortical astrocytes exposed to plasminogen activators. Neurosci Lett 2007; 417(1): 1-5.
59. Kidwell CS, Latour L, Saver JL, Alger JR, Starkman S, Duckwiler G *et al.* UCLA Thrombolysis Investigators, Kang DW, Warach S. Thrombolytic toxicity: blood brain barrier disruption in human ischemic stroke. Cerebrovasc Dis 2008; 25(4): 338-43.
60. Castellanos M, Leira R, Serena J, Pumar JM, Lizasoain I, Castillo J, Dávalos A. Plasma metalloproteinase-9 concentration predicts hemorrhagic transformation in acute ischemic stroke. Stroke 2003; 34(1): 40-6.
61. Horstmann S, Kalb P, Koziol J, Gardner H, Wagner S. Profiles of matrix metalloproteinases, their inhibitors, and laminin in stroke patients: influence of different therapies. Stroke 2003; 34(9): 2165-170.
62. Montaner J, Molina CA, Monasterio J, Abilleira S, Arenillas JF, Ribó M *et al.* Matrix metalloproteinase-9 pretreatment level predicts intracranial hemorrhagic complications after thrombolysis in human stroke. Circulation 2003; 107(4): 598-603.
63. Yepes M, Roussel BD, Ali C, Vivien D. Tissue-type plasminogen activator in the ischemic brain: more than a thrombolytic. TINS. (In press)
64. Polavarapu R, An J, Zhang C, Yepes M. Regulated Intramembranous Proteolysis of the Low Density Lipoprotein Receptor-related Protein Mediates Ischemic Cell Death. Am. J. Pathol 2008; 172(5): 1355-362.
65. Benchenane K, Berezowski V, Ali C, Fernández-Monreal M, López-Atalaya JP, Brillault J *et al.* Tissue-type plasminogen activator crosses the intact blood-brain barrier by low-density lipoprotein receptor-related protein-mediated transcytosis. Circulation 2005; 111(17): 2241-249.
66. Benchenane K, Berezowski V, Fernández-Monreal M, Brillault J, Valable S, Dehouck MP *et al.* Oxygen glucose deprivation switches the transport of tPA across the blood-brain barrier from an LRP-dependent to an increased LRP-independent process. Stroke 2005; 36: 1065-070.
67. Tsirka SE, Gualandris A, Amaral DG, Strickland S. Excitotoxin-induced neuronal degeneration and seizure are mediated by tissue plasminogen activator. Nature 1995; 377(6547): 340-44.
68. Tsirka SE, Rogove AD, Strickland S. Neuronal cell death and tPA. Nature 1996; 384(6605): 123-24.
69. Gualandris A, Jones TE, Strickland S, Tsirka SE. Membrane depolarization induces calcium-dependent secretion of tissue plasminogen activator. J Neurosci 1996; 16(7): 2220-225.
70. Parmer RJ, Mahata M, Mahata S, Sebald MT, O'Connor DT, Miles LA. Tissue plasminogen activator (t-PA) is targeted to the regulated secretory pathway. Catecholamine storage vesicles as a reservoir for the rapid release of t-PA. J Biol Chem 1997; 272(3): 1976-982.
71. Fernández-Monreal M, López-Atalaya JP, Benchenane K, Leveille F, Cacquevel M, Plawinski L *et al.* Is tissue-type plasminogen activator a neuromodulator? Mol Cell Neurosci 2004; 25(4): 594-601.
72. Wang YF, Tsirka SE, Strickland S, Stieg PE, Soriano SG, Lipton SA. Tissue plasminogen activator (tPA) increases neuronal damage after focal cerebral ischemia in wild-type and tPA-deficient mice. Nat Med 1998; 4: 228-31.
73. Nicole O, Docagne F, Ali C, Margaill I, Carmeliet P, MacKenzie ET *et al.* The proteolytic activity of tissue-plasminogen activator enhances NMDA receptor-mediated signaling. Nat Med 2001; 7: 59-64.
74. Nagai N, De Mol M, Lijnen HR, Carmeliet P, Collen D. Role of plasminogen system components in focal cerebral ischemic infarction: a gene targeting and gene transfer study in mice. Circulation 1999; 99: 2440-444.
75. Andersen M, Overgaard K, Meden P, Boysen G, Choi SC. Effects of citicoline combined with thrombolytic therapy in a rat embolic stroke model. Stroke 1999; 30(7): 1464-471.
76. Jiang Q, Zhang RL, Zhang ZG, Ewing JR, Jiang P, Divine GW *et al.* Magnetic resonance imaging indexes of therapeutic efficacy of recombinant tissue plasminogen activator treatment of rat at 1 and 4 hours after embolic stroke. J Cereb Blood Flow Metab 2000; 20(1): 21-7.
77. Lapchak PA, Araujo DM. Advances in hemorrhagic stroke therapy: conventional and novel approaches. Expert Opin Emerg Drugs 2007; 12(3): 389-406.
78. Meng W, Wang X, Asahi M, Kano T, Asahi K, Ackerman RH *et al.* Effects of Tissue Type Plasminogen Activator in Embolic Versus Mechanical Models of Focal Cerebral Ischemia in Rats. J Cereb Blood Flow Metab 1999; 19(12): 1316-321.
79. Kilic E, Behr M, Hermann DM. Effects of recombinant tissue plasminogen activator after intraluminal thread occlusion in mice - Role of hemodynamic alterations. Stroke 2001; 32: 2641-647.
80. Korninger C, Collen D. Studies on the specific fibrinolytic effect of human extrinsic (tissue-type) plasminogen activator in human blood and in various animal species in vitro. Thromb Haemost 1981; 46(2): 561-65.
81. Nagai N, Suzuki Y, Van Hoef B, Lijnen HR, Collen D. Effects of plasminogen activator inhibitor-1 on ischemic brain injury in permanent and thrombotic middle cerebral artery occlusion models in mice. J Thromb Haemost 2005; 3(7): 1379-384.
82. Yepes M, Sandkvist M, Wong MK, Coleman TA, Smith E, Cohan SL *et al.* Neuroserpin reduces cerebral infarct volume and protects neurons from ischemia-induced apoptosis. Blood 2000; 96: 569-76.
83. Cinelli P, Madani R, Tsuzuki N, Vallet P, Arras M, Zhao CN *et al.* Neuroserpin, a neuroprotective factor in focal ischemic stroke. Mol Cell Neurosci 2001; 18: 443-57.
84. Lebeurrier N, Liot G, Lopez-Atalaya JP, Orset C, Fernandez-Monreal M, Sonderegger P *et al.* The brain-spe-

cific tissue-type plasminogen activator inhibitor, neuroserpin, protects neurons against excitotoxicity both in vitro and in vivo. Mol Cell Neurosci 2005; 30(4): 552-58.

85. Liot G, Benchenane K, Léveillé F, López-Atalaya JP, Fernández-Monreal M, Ruocco A et al. 2,7-Bis-(4-amidinobenzylidene)-cycloheptan-1-one dihydrochloride, tPA stop, prevents tPA-enhanced excitotoxicity both in vitro and in vivo. J Cereb Blood Flow Metab 2004; 24(10): 1153-159.

86. Tsirka SE, Bugge TH, Degen JL, Strickland S. Neuronal death in the central nervous system demonstrates a non-fibrin substrate for plasmin. Proc Natl Acad Sci USA 1997; 94(18): 9779-781.

87. Tsirka SE, Rogove AD, Bugge TH, Degen JL, Strickland S. An extracellular proteolytic cascade promotes neuronal degeneration in the mouse hippocampus. J Neurosci 1997; 17(2): 543-52.

88. Chen ZL, Strickland S. Neuronal death in the hippocampus is promoted by plasmin-catalyzed degradation of laminin. Cell 1997; 91(7): 917-25.

89. Mali RS, Cheng M, Chintala SK. Plasminogen activators promote excitotoxicity-induced retinal damage. FASEB J 2005; 19(10): 1280-289.

90. Siao CJ, Tsirka SE. Tissue plasminogen activator mediates microglial activation via its finger domain through annexin II. J Neurosci 2002; 22: 3352-358.

91. Rogove AD, Siao C, Keyt B, Strickland S, Tsirka SE. Activation of Microglia Reveals a Non-Proteolytic Cytokine Function for Tissue Plasminogen Activator in the Central Nervous System. J Cell Sci 1999; 112(Pt 22): 4007-016.

92. Benchenane K, Castel H, Boulouard M, Bluthe R, Fernández-Monreal M, Roussel BD et al. Anti-NR1 N-terminal-domain vaccination unmasks the crucial action of tPA on NMDA-receptor-mediated toxicity and spatial memory. J Cell Sci 2007; 120: 578-85.

93. Lu W, Tsirka SE. Partial rescue of neural apoptosis in the Lurcher mutant mouse through elimination of tissue plasminogen activator. Development 2002; 129(8): 2043-050.

94. Liu CL, Siesjo BK, Hu BR. Pathogenesis of hippocampal neuronal death after hypoxia-ischemia changes during brain development. Neuroscience 2004; 127(1): 113-23.

95. Medina MG, Ledesma MD, Domínguez JE, Medina M, Zafra D, Alameda F et al. Tissue plasminogen activator mediates amyloid-induced neurotoxicity via Erk1/2 activation. EMBO J 2005; 24(9): 1706-716.

96. Flavin MP, Zhao G. Tissue plasminogen activator protects hippocampal neurons from oxygen-glucose deprivation injury. J Neurosci Res 2001; 63(5): 388-94.

97. Liot G, Roussel BD, Lebeurrier N, Benchenane K, López-Atalaya JP, Vivien D et al. Tissue-type plasminogen activator rescues neurones from serum deprivation-induced apoptosis through a mechanism independent of its proteolytic activity. J Neurochem 2006; 98(5): 1458-464.

98. Lee HY, Hwang IY, Im H, Koh JY, Kim YH. Non-proteolytic neurotrophic effects of tissue plasminogen activator on cultured mouse cerebrocortical neurons. J Neurochem 2007; 101(5): 1236-247.

99. Armstead WM, Nassar T, Akkawi S, Smith DH, Chen XH, Cines DB et al. Neutralizing the neurotoxic effects of exogenous and endogenous tPA. Nat Neurosci 2006; 9(9): 1150-155.

100. Cheng T, Petraglia AL, Li Z, Thiyagarajan M, Zhong Z, Wu Z et al. Activated protein C inhibits tissue plasminogen activator-induced brain hemorrhage. Nat Med 2006; 12(11): 1278-285.

101. Krätzschmar J, Haendler B, Langer G, Boidol W, Bringmann P, Alagon A et al. The plasminogen activator family from the salivary gland of the vampire bat Desmodus rotundus: cloning and expression. Gene 1991; 105(2): 229-37.

102. Hawkey C. Plasminogen activator in saliva of the vampire bat Desmodus rotundus. Nature 1966; 211(5047): 434-35.

103. Liberatore GT, Samson A, Bladin C, Schleuning WD, Medcalf RL. Vampire bat salivary plasminogen activator (desmoteplase): a unique fibrinolytic enzyme that does not promote neurodegeneration. Stroke 2003; 34(2): 537-43.

104. López-Atalaya JP, Roussel BD, Levrat D, Parcq J, Nicole O, Hommet Y et al. Toward safer thrombolytic agents in stroke: molecular requirements for NMDA receptor-mediated neurotoxicity. J Cereb Blood Flow Metab 2008; 28(6): 1212-221.

105. López-Atalaya JP, Roussel BD, Ali C, Maubert E, Petersen KU, Berezowski V et al. Recombinant Desmodus rotundus salivary plasminogen activator crosses the blood-brain barrier through a low-density lipoprotein receptor-related protein-dependent mechanism without exerting neurotoxic effects. Stroke 2007; 38(3): 1036-043.

Capítulo 4. Sonotrombólisis en el ictus agudo

C. A. MOLINA

Unidad Neurovascular
Servicio de Neurología
Hospital Universitari Vall d'Hebron
Barcelona

Dirección para correspondencia
Hospital Universitari Vall
d'Hebron
Dr. C. A. Molina
cmolina@vhebron.net

1 Introducción

El *doppler* transcraneal (DTC) es una técnica que utiliza los ultrasonidos para la evaluación de las velocidades de flujo en las arterias intracraneales como una expresión del flujo sanguíneo cerebral regional. En pacientes con ictus y, en particular, en aquellos candidatos a recibir de tratamiento de reperfusión cerebral, el DTC proporciona una información rápida, no invasiva en tiempo real y a la cabecera del paciente sobre la presencia y localización de una oclusión o estenosis intracraneal y de la recanalización espontánea o tras tratamiento trombolítico.

La información que proporciona el DTC permite identificar a pacientes con ictus y alto riesgo de recurrencia y progresión del déficit neurológico y establecer, así, el tratamiento más adecuado. En un estudio reciente se ha demostrado que la realización de técnicas ultrasonográficas en la fase aguda del ictus determina un cambio de diagnóstico en el 13 % de los casos

En la última década hemos asistido a una creciente implementación de las técnicas neurovasculares no invasivas en la fase aguda del ictus. Dentro de ellas, la batería de estudio ultrasonográfico constituye un elemento fundamental en la identificación de pacientes para tratamientos de reperfusión cerebral. La aplicación de una batería de estudio *doppler* de troncos supraórticos y DTC en las primeras horas del inicio de los síntomas permite optimizar la selección de pacientes candidatos para tratamientos específicos, dirigidos a restauración del aporte sanguíneo en el área isquémica o a reducir el riesgo de recurrencia y progresión del ictus, así como nos permite monitorizar su respuesta terapéutica. Además, en los últimos años se ha demostrados la capacidad de los ultrasonidos para facilitar la trombólisis enzimática con tPA, es lo que se ha venido a llamar sonotrombólisis.

2   Estudio de sonotrombólisis *in vitro* y con animales

Estudios experimentales y clínicos han demostrado, de forma consistente, la capacidad de los ultrasonidos, a distintas frecuencias (20 kHz-2 MHz) e intensidades (0,2-2,0 W/cm^2) de energía ultrasónica, para potenciar la trombólisis enzimática con tPA; si bien se ha especulado en que el mecanismo principal de la facilitación de la trombólisis enzimática es un efecto no térmico. Efectos mecánicos tales como la fuerza de radiación y la cavitación tienen la capacidad de acelerar el transporte de fármacos. Así se ha demostrado en modelos *in vitro*, que la aplicación de ultrasonidos incrementa el transporte de tPA en el interior del trombo.[1-4] La energía ultrasónica aplicada actuaría, por tanto, no sólo sobre el trombo, sino también sobre el fluido circundante creando microcorrientes *(microstreaming)*. Si bien estos mecanismos son más probables que ocurran con valores de presión negativos más altos que los generados por ultrasonidos de baja intensidad, como son los proporcionados por los aparatos de DTC convencionales. Por ello, es posible que la aplicación de ultrasonidos pueda agitar la sangre circundante al trombo *in vivo* promoviendo la adhesión y transporte del tPA hacia dicho trombo. Además, las ondas de presión generadas por los ultrasonidos pueden incrementar por sí mismas la penetración del tPA en el interior de la red de fibrina; esto, a su vez, promovería cambios estructurales en el polímero de fibrina, lo cual mejora la afinidad y unión del tPA a sus receptores. Todo ello lleva consigo una mayor penetración y una distribución más homogénea del tPA en el interior del trombo, y, por tanto, una disolución de forma más rápida y completa.[5-8]

Shaw y cols. Han demostrado que el aumento de la temperatura puede incrementar el efecto enzimático del tPA, lo que, a su vez, podría contribuir a la potenciación de la trombólisis por ultrasonidos, tal y como ha sido observado en algunos modelos *in vitro* con trombos obtenidos a partir de sangre humana.[9] Recientemente, se ha desarrollado un modelo teórico que proporciona una estimación del peor escenario de incremento gradual de temperatura en coágulos sanguíneos y en la superficie de hueso temporal bajo frecuencias de ultrasonidos de 0,12 MHz hasta 3,5 MHz.[10] Estos hallazgos preliminares resultan prometedores ya que supondrían un paso importante en la mejora de la eficacia de la sonotrombólisis, minimizando el indeseado efecto térmico sobre los tejidos.

La eficacia de la sonotrombólisis depende de un adecuado balance entre frecuencia e intensidad de la energía ultrasónica administrada. Cuanto menor es la frecuencia ultrasónica (en el rango de kHz) mayor será su penetración a través del cráneo y, por tanto, mayor la cantidad de energía disponible en el frente de recanalización. Por otro lado, varios modelos *in vitro* han demostrado que a mayor intensidad mayor efecto trombolítico. Sin embargo, intensidades altas de ultrsonidos se asocian con una vacuolización y denudación de células endoteliales, reoclusión arterial y lesiones cutáneas. Estas complicaciones estarían directamente relacionadas con el efecto térmico producido por intensidades de energía ultrasónica superiores a 2W/cm² (dos veces la utilizada para el diagnóstico por DTC).

La combinación de ultrasonidos de baja frecuencia y microesferas gaseosas ha demostrado ser eficaz en disolver trombos rápidamente en ausencia de fármacos trombolíticos en varios modelos *in vitro*. Lo cual se ha replicado de forma consistente en modelos animales. Birnbaum y cols.[11] demostraron por primera vez la capacidad de las microburbujas de inducir una recanalización completa tras ser activadas por ultrasonidos transcutáneos. Culp y cols.[12] demostraron la capacidad de las microburbujas activadas por ultrasonidos de resolver fístulas de diálisis trombosadas en perros. Similares resultados han sido reportados en modelos de oclusión con trombo autólogo de la arteria faríngea ascendente en cerdos.[13-15] En estos últimos, tras la colocación del trombo autólogo en la arteria faríngea ascendente se aplicaban ultrasonidos, de forma transcutánea, con una frecuencia de 1 MHZ y una intensidad de 2,0-2,2 W/cm² durante 24 minutos. En el primer estudio, las microburbujas constituidas por albúmina fueron administradas por vía intraarterial a intervalos de tres minutos y en el segundo microburbujas cargadas con eptifibate fueron administradas por vía intravenosa a los mismos intervalos. En estos experimentos se demostró que tanto la administración intravenosa como intraarterial de microburbujas se asociaba con porcentajes de recanalización significativamente mayores que los controles de ultrasonidos sin microburbujas.

Es bien sabido que las altas intensidades de energía ultrasónica sería lo deseable para la sonotrombólisis; sin embargo, la atenuación del tejido limita su eficacia. Diversos estudios *in vitro* sugieren que la cavitación inducida por los ultrasonidos provocaría un estrés mecánico en la superficie del trombo, promoviendo de esta manera su desestabilización.[16] La administración de microburbujas reduce de forma marcada el umbral para la cavitación proporcionando, por sí mismas, un núcleo de cavitación. De esta manera, la destrucción de microburbujas inducida por los ultrasonidos potenciaría aún más el efecto de los ultrasonidos sobre la disolución del trombo. Una vez destruidas en el frente de recanalización, su lugar sería reemplazado por nuevas microburbujas, manteniéndose, así, el proceso de sonotrombólisis.[17] Sin embargo, una adecuada penetración y distribución homogénea de microburbujas en el trombo sigue siendo difícil de conseguir incluso en modelos experimentales, consiguiéndose sólo con repetidas inyecciones de microburbujas intratrombo. Recientemente se han desarrollado microburbujas ligadas a antagonistas de los receptores IIb/IIIa de las plaquetas con el fin de incrementar la concentración y adherencia de las microburbujas a la superficie del trombo. Así, se ha demostrado un efecto sinérgico en la disolución del trombo cuando se ligan antagonistas de los receptores IIb/IIIa a microburbujas.[18,19] Alonso y cols. recientemente demostraron la capacidad de las imnunoburbujas marcadas con abciximab de mejorar la visualización de trombos humanos *in vitro* y en modelos animales de oclusión arterial. Estos hallazgos podrían constituir un enorme avance, no sólo en el tratamiento dirigido y específico de oclusiones intracraneales agudas, sino también en el diagnóstico causal y etiológico en la fase aguda del ictus.

Finalmente, las microesferas encapsuladas por fosfolípidos (MRX-801) han demostrado ser más resistentes a la destrucción por ultrasonidos de baja frecuencia (KHz), dado su menor tamaño en comparación con otras microburbujas. Y es que éstas atraviesan con mayor facilidad la circulación pulmonar proporcionando una mayor concentración de microburbujas en el frente de recanalización. Así la combinación de MRX-801 y ultrasonidos de baja frecuencia han dado excelentes resultados en la resolución de trombosis de fístulas de diálisis en estudios animales.[20-22]

3   Estudios clínicos de sonotrombólisis en el ictus agudo

El primer esfuerzo serio para trasladar la sonotrombólisis experimental a la escena clínica fue el estudio TRUMBI. TRUMBI *(Transcranial low-frequency ultrasound-mediated thrombolysis in brain ischemia)* fue un estudio multicéntrico, randomizado, en el que se comparó la eficacia y seguridad del tratamiento combinado de tPA y monitorización continua con ultrasonidos a baja frecuencia frente al tratamiento convencional con tPA. Inicialmente, los investigadores testaron una sonda que emitía ultrasonidos a una frecuencia inferior a 40 KHz, pero la intolerancia por parte de los pacientes hacia el ruido emitido motivó el cambio de frecuencia a 300 KHz. El protocolo de estudio consistía en la aplicación de ultrasonidos a una frecuencia de 300 ± 1,5 KHz con una intensidad de 700 W/cm^2 durante 90 minutos. De forma simultánea, se infundia tPA iv durante 60 minutos. El transductor utilizado poseía una configuración especial compuesta por cuatro elementos adaptados a un diamante que actuaba como piezocristal. Este estudio tuvo que ser prematuramente detenido (tras incluir a 26 pacientes) debido a un incremento del riesgo de hemorragia intracraneal sintomática en aquellos pacientes tratados con el tratamiento combinado (35 %). Se desconocen las causas de este efecto deletéreo de los ultrasonidos a baja frecuencia, ya que no se ha observado un mayor riesgo en los modelos animales del estudio TRUMBI.

El uso del DTC a frecuencia diagnóstica para potenciar la trombólisis ha sido objeto de un creciente estudio en los últimos años (véase la figura 1). En una investigación piloto en la que participaron 55 pacientes con ictus de la ACM tratados con tPA y monitorizados de forma continua por DTC se observó que el porcentaje de recanalización a las 2 horas del tratamiento fue del 70 % (36 % recanalización completa). Estos resultados sirvieron de base para el diseño y desarrollo del estudio CLOTBUST *(Combined Lysis Of Thrombus in Brain Ischemia with Ultrasound in STroke).*[23] CLOTBUST fue un estudio en fase 2, multicéntrico, en el que se randomizaron 126 pacientes que recibieron tPA en las primeras tres horas tras el inicio de los síntomas; 63 pacientes fueron tratados de forma combinada con tPA y dos horas de monitorización continua con 2Mhz y 63 pacientes recibieron tPA sin ultrasonidos. El parámetro de eficacia fue el porcentaje de recanalización completa o marcada recuperación del déficit neurológico (> 10 puntos en la escala NIHSS) a las dos horas tras el inicio del tratamiento. El parámetro principal de eficacia fue el porcentaje de hemorragia intracraneal sintomática. La potencia de la energía ultrasónica emitida fue incrementada a un nivel no superior a 720mW (límite permitido por la FDA). No se observaron diferencias entre los grupos de tratamiento en relación con la gravedad del ictus al ingreso, edad, localización de la oclusión por DTC y el tiempo entre el inicio de

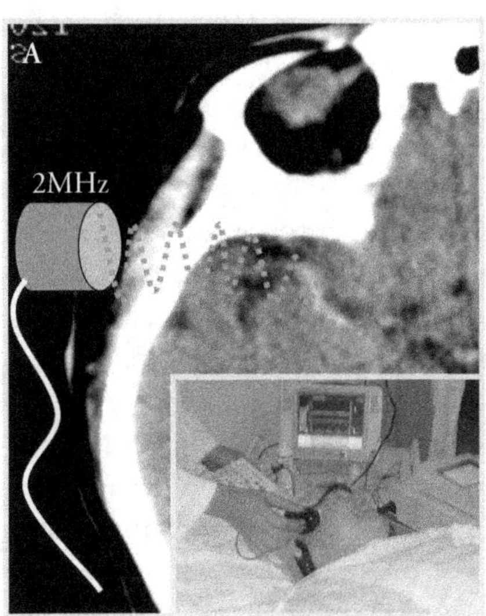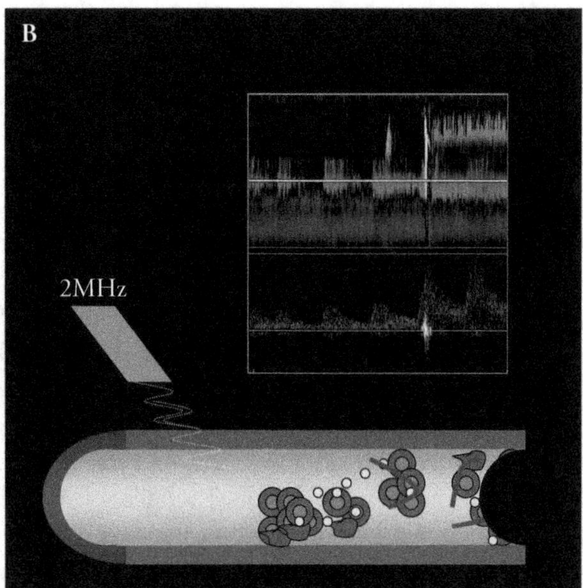

Figura 1. Ejemplo de sonotrombólisis aplicada sobre la arteria cerebral media (A) *que se acompaña de una recanalización efectiva en un paciente tratado de forma concomitante con tPA* (B).

los síntomas y el del tratamiento. Este estudio demostró que la terapia combinada de tPA y ultrasonidos a frecuencias de 2Mhz es segura, ya que no incrementa el riesgo de hemorragia intracraneal sintomática tras su administración. De hecho, el porcentaje de transformación hemorrágica sintomática fue idéntico en el grupo que recibió ultrasonidos y el grupo control (4,8 %). Además, el tratamiento combinado incrementó de forma significativa el porcentaje de recanalización completa, y se obtuvo una mejoría espectacular del déficit neurológico a las dos horas, en comparación con el tratamiento convencional con tPA sin ultrasonidos (49 % *versus* 29 %, p = 0,03). La proporción de pacientes que alcanzaron una recanalización completa y mantenida al final de la monitorización continua fue de 38 % en el grupo activo y de 13 % en el grupo control. Asimismo, el porcentaje de reoclusión arterial fue comparable en ambos grupos (12 %) y el perfil temporal en el que ésta se produjo fue similar (media 65 minutos tras el *bolus* de tPA). En este estudio se observó una tendencia a una mayor proporción de pacientes en el grupo que recibió tratamiento combinado que alcanzaron una situación de independencia en las actividades cotidianas (42 % *versus* 29 %, respectivamente). Teniendo en cuenta estas diferencias, no significativas, en el pronóstico funcional se ha calculado un tamaño muestral de 548 pacientes (274 en cada grupo) para demostrar la eficacia en un estudio en fase III. Sin embargo, es necesario reconocer que el estudio CLOTBUST tuvo ciertas limitaciones. En primer lugar, no fue diseñado para demostrar la eficacia en términos de mejoría del pronóstico funcional a largo plazo por lo que no se pueden extraer conclusiones válidas para la práctica clínica rutinaria. Además, la mayoría de pacientes fueron incluidos en dos centros (Houston y Barcelona) y realizados por neurosonólogos expertos disponibles las 24 horas, lo cual es difícilmente reproducible en otros centros. Finalmente, el diagnóstico de oclusión y recanalización fue hecho por DTC sin ser confirmado por otra técnica neurovasacular no invasiva.

Eggers y cols.[24] evaluaron la utilidad del *duplex* trasncraneal en la sonotrombólisis en un estudio unicéntrico y randomizado en el que se incluyeron 25 pacientes, once de los cuales recibieron tPA más monitorización continua con *duplex* transcraneal durante una hora y catorce pacientes fueron tratados únicamente con tPA. Estos autores observaron una tendencia en el grupo de tratamiento combinado hacia un mayor porcentaje de recanalización y mejor pronóstico funcional a los tres meses, en comparación con el grupo que solo recibió tPA. Sin embargo, hasta un 18 % de los pacientes que recibieron tratamiento combinado sufrieron una hemorragia intracraneal sintomática frente a un 5 % del grupo control. Entre las limitaciones de este estudio destaca el hecho de que el tamaño de la muestra no fue preestablecido, así como el escaso número de pacientes incluidos (n = 25), lo cual impide extraer conclusiones sólidas sobre la seguridad del *duplex* transcraneal como herramienta para la sonotrombólisis.

Por otro lado, no se pueden realizar comparaciones directas entre los estudios que utilizan DTC convencional y los que utilizan *duplex* transcraneal. Los transductores utilizados con una y otra técnica difieren entre sí de forma sustancial. Así, los transductores de los aparatos de *duplex* transcraneal generan múltiples ases con una frecuencia de emisión dual, una para la señal *doppler* y otra para la imagen en escala de grises (modo-B). Otra limitación del *duplex* es la ausencia de un sistema de sujeción de los transductores que asegure la emisión de ultrasonidos con el mismo ángulo de incidencia durante la monitorización continua. Finalmente, el índice mecánico de los ultrasonidos emitidos por las sondas de *duplex* es mucho mayor que el del DTC convencional y no se ha realizado ningún estudio para determinar cuál es el nivel mínimo necesario de energía ultrasónica para facilitar la sonotrombólisis.

Estudios clínicos preliminares[25-27] parecen indicar que la monitorización continua con *duplex* transcraneal en pacientes con oclusiones de la arteria cerebral media y con contraindicaciones para el tratamiento con tPA favorecería la recanalización arterial precoz en ausencia de tPA. El mecanismo propuesto para este efecto facilitador en ausencia de fármaco trombolítico sería la potenciación del sistema fribinolítico endógeno, el mismo que es responsable del fenómeno de recanalización espontánea que se observa con relativa frecuencia, aunque de forma tardía, en pacientes con ictus agudo. A pesar de que estos hallazgos no han sido demostrados con el uso de DTC convencional, su confirmación en estudios más amplios abriría la posibilidad de la potenciación de la recanalización espontánea precoz en un número muy importante de pacientes con contraindicaciones para el tratamiento trombolítico, así como en pacientes seleccionados fuera de la ventana terapéutica de las tres horas.

Dadas las dificultades de conseguir una recanalización arterial precoz, los sistemas de rescate intraarterial han implementado su arsenal terapéutico con catéteres que permiten la emisión de forma local e intravascular de ultrasonidos en las vecindades del trombo durante la trombólisis intraarterial. EKOS MicroLysisUS es un microcatéter de infusión de

2,5 F dotado de un transductor de *doppler* pulsado de alta frecuencia (2,1 MHz) en forma de anillo de 2 mm engastado en la punta del catéter (potencia media 0,21-0,45 W, intensidad espacial pico 400mW/cm²). Este transductor emite pulsos circunferenciales de 360 % de ultrasonidos de forma concomitante a la infusión intratrombo de tPA. Este dispositivo ha sido utilizado en un estudio piloto en pacientes con ictus isquémico agudo.[28] El tiempo medio de recanalización fue de 46 minutos, el 56 % de los pacientes alcazaron una recanalización parcial o completa (TIMI 2-3) dentro de la primera hora del tratamiento, si bien dado el limitado número de pacientes reclutados (n = 14) no se observaron diferencias significativas en cuanto al pronóstico funcional a los tres meses en comparación con controles históricos. Tanto la mortalidad (36 %) como porcentaje de hemorragia intracraneal (14 %) fue comparable con la mayoría de estudios de trombólisis intraarterial. En la actualidad EKOS está siendo evaluado en el estudio IMS II-III. Resultados preliminares del IMS II [29-30] demuestran que el porcentaje de recanalización al final del procedimiento fue significativamente mayor en el IMS II (73 %) comparado con los pacientes tratados con el microcatéter estándar en el IMS I (56 %).

4 Sonotrombólisis potenciada por microburbujas

Recientemente, nuestro grupo ha demostrado que la eficacia de la sonotrombólisis se puede incrementar mediante la administración de microburbujas.[30-35] Se trata de pequeñas microesferas cargadas de aire o de gases pesados utilizadas como agente de contraste en las exploraciones ecográficas. Las microburbujas disminuirían el umbral necesario para alcanzar la cavitación del trombo y proporcionarían por sí mismas un núcleo de cavitación.[31-33] Las microburbujas al ser expuestas a un campo ultrasónico, experimentan oscilaciones harmónicas y no harmónicas acumulando energía durante el proceso hasta su explosión lo cual conlleva una súbita liberación de energía. Cuando esto ocurre en las vecindades del trombo se producen cambios conformacionales y un número alto de microburbujas penetra en el interior del trombo para reiniciar el proceso, facilitar la penetración y una homogénea distribución del tPA, acelerando la disolución de dicho trombo. Estudios *in vitro* han demostrado que la administración de microburbujas durante la sonotrombólisis con tPA provoca una reducción significativamente mayor del volumen del trombo que si éste es tratado sin microburbujas.[32-33] En un modelo porcino de sonotrombólisis, Culp y cols. comprobaron que esta combinación se asociaba con un mayor grado de recanalización y una mayor reducción del volumen del infarto final. En pacientes con ictus agudo la administración de microburbujas durante la sonotrombólisis se ha asociado con un mayor grado de recanalización arterial en comparación con la sonotrombólisis sin microburbujas. En nuestro estudio[36] el 52 % de los pacientes que recibieron el tratamiento combinado de tPA, ultrasonidos y microburbujas recanalizaron de forma completa a las dos horas del tratamiento, en comparación con el 41 % de los pacientes tratados con tPA y ultrasonidos y el 23 % de los tratados solo con tPA. El tiempo desde el inicio del tratamiento hasta el inicio de la recanalización fue hasta 22 minutos más corto en los pacientes tratados con microburbujas; se observó, además, que su evolución clínica fue mejor y el riesgo de hemorragia intracraneal, comparable al grupo que no recibió microburbujas. Nuestros resultados han sido alcanzados también con microburbujas que contienen perflutren y lípidos, [36] y con el uso de *duplex* transcraneal.[37-39]

BIBLIOGRAFÍA

1. Trubestein R, Bernard HR, Etzel F, Sobbe A, Cremer A, Stumpff U. Thrombolysis by ultrasound. Clin Sci Mol Med 1976; 51: 697-98.

2. Tachibana K, Tachibana S. Ultrasonic vibration for boosting fibrinolytic effects of urokinase *in vivo*. Thromb Haemost 1981; 46: 211.

3. Lauer CG, Burge R, Tang DB, Bass BG, Gomez ER, Alving BM. Effect of ultrasound on tissue-type plasminogen activatorinduced thrombolysis. Circulation 1992; 86: 1257-264.

4. Kimura M, Iijima S, Kobayashi K, Furuhata H. Evaluation of the thrombolytic effect of tissue-type plasminogen activator with ultrasound irradiation: *in vitro* experiment involving assay of the fibrin degradation products from the clot. Biol Pharm Bull 1994; 17: 126-30.

5. Akiyama M, Ishibashi T, Yamada T, Furuhata H. Lowfrequency ultrasound penetrates the cranium and enhances thrombolysis *in vitro*. Neurosurgery 1998; 43: 828-32.

6. Suchkova V, Siddiqi FN, Carstensen EL, Dalecki D, Child S, Francis CW. Enhancement of fibrinolysis with 40-kHz ultrasound. Circulation 1998; 98: 1030-035.

7. Behrens S, Daffertshoffer M, Spiegel D, Hennerici M. Lowfrequency, low-intensity ultrasound accelerates thrombolysis through the skull. Ultrasound Med Biol 1999: 25; 269-73.

8. Ishibashi T, Akiyama M, Onoue H, Abe T, Furuhata H. Can transcranial ultrasonication increase recanalization flow with tissue plasminogen activator? Stroke 2002; 33: 1399-404.

9. Shaw GJ, Bavani N, Dhamija A, Lindsell CJ. Effect of mild hypothermia on the thrombolytic efficacy of 120 kHz enhanced thrombolysis in an *in vitro* human clot model. Thromb Res 2006; 117: 603-08.

10. Nahirnyak V, Mast D, Holland CK. Ultrasound-induced thermal elevation in clotted blood and cranial bone. Ultrasound Med Biol 2007; 33: 1285-295.

11. Birnbaum Y, Luo H, Nagai T, Fishbein MC, Peterson TM, Li S *et al.* Noninvasive *in vivo* clot dissolution without a thrombolytic drug: recanalization of thrombosed iliofemoral arteries by transcutaneous ultrasound combined with intravenous infusion of microbubbles. Circulation 1998; 97: 130-34.

12. Culp WC, Porter TR, Xie F, Goertzen TC, McCowan TC, Vonk BN *et al.* Microbubble potentiated ultrasound as a method of declotting thrombosed dialysis grafts: experimental study in dogs. Cardiovasc Inter Radiol 2001; 24: 407-12.

13. Culp WC, Porter TR, McCowan TC, Roberson PK, James CA, Matchett WJ *et al.* Microbubble-augmented ultrasound declotting of thrombosed arteriovenous dialysis grafts in dogs. J Vasc Interv Radiol 2003; 14: 343-47.

14. Culp WC, Erdem E, Roberson PK, Husain MM. Microbubblepotentiated ultrasound as a method of stroke therapy in a pig model: preliminary findings. J Vasc Interv Radiol 2003; 14: 1433-436.

15. Culp WC, Porter TR, Lowery J, Xie F, Roberson PK, Marky L. Intracranial clot lysis with intravenous microbubbles and transcranial ultrasound in swine. Stroke 2004; 35: 2011-407.

16. Miller MW, Miller DL, Brayman AA. A review of in vitro bioeffects of inertial ultrasonic cavitation from a mechanistic perspective. Ultrasound Med Biol 1996; 22: 1131-154.

17. Holland CK, Apfel RE. Thresholds for transient cavitation produced by pulsed ultrasound in a controlled nuclei environment. J Acoust Soc Am 1990; 88: 2059-069.

18. Schumann PA, Christiansen JP, Quigley RM, McCreery TP, Sweitzer RH, Unger EC *et al.* Targeted-microbubble binding selectively to GPIIb IIIa receptors of platelet thrombi. Invest Radiol 2002; 37: 587-93.

19. Atar S, Luo H, Birnbaum Y, Nagai T, Siegel RJ. Augmentation of *in vitro* clot dissolution by low-frequency high-intensity ultrasound combined with antiplatelet and antithrombotic drugs. J Thromb Thrombolys 2001; 11: 223-28.

20. Alonso A, Della Martina A, Stroick M, Fatar M, Griebe M, Pochon S *et al.* Molecular imaging of human thrombus with novel abciximab immunobubbles and ultrasound. Stroke 2007; 38: 1508-514.

21. Sonne C, Xie F, Lof J, Oberdorfer J, Phillips P, Carr Everbach E *et al.* Differences in definity and options microbubble destruction rates at a similar mechanical index with different real-time perfusion systems. J Am Soc Echocardiog 2003; 16: 1178-185.

22. Xie F, Tsutsui JM, Lof J, Unger EC, Johanning J, Culp WC *et al.* Effectiveness of lipid microbubbles and ultrasound in declotting thrombosis. Ultrasound Med Biol 2005; 31: 979-85.

23. Alexandrov AV, Molina CA, Grotta JC *et al.* Ultrasoundenhanced systemic thrombolysis for acute ischemic stroke. New Engl J Med 2004; 351: 2170-178.

24. Eggers J, Koch B, Meyer K, Konig I, Seidel G. Effect of ultrasound on thrombolysis of middle cerebral artery occlusion. Ann Neurol 2003; 53: 797-800.

25. Eggers J, Seidel G, Koch B, Konig IR. Sono-thrombolysis in acute ischemic stroke for patients ineligible for rt-PA. Neurology 2005; 64: 1052-054.
26. Cintas P, Le Traon AP, Larrue V. High rate of recanalization of middle cerebral artery occlusion during 2-MHz transcranial colorcoded doppler continuous monitoring without thrombolytic drug. Stroke 2002; 33: 626-28.
27. Skoloudik D, Bar M, Hradilek P, Vaclavik D, Skoda O. Safety and efficacy of thrombotripsy - acceleration of thrombolysis by TCCS, in: CD-ROM Proceedings of the NSRG 2003 Meeting, Germany.
28. Mahon BR, Nesbit GM, Barnwell SL, Clark W, Marotta TR, Weill A *et al.* North American clinical experience with the EKOS MicroLysUS infusion catheter for the treatment of embolic stroke. AJNR Am J Neuroradiol 2003; 24: 534-5348.
29. The IMS Study Investigators. Combined intravenous and intraarterial recanalization for acute ischemic stroke: the interventional management of stroke study. Stroke 2004; 35: 904-12.
30. IMS II Trial Investigators. The interventional management of stroke (IMS) II study. Stroke 2007; 38: 2127-135.
31. Unger EC, Porter T, Culp W, Labell R, Matsunaga T, Zutshi R. Therapeutic applications of lipid-coated microbubbles. Adv Drug Deliver Rev 2004; 56: 1291-314.
32. Tsutsui JM, Xie F, Johanning J, Lof J, Cory B, He A *et al.* Treatment of deeply located acute intravascular thrombi with therapeutic ultrasound guided by diagnostic ultrasound and intravenous microbubbles. J Ultrasound Med 2006: 25; 1161-168.
33. Wu Y, Unger EC, McCreery TP, Sweitzer RH, Shen D, Wu G *et al.* Binding and lysing of blood clots using MRX-408. Invest Radiol 1998; 33: 880-85.
34. Tiukinhoy-Laing SD, Huang S, Klegerman M, Holland CK, McPherson DD. Ultrasound-facilitated thrombolysis using tissueplasminogen activator-loaded echogenic liposomes. Thromb Res 2007; 119: 777-84.
35. Molina CA, Ribó M, Arenillas J *et al.* Microbubbles administration accelerates clot lysis during continuous 2MHz ultrasound monitoring in stroke patients treated with intravenous tPA. Stroke 2005; 37: 425-29.
36. Alexandrov AV, Mikulik R, Ribó M *et al.* A pilot randomized clinical safety study of thrombolysis augmentation with ultrasoundactivated perflutren lipid microspheres. Stroke 2007; 38: LBP4.
37. Larrue V, Viguier A, Arnaud C *et al.* Trancranial ultrasound combined with intravenous microbubbles and tissue plasminogen activator for acute ischemic stroke: a randomized controlled study. Stroke 2007; 38: 472.
38. Perren F, Loulidi J, Poglia D, Landis T, Sztajzel R. Microbubble potentiated transcranial duplex ultrasound enhances IV thrombolysis in acute stroke. J Thromb Thrombolys 2007 (epub ahead of print).
39. Sharma VK, Tsivgoulis G, Lao AY, Malkoff MD, Alexandrov AW, Alexandrov AV. Quantification of microbubble appearance in brain vessels- implications for dose calculations and drug delivery. Stroke 2007; 38: 493.

Capítulo 5. Trombólisis intraarterial y mecánica

M. Ribó, R. Delgado-Mederos

Unitat Neurovascular
Servei de Neurologia
Hospital Universitari Vall d'Hebron
Barcelona

Dirección para correspondencia
Hospital Universitari Vall d'Hebron
Dr. M. Ribó
marcriboj@hotmail.com

1 Introducción

La neurorradiología intervencionista es una disciplina que engloba un conjunto de procedimientos diagnósticos y terapéuticos mínimamente invasivos, guiados por métodos de imagen, dirigidos al tratamiento de enfermedades vasculares del sistema nervioso central.

La arteriografía cerebral convencional constituye la base de la neurorradiología intervencionista actual. Fue Egas Moniz en 1927 quien obtuvo por primera vez imágenes seriadas de las arterias y venas cerebrales mediante la inyección de un material de contraste radioopaco en la arteria carótida común, a través de una incisión en el cuello.[1] En las siguientes décadas, dicha incisión fue sustituida por la punción percutánea carotídea y, posteriormente, por la cateterización percutánea transfemoral (técnica de Seldinger). La neurorradiología intervencionista comenzó a desarrollarse a partir de la década de 1960, cuando un neurocirujano llamado Lussenhop describió la embolización intravascular mediante la inyección de partículas de silastic para el tratamiento de las malformaciones arteriovenosas.[2] El gran avance tecnológico de los equipos de arteriografía experimentado a partir de finales de la década de 1980, con la introducción de secuencias de filmación rápidas (6 imágenes/segundo), el procesado de sustracción digital (técnica que elimina la superposición de las imágenes óseas) y el *road mapping* (superposición de un mapa arteriográfico para guiar el paso de los catéteres), dio paso al desarrollo de las técnicas de terapia endovascular actuales. La angiografía 3D, recientemente introducida, permite una mejor definición de la anatomía de las lesiones intracraneales y es una técnica de gran utilidad para planear las estrategias terapéuticas de aneurismas y malformaciones arteriovenosas.

En la actualidad, la neurorradiología intervencionista es una nueva modalidad terapéutica que se ha impuesto como una alternativa a la neurocirugía en un número cada vez mayor de patologías, gracias a sus buenos resultados y a la disminución de la morbimortalidad. Esto es, en gran parte, debido a la introducción de nuevos microcatéteres y microguías de fácil manejo, que permiten abordar las lesiones vasculares cerebrales de forma segura, sin traumas y evitando las complicaciones de la cirugía abierta. El continuo desarrollo de nuevas prótesis, materiales de embolización y catéteres permite mejorar, paulatinamente, los resultados clínicos obtenidos. Por todo ello, el auge que han experimentado en los últimos años los procedimientos endovasculares probablemente no sea más que el inicio de un largo camino.

A continuación se describen las indicaciones en relación al ictus agudo, que constituyen tan sólo una parte de las indicaciones de estos procedimientos diagnósticos y terapéuticos.

2 Ictus isquémico agudo

La reperfusión precoz del tejido cerebral isquémico es la terapia más efectiva en el tratamiento del ictus isquémico agudo. El tratamiento trombolítico con tPA endovenoso dentro de las cuatro o cinco primeras horas de evolución del ictus ha demostrado su eficacia en la reducción del tamaño del infarto y en la mejora del pronóstico funcional.[3,4] Sin embargo, la estrecha ventana terapéutica, el incremento del riesgo de transformación hemorrágica y una tasa de recanalización inferior al 50 % en las mencionadas primeras horas limitan en gran medida el número de pacientes candidatos a beneficiarse de este tratamiento y hace necesaria la búsqueda de nuevas estrategias terapéuticas con procedimientos intraarteriales, tanto primarios como de rescate.[5]

El tratamiento endovascular constituye una alternativa en el tratamiento del ictus isquémico agudo, principalmente en pacientes que se presentan con más de tres horas de evolución, en aquellos en los que existe alguna contraindicación para la trombólisis sistémica, o como rescate en aquellos casos en que ésta fracasa. Las técnicas endovasculares de revascularización en el ictus isquémico agudo incluyen terapias farmacológicas y terapias mecánicas.

3 Fibrinólisis intraarterial

Consiste en la administración local de agentes trombolíticos (prourokinasa, urokinasa, r-tPA...), directamente, a nivel de la oclusión trombótica utilizando un microcatéter endovascular. Las ventajas de esta técnica se basan en la obtención de altas concentraciones de agente trombolítico a nivel del trombo, aumentando, así, la tasa de recanalización arterial, en comparación con la trombólisis sistémica (50-80 % *versus* 30-50 %)[5] (véase la figura 1). Esto permite reducir la dosis de fármaco y disminuir el riesgo de complicaciones

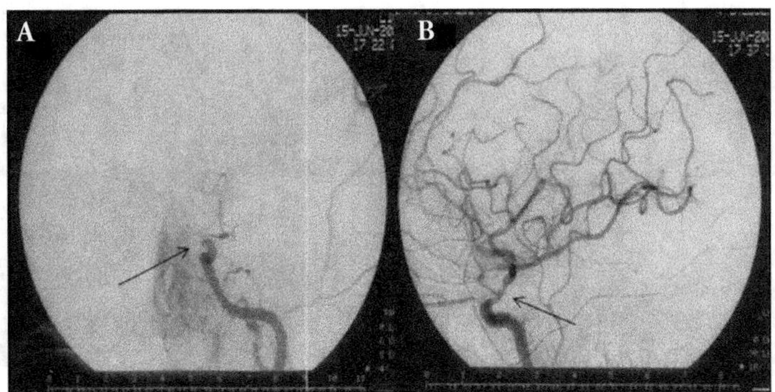

Figura 1. Arteriografía selectiva de arteria carótida interna en paciente con síndrome de oclusión de arteria cerebral media izquierda (tres horas de evolución), una hora tras la administración de tPA endovenoso. A: Pretrombólisis intraarterial. La administración selectiva de contraste en la arteria carótida interna izquierda mediante catéter situado a nivel cervical muestra una oclusión a nivel del sifón carotídeo (flecha). B: Postrombólisis intraarterial. Se ha conseguido la recanalización total de la oclusión y se observa el paso de contraste hacia todas las ramas de la arteria carótida. Persiste una imagen de estenosis leve residual a nivel de la oclusión original.

hemorrágicas sistémicas. Además, la vía intraarterial permite el uso simultáneo de técnicas mecánicas para facilitar la recanalización.

Antes de iniciar el procedimiento intraarterial es conveniente realizar alguna exploración complementaria que nos confirme que persiste una oclusión arteriocerebral de calibre considerable (véase la figura 2). De lo contrario no es infrecuente que una vez iniciado el abordaje intraarterial y llegado el momento de realizar la primera arteriografía selectiva nos encontremos ante un árbol vascular cerebral completamente abierto, habiendo sometido al paciente a un procedimiento innecesario. La persistencia o mejoría de los síntomas neurológicos tras la administración de tPA endovenoso no es garantía de persistencia o ausencia de oclusión arterial, puesto que en muchas ocasiones ambos fenómenos no evolucionan de forma paralela en el tiempo.[6]

La técnica para este procedimiento es, en la mayoría de los casos, relativamente sencilla para un intervencionista experimentado. Consiste en cateterizar la arteria carótida interna (accediendo percutáneamente desde la arteria femoral) con un catéter guía a través del cual se avanzará un microcatéter hasta la oclusión arterial, generalmente, situada a nivel del segmento M1 de la arteria cerebral media. En los casos de ictus del sistema vertebrobasilar el catéter guía se colocará en la arteria subclavia u origen de la arteria vertebral. Una vez alcanzada la lesión causante de la oclusión es posible atravesar el trombo con el microcatéter. La perfusión de contraste permite, entonces, observar las ramas distales sin flujo y conocer la longitud del trombo al que nos vamos a enfrentar. Acto seguido, se retira lentamente el microcatéter, al tiempo que se realiza una perfusión del agente fibrinolítico a través del mismo microcatéter. Esto permite el acceso del fármaco al centro mismo del trombo en concentraciones muy elevadas, imposibles de conseguir mediante su administración sistémica.

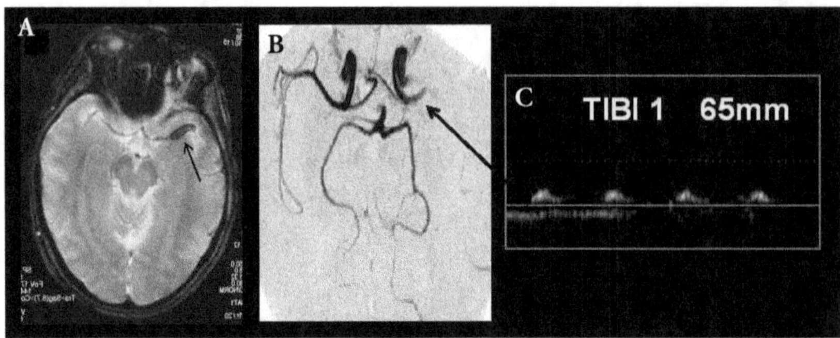

Figura 2. Diagnóstico de oclusión de arteria cerebral media.
A: *Resonancia magnética, secuencias de gradiente hecho. Muestra una señal de hipersusceptibilidad magnética a nivel del segmento proximal M1 de la arteria cerebral media que corresponde al trombo responsable de la oclusión aguda de dicha arteria.*
B: *Resonancia magnética, secuencia angiográfica. La reconstrucción del polígono de Willis muestra todas las arterias cerebrales abiertas, excepto la media izquierda.*
C: Doppler *transcraneal. Esta exploración complementaria permite estudiar el flujo en las diferentes arterias cerebrales en la cabecera del enfermo. La insonación a través de la ventana ósea transtemporal del segmento proximal de la arteria cerebral media (65 milímetros de profundidad, flecha) permite identificar un patrón de flujo TIBI-1* (thrombolysis in brain ischemia) *que traduce la ausencia de flujo en dicha arteria y, por tanto, su oclusión.*

La administración intraarterial de fibrinolíticos se postuló como una alternativa al tratamiento sistémico en la década de 1990. El estudio PROACT II demostró que la administración local de prourokinasa *versus* suero salino (placebo) mediante un microcatéter avanzado hasta la porción proximal del trombo (sin atravesarlo) incrementaba sustancialmente la probabilidad de recanalización arterial (66 % *versus* 18 con placebo).[7] Esta técnica permite utilizar menor dosis de fibrinolítico, y facilita el hecho de usar dosis locales altas, allí donde sean necesarias. De este modo, se consiguió ampliar la ventana terapéutica hasta las seis horas desde el inicio de los síntomas sin incrementar sustancialmente el riesgo de transformación hemorrágica (10 %). Los interesantes resultados de la investigación PROACT II nunca se han replicado en un segundo estudio confirmatorio, probablemente, por motivos comerciales. Actualmente urokinasa y prourokinasa difícilmente se pueden conseguir en la mayoría de países occidentales. Otra de las principales limitaciones del estudio PROACT es que se ceñía únicamente a oclusiones de arteria cerebral media y excluía pacientes con oclusión de arteria carótida intracraneal o sistema vertebrobasilar.

El retraso potencial en el inicio del tratamiento fibrinolítico requerido para la preparación del estudio angiográfico y el acceso con el microcatéter hasta la oclusión arterial es una de las principales desventajas del tratamiento intraarterial. Otro de los motivos que puede retrasar el inicio del tratamiento es la sedación e intubación orotraqueal. Cabe destacar que la intubación no es estrictamente necesaria en la mayoría de los casos y se realiza según las preferencias del intervencionista. Para minimizar los retrasos en el inicio del tratamiento, se han diseñado estrategias que combinan la rapidez de administracion de la trombólisis intravenosa con la eficacia de la trombólisis intraarterial. Esta estrategia, denominada de rescate, beneficiaría principalmente a aquellos pacientes con escasa probabilidad de respuesta a la trombólisis intravenosa. Sin embargo, en el estudio *Interventional Management of Stroke* la administración secuencial de tPA intravenosa a dosis bajas y tPA intraarterial sólo obtuvo una modesta tendencia hacia un mejor pronóstico funcional.[8] Actualmente se está investigando la asociación de otros agentes no fibrinolíticos (inhibidores de trombina, antiplaquetarios...) en combinación con el tPA o la asociación de procedimientos de disrupción mecánica de los cuales hablaremos más adelante. Otro abordaje interesante es la utilización de ultrasonidos mediante *doppler* transcraneal durante los procedimientos. Se trata de monitorizar el vaso ocluido insonando, así, el trombo responsable de la oclusión a través de la ventana ósea transtemporal (arteria cerebral media) o transforaminal (arteria basilar). Esto permite, por una parte, conocer en todo momento el estado del flujo en la arteria afectada sin necesidad de administrar contraste repetidamente y, por otra, beneficiarse del efecto terapéutico de los ultrasonidos como potenciador de la fibrinólisis (ya comentado en un capítulo previo) (véase la figura 3).[9,10]

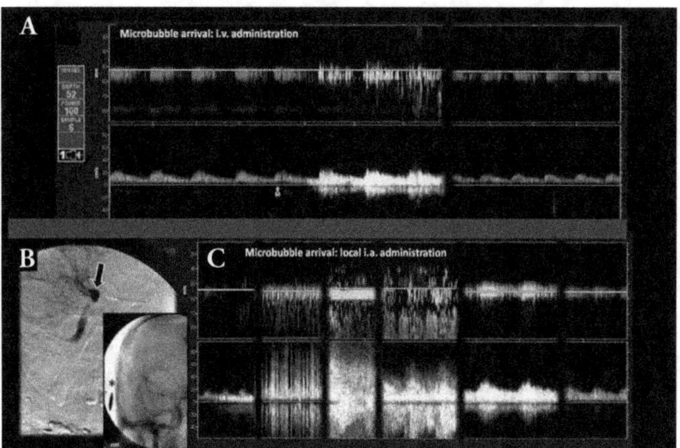

Figura 3. Paciente con oclusión del segmento proximal de arteria cerebral media. Monitorización continua con doppler *transcraneal a nivel de la oclusión durante administración intraarterial de tPA y microburbujas.*

A: *Realce moderado de la señal del* doppler *transcraneal tras la administración sistémica de microburbujas.*

B: *La arteriografía selectiva de arteria carótida interna muestra la punta del microcatéter (flecha), punto en el que se administra el tPA y las microburbujas. Insonación continua de la oclusión arterial, a través de la ventana transtemporal (*).*

C: *Realce masivo de la señal de* doppler *transcraneal durante la administración intraarterial de microburbujas. El efecto desaparece progresivamente durante los minutos siguientes.*

4   Terapias mecánicas endovasculares

Las técnicas de revascularización mecánica en la fase aguda del ictus consisten en la extracción o fragmentación mecánica del trombo mediante la utilización de dispositivos y catéteres endovasculares. Las terapias mecánicas se asocian a una mayor y más rápida tasa de recanalización, especialmente en casos de trombos en vasos de gran calibre (por ejemplo, en la oclusion de la carótida interna intracraneal, cerebral media próximal o arteria basilar) y a un teórico menor riesgo de transformación hemorrágica. Además, la combinación con terapias farmacológicas permite revascularizar territorios inaccesibles con métodos mecánicos:[5] fragmentación mecánica del trombo en arteria proximal cuyos restos migran a ramas distales.

Según el mecanismo empleado, se dividen en dos modalidades: extracción o disrupción del trombo. Cabe recordar que, pese a los resultados esperanzadores que muestran estos dispositivos, ninguno de ellos ha sido testado hasta la fecha en un estudio randomizado y controlado; y es que a día de hoy todas las publicaciones se limitan a series más o menos amplias de casos. Las diferencias en la legislación vigente relativas a la aprobación de dispositivos médicos (en contraposición a fármacos) han permitido que el alguno de ellos haya sido aprobado como dispositivo para recanalizar arterias cerebrales.

- *Técnicas extractoras (embolectomía endovascular):* consisten en la extracción mecánica del trombo a través de un catéter endovascular, utilizando dispositivos que capturan (Microsnare, Neuronet, Merci) o que succionan (Neurojet, Penumbra) el trombo. El principal exponente hasta la fecha es el Concentric Retriever (MERCI) que combina el uso de una guía en forma de espiral que se despliega alrededor del trombo con la oclusión mediante un balón de la carótida proximal ipsilateral a la oclusión, eliminando así la presión sanguínea que empuja al trombo distalmente.[11,12] De este modo, tirando suavemente de la guía a modo de sacacorchos mientras se realiza una aspiración de sangre, es posible extraer el trombo y se alcanzan elevadas tasas de recanalización (60-70 %), sobre todo, en aquellos casos en los que se combina el uso de este catéter con fármacos trombolíticos. MERCI fue el primer dispositivo que demostró su eficacia en un ensayo en pacientes tratados dentro de las primeras ocho horas de evolución de los síntomas, asociándose a una mejoría del pronóstico funcional y con una tasa de hemorragia sintomática del 7,8 %. En la actualidad, es uno de los dispositivos endovasculares aprobados por la Food and Drug Administration (FDA) para revascularización de arterias cerebrales en el tratamiento del ictus agudo en pacientes en que está contraindicado o fracasa el tratamiento con tPA intravenoso. El sistema Penumbra es otra estrategia que está mostrando datos preliminares esperanzadores. Se trata de un microcatéter que conectado a un sistema de aspiración continua permite succionar pequeños fragmentos del trombo hasta su eliminación definitiva.[13] En el año 2008, la FDA ha aprobado su uso.
- *Técnicas disruptoras:* consisten en la fragmentación mecánica del trombo e incluyen la fragmentación mediante el paso repetido de la microguía, la fragmentación fotoacústica mediante catéteres endovasculares con láser (EPAR), o la potenciación de fi-

brinolíticos con sondas de ultrasonidos endovasculares (EKOS MicroLysUS).[5] La angioplastia intracraneal primaria ha sido propuesta por algunos autores como una técnica útil en casos seleccionados que no responden al tratamiento fibrinolítico, especialmente aquellos con trombosis *in situ* sobre una lesión ateromatosa intracraneal.[14] La colocacion de *stents* es una técnica prometedora que podría mejorar los resultados de la angioplastia, especialmente en el caso de oclusiones aterotrombóticas, evitando reoclusiones precoces.

5 Trombosis de las venas y senos cerebrales

La trombosis de venas y senos venosos cerebrales es una entidad infrecuente y con un curso muy variable, lo cual dificulta y retrasa frecuentemente el diagnóstico.[15] La arteriografía cerebral ha sido durante muchos años la técnica *gold standard* en el diagnóstico de la trombosis venosa cerebral, al visualizar la anatomía venosa cerebral con detalle y detectar la ausencia parcial o total de llenado de senos venosos o venas corticales ocluidas. Aunque, en la actualidad, la resonancia magnética con secuencias de venografía se considera la técnica de elección, por su carácter no invasivo y su mayor sensibilidad, la arteriografía continúa teniendo su papel para casos seleccionados.[16]

El tratamiento endovascular de la trombosis venosa cerebral tiene como objetivo la recanalización del sistema venoso y se considera indicado en aquellos pacientes con un deterioro rápidamente progresivo secundario a la extensión de la trombosis de los senos venosos, a pesar de haber iniciado tratamiento anticoagulante sistémico con heparina. La técnica más utilizada es la trombólisis local mediante la infusión del agente trombolítico (urokinasa o tPA) en la matriz del trombo, a través de un microcatéter introducido por vía venosa transfemoral o cubital, generalmente en combinación con anticoagulación sistémica con heparina intravenosa. Otras técnicas incluyen la trombólisis por vía intraarterial y la disrupción mecánica o trombectomía mediante aspiración. También se ha descrito la colocación de *stents* en los senos venosos cerebrales con buenos resultados, aunque siempre en casos aislados. En las series clínicas publicadas, la trombólisis local ha demostrado ser un tratamiento seguro (incluso en la presencia de hemorragia parenquimatosa) y efectivo, con una tasa de recanalización (parcial y completa) entre el 70-95 % y un riesgo bajo de complicaciones hemorrágicas (10 %), aunque mayor que en la anticoagulación con heparina intravenosa.[17-19] Sin embargo, la ausencia de ensayos clínicos randomizados que demuestren la superioridad de la trombólisis local frente a la anticoagulación hace que, en la actualidad, su indicación se limite a pacientes con mal pronóstico y a centros con experiencia.

6 Conclusión

Nos gustaría destacar como observación final, que pese a que día a día se incrementa la evidencia en torno al beneficio de los procedimientos endovasculares, en nuestro país muchos centros no son capaces de ofrecer estos tratamientos debido a la imposibilidad de contar de forma permanente con médicos especializados. Para afrontar este problema países como los Estados Unidos han abierto la puerta a que neurólogos o neurocirujanos puedan acreditarse como neurointervencionistas. Sabiendo que el día de la aprobación definitiva de estos procedimientos intraarteriales será más pronto que tarde, sería una lástima que éstos no se pudieran ofrecer a nuestros enfermos debido a la falta de especialistas.

BIBLIOGRAFÍA

1. Lowis GW, Minagar A. The neglected research of Egas Moniz of internal carotid artery (ICA) occlusion. J Hist Neurosci 2003; 12: 286-91.
2. Lussenhop AJ, Spence WT. Artificial embolization of cerebral arteries. Report of use in a case of arteriovenous malformation. JAMA 1960; 172: 1153-155.
3. Tissue plasminogen activator for acute ischemic stroke. The National Institute of Neurological Disorders and Stroke rt-PA Stroke Study Group. N Engl J Med 1995; 333: 1581-587.
4. Hacke W, Kaste M, Bluhmki E, Brozman M, Davalos A, Guidetti D *et al.* Thrombolysis with alteplase 3 to 4,5 hours after acute ischemic stroke. N Engl J Med 2008; 359: 1317-329.
5. Molina CA, Saver JL. Extending reperfusion therapy for acute ischemic stroke: emerging pharmacological, mechanical, and imaging strategies. Stroke 2005; 36: 2311-320.
6. Saqqur M, Shuaib A, Alexandrov AV, Hill MD, Calleja S, Tomsick T *et al.* Derivation of transcranial Doppler criteria for rescue intra-arterial thrombolysis: multicenter experience from the Interventional Management of Stroke Study. Stroke 2005; 36: 865-68.
7. Furlan A, Higashida R, Wechsler L, Gent M, Rowley H, Kase C *et al.* Intra-arterial prourokinase for acute ischemic stroke. The PROACT II study: a randomized controlled trial. Prolyse in acute cerebral thromboembolism. Jama 1999; 282: 2003-011.
8. Combined intravenous and intra-arterial recanalization for acute ischemic stroke: the Interventional Management of Stroke Study. Stroke 2004; 35: 904-11.
9. Ribo M, Molina C, Álvarez B, Dinia L, Álvarez-Sabin J, Matas M. Buying time for recanalization in acute stroke: arterial blood infusion beyond the occluding clot as a neuroprotective strategy. J Neuroimaging 2008.
10. Ribo M, Molina C, Álvarez B, Rubiera M, Álvarez-Sabin J, Matas M. Intra-arterial administration of microbubbles and continuous 2-MHz ultrasound insonation to enhance intra-arterial thrombolysis. A pilot study the combined ultrasound and microBubble intra-clot administration - CUMBIA - stroke study. J Neuroimaging 2008 (en prensa).
11. Smith WS, Sung G, Saver J, Budzik R, Duckwiler G, Liebeskind DS *et al.* Mechanical thrombectomy for acute ischemic stroke: final results of the Multi MERCI trial. Stroke 2008; 39: 1205-212.
12. Smith WS, Sung G, Starkman S, Saver JL, Kidwell CS, Gobin YP *et al.* Safety and efficacy of mechanical embolectomy in acute ischemic stroke: results of the MERCI trial. Stroke 2005; 36: 1432-438.
13. Bose A, Henkes H, Alfke K, Reith W, Mayer TE, Berlis A *et al.* The Penumbra system: a mechanical device for the treatment of acute stroke due to thromboembolism. AJNR Am J Neuroradiol 2008; 29: 1409-413.
14. Ringer AJ, Qureshi AI, Fessler RD, Guterman LR, Hopkins LN. Angioplasty of intracranial occlusion resistant to thrombolysis in acute ischemic stroke. Neurosurgery 2001; 48: 1282-288; discussion 1288-290.
15. Bousser MG. Cerebral venous thrombosis: diagnosis and management. J Neurol 2000; 247: 252-58.
16. Dormont D, Anxionnat R, Evrard S, Louaille C, Chiras J, Marsault C. MRI in cerebral venous thrombosis. J Neuroradiol 1994; 21: 81-99.
17. Wasay M, Bakshi R, Kojan S, Bobustuc G, Dubey N, Unwin DH. Nonrandomized comparison of local urokinase thrombolysis versus systemic heparin anticoagulation for superior sagittal sinus thrombosis. Stroke 2001; 32: 2310-317.
18. Smith TP, Higashida RT, Barnwell SL, Halbach VV, Dowd CF, Fraser KW *et al.* Treatment of dural sinus thrombosis by urokinase infusion. AJNR Am J Neuroradiol 1994; 15: 801-07.
19. Horowitz M, Purdy P, Unwin H, Carstens G, 3rd Greenlee R, Hise J *et al.* Treatment of dural sinus thrombosis using selective catheterization and urokinase. Ann Neurol 1995; 38: 58-67.

Capítulo 6. Craniectomía descompresiva, hipotermia y oxigenoterapia en el ictus isquémico

P. Delgado

Unidad de Ictus y Laboratorio de Investigación Neurovascular
Servicio de Neurología
Hospital Universitari Vall d'Hebron
Barcelona

Dirección para correspondencia
Hospital Universitari Vall d'Hebron
Dra. P. Delgado
35070pdm@comb.cat

1 Introducción

En estos últimos años, hemos asistido a un creciente interés por el uso de tratamientos «no farmacológicos» en el manejo del ictus isquémico, ya sea como terapias alternativas o complementarias a los fármacos.[1] Dichos tratamientos incluyen estrategias fisiológicas como la hipotermia o el tratamiento con agentes naturales como la albúmina, el magnesio, etc., que están siendo evaluados en ensayos clínicos.

El objetivo de este capítulo es realizar una revisión de la evidencia disponible actualmente con algunas de dichas terapias no farmacológicas, como la oxigenoterapia (hiperbárica y normobárica), la hipotermia y la craniectomía descompresiva. Se discutirán los mecanismos de acción a través de los cuales actúan, así como los resultados obtenidos en estudios preclínicos y clínicos, para, finalmente, abordar las perspectivas de futuro de cada uno de ellos.

2 Oxigenoterapia en el ictus isquémico

2.1 *Oxigenoterapia hiperbárica*

Incrementar la oxigenación del tejido cerebral ha sido, durante mucho tiempo, un tratamiento lógico en el infarto cerebral. Teóricamente, se suponía que el oxígeno ofrecía varias ventajas sobre los tratamientos farmacológicos, como el ser bien tolerado a altas concentraciones, su fácil difusión a través de la barrera hematoencefálica y su potencial actuación a través de múltiples vías.

La oxigenoterapia hiperbárica consiste en la administración de oxígeno con finalidad terapéutica a presiones elevadas, superiores a la presión atmosférica.

Los primeros estudios piloto[2-4] realizados con la finalidad de estudiar la eficacia clínica de la oxigenoterapia se realizaron mediante el uso de cámaras hiperbáricas, en las que el oxígeno se administra a altas presiones.

La metodología utilizada difiere notablemente entre dichos estudios, siendo el tiempo de evolución del ictus, el tiempo completo de tratamiento con oxígeno y la presión del mismo, diferente entre ellos.

En conjunto, el tratamiento con oxígeno hiperbárico resulta bien tolerado (describiéndose únicamente problemas de barotrauma y no otras toxicidades). Sin embargo, estos estudios preliminares no llegaron a demostrar que los potenciales efectos beneficiosos del oxigeno se tradujeran en una mejoría clínica. En el caso del estudio de Russyniak,[4] los pacientes mostraban incluso peores puntuaciones en las escalas neurológicas estudiadas (NIHSS, Índice de Barthel, escala modificada de Rankin y escala pronóstica de Glasgow) que el grupo control.

La revisión de la metodología empleada en los primeros estudios ha hecho renacer de nuevo el interés por el oxígeno hiperbárico y, actualmente, se están planteando nuevos ensayos multicéntricos que tendrán en cuenta aspectos tales como estrechar la ventana terapéutica, administrándolo de forma precoz o bien asociado a tratamientos de reperfusión.

2.2 *Oxigenoterapia normobárica (oxígeno inhalado a alto flujo)*

A diferencia de la terapia hiperbárica, este tratamiento es más sencillo y de aplicación corriente en la clínica habitual. Así, las ventajas en su administración resultan obvias ya que está fácilmente disponible y no resulta invasivo.

2.2.1 *Mecanismos neuroprotectores de la oxigenoterapia normobárica*

Numerosos estudios experimentales apoyan el uso del oxígeno normobárico, sugiriendo que enlentece el proceso de muerte celular isquémica tras el ictus. Dicho retraso se cree que sería capaz de proporcionar una gran oportunidad para extender la ventana terapéutica de la trombólisis.[5-6]

Otro de los estudios más recientes[7] ha mostrado que la hiperoxia normobárica reduce el daño isquémico cerebral y mejora el pronóstico funcional en los animales tratados, gracias al aumento del flujo sanguíneo cerebral y de la supresión de las despolarizaciones en las zonas de periinfarto. Además, la oxigenoterapia normobárica es capaz de restaurar los niveles de oxígeno de la penumbra isquémica a valores normales.[8] A nivel metabólico, se reducen los niveles de lactato y se preservan los de N-acetilcisteína.

2.2.2 Oxigenoterapia normobárica en el ictus isquémico

En el estudio piloto con oxigenoterapia hiperbárica de Russyniak, en el que el grupo control recibió tratamiento con oxígeno inhalado a alto flujo, no se encontraron efectos beneficiosos de la terapia hiperbárica, sino deletéreos. Sin embargo, el grupo control había recibido oxígeno a alto flujo y presentó un pronóstico excelente, por lo que, una explicación alternativa al efecto deletéreo del oxígeno a altas presiones sería que el tratamiento con oxígeno normobárico a alto flujo podría ser, de hecho, beneficioso en el ictus isquémico.

En humanos, Chiu y colaboradores[9] realizaron un pequeño estudio destinado a conocer la eficacia y seguridad de la oxigenoterapia normobárica en pacientes con ictus severos de la arteria cerebral media. Dichos autores reportaron menores tasas de mortalidad y de complicaciones en los pacientes tratados; además, recientemente se ha iniciado dentro del programa SPOTRIAS *(Specialized Program of Translational Research in Acute Stroke)*, un nuevo ensayo clínico doble ciego con hiperoxia normobárica dentro de las primeras nueve horas tras el inicio de los síntomas.

2.2.3 Futuras perspectivas de la oxigenoterapia en el ictus

Aunque necesitamos conocer los resultados de los ensayos clínicos que están actualmente en marcha, parece ser que una terapia combinada de reperfusión más oxigenación normobárica precoz y continuada, y en casos seleccionados, de oxígeno hiperbárico, podría ser una buena opción terapéutica en el infarto cerebral.

3 Hipotermia moderada en el infarto cerebral

El uso de la hipotermia inducida tiene diversas aplicaciones clínicas en el momento actual, como en la encefalopatía hipóxico-isquémica de los neonatos, los pacientes que han sobrevivido a un paro cardíaco o los pacientes con un traumatismo craneoencefálico severo. En este capítulo describiremos el uso de la hipotermia inducida en los pacientes que presentan la variante más agresiva de infarto cerebral, el infarto maligno de la arteria cerebral media.

El diagnóstico de infarto maligno de la cerebral media se puede realizar en aquellos pacientes con un infarto masivo en el territorio de la arteria cerebral media (véase la figura 1) que clínicamente cursa con un síndrome hemisférico severo con desviación forzada de la cabeza y ojos y que, típicamente, presentan un deterioro neurológico precoz dentro de los dos o tres primeros días tras su instauración. El manejo médico convencional conservador (osmoterapia, diuréticos...) e incluso tratamientos más agresivos como la ventilación controlada o altas dosis de barbitúricos han mostrado resultados bastante pobres, con tasas de mortalidad que llegan al 80 %.[10]

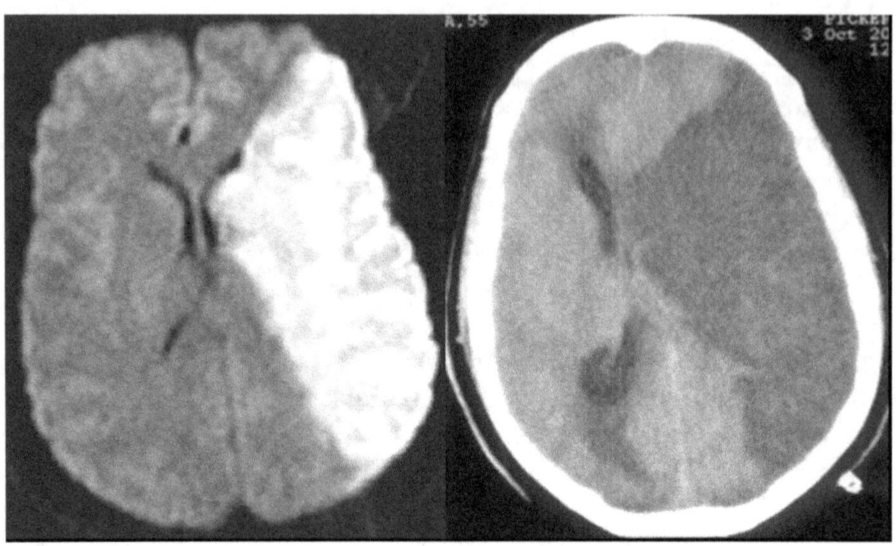

*Figura 1. Resonancia magnética cerebral y tomografía computerizada de un paciente
con un infarto extenso que evoluciona hacia un infarto maligno.*

La principal causa de mortalidad en estos pacientes es el desarrollo de un edema cerebral postisquémico masivo, con herniación cerebral progresiva y un aumento de la presión intracraneal (PIC).

3.1 Definición y grados de hipotermia inducida

El estado de hipotermia inducido a propósito se realiza a través del incremento de la pérdida de calor por la inactivación de los mecanismos productores y conservadores del calor, con medidas físicas o farmacológicas.[11] Pese a la claridad de esta definición, la terminología en cuanto a los grados o profundidad de la hipotermia ha sido motivo frecuente de confusión, ya que se han utilizado de forma intercambiable los términos de hipotermia moderada y ligera. En general, se acepta que, dependiendo de la temperatura central *(core temperature)*, la hipotermia se clasifica en ligera (33-36 ºC), moderada (28-32 ºC), intensa (10-28 ºC), profunda (5-10 ºC) y ultraprofunda.[12] Sin embargo, el uso del término hipotermia moderada varía ampliamente en las unidades de cuidados neurocríticos, siendo el más común, el intervalo 32-33 ºC, que será el utilizado en este capítulo.

3.2 Mecanismos neuroprotectores de la hipotermia

A diferencia de los fármacos neuroprotectores que, en general, actúan a través de un solo mecanismo, la hipotermia ejercería su efecto a través de múltiples vías, como son: la inducción de tolerancia isquémica, la reducción de la tasa metabólica cerebral, la reducción de la liberación de neurotransmisores (incluyendo el glutamato) durante la isquemia, la prevención de la muerte celular por apoptosis y necrosis, la disminución de la respuesta inflamatoria, la reducción de la actividad de las metaloproteasas y la estabilización de la barrera hematoencefálica.[13] La hipotermia, además, es capaz de alterar la expresión de los genes que se observa normalmente tras la isquemia. Así, muchos genes que se creen deletéreos en el proceso de daño isquémico (proinflamatorios, proapoptóticos..) están menos expresados, mientras que otros que pueden jugar un papel beneficioso (genes implicados en la supervivencia celular o factores tróficos) tienen su expresión aumentada. Las razones para esta expresión diferencial no están claras, aunque pueden ser atribuidas al efecto ejercido por la temperatura sobre diversos factores de transcripción.

En la actualidad, se desconocen cuáles son las condiciones óptimas en cuanto a la aplicación de la hipotermia, especialmente en lo que se refiere a su profundidad y duración. Tampoco conocemos si puede retrasarse respecto al inicio de la isquemia o si sólo es efectiva cuando coexiste con la recanalización arterial. De acuerdo a un reciente metaanálisis de la literatura experimental en este campo,[14] la hipotermia es efectiva si el cerebro se enfría en el rango de temperaturas entre 33 y 28 °C, aunque las temperaturas más bajas, sobre todo aplicadas precozmente tras la isquemia, parecen ser más efectivas. Tampoco se conoce con claridad hasta que punto los efectos protectores de la hipotermia se limitan al retraso del daño inducido por la isquemia o permanecen de forma diferida.[15]

3.3 *Hipotermia moderada en el infarto maligno en el hombre*

La experiencia con la hipotermia inducida en el ictus isquémico en humanos, se limita a varios estudios piloto, que se describirán a continuación.

Los primeros estudios que se realizaron con hipotermia moderada en el infarto maligno de la arteria cerebral media utilizaban métodos de superficie consistentes en mantas térmicas, lavados con alcohol, infusiones frías, etc. En el estudio de Schwab y colaboradores[16] en 1998 se incluyeron 25 pacientes dentro de las primeras 14 ± 7 horas tras el ictus. Casi la mitad de los pacientes (56 %) sobrevivieron con un mejor pronóstico neurológico a los tres meses que los controles históricos. Sin embargo, un importante hallazgo de este estudio fue que la muerte de algunos pacientes ocurrió por herniación cerebral o aumento secundario en la presión intracraneal (PIC) durante la fase de recalentamiento, que está considerada actualmente como una etapa crítica.

Posteriormente, en el año 2001, se obtuvieron datos similares en un estudio multicéntrico en el que participaron cuatro unidades de cuidados neurocríticos.[17]

Las ventajas de las técnicas que utilizan métodos de superficie para la inducción de la hipotermia son que no requieren un equipamiento avanzado ni un entrenamiento específico, como es el caso en las técnicas de hipotermia endovascular a las que nos referiremos posteriormente.[18]

Sin embargo, entre sus desventajas, cabe destacar que requieren muchas horas para alcanzar y mantener la temperatura por debajo de los 35 °C y, en la mayoría de casos, necesitan del uso de sedantes y paralizantes para impedir el discomfort y los escalofríos, lo cual a su vez requiere de intubación endotraqueal y ventilación mecánica, aumentando significativamente el riesgo de neumonía y otras complicaciones. Además, el enfriamiento de la piel reduce el intercambio de calor, y hace que el control de la temperatura sea más difícil, sobre todo durante la fase de recalentamiento pasivo.

Como efectos adversos más comunes de la hipotermia destacan las arritmias, la bradicardia, las coagulopatías, la hipotensión arterial y las neumonías, que fueron mayoritariamente reversibles.

Pasados estos primeros estudios piloto, la modernización de las técnicas de inducción de la hipotermia ha llevado al uso de dispositivos endovasculares que, actualmente, consisten en catéteres con cubiertas antitrombóticas, que pueden ser insertados dentro del sistema venoso central y que, a diferencia de los dispositivos endovasculares utilizados con anterioridad, no precisan la infusión de grandes cantidades de líquido en el paciente, sino que el intercambio de calor se hace a través de la circulación interna del propio catéter.[18] Estos sistemas permiten alcanzar y mantener la temperatura diana de forma más rápida, se permite que la piel permanezca caliente durante la hipotermia y se reducen los escalofríos. Además, el recalentamiento puede realizarse de forma controlada.

En julio del 2004, De Georgia y colaboradores reportaron los resultados del estudio piloto COOL AID randomizado acerca de la viabilidad de la hipotermia endovascular en el ictus.[19] Dicho estudio incluyó a 40 pacientes (18 fueron randomizados a hipotermia y 22 recibieron tratamiento médico convencional). Dado el pequeño tamaño muestral, la diferencia en el pronóstico no fue estadísticamente significativa, sin embargo, los pacientes más mayores, con ictus más severos y mayor comorbilidad, desarrollaron complicaciones pulmonares.

Otro pequeño estudio, el estudio ICTUS[20] evaluó el efecto de la hipotermia en el desarrollo del edema cerebral postisquémico en 18 pacientes en los que se alcanzaba una temperatura diana de 33 °C durante 12 o 24 horas, mediante técnicas endovasculares. Los resultados obtenidos mostraron un efecto beneficioso en cuanto a mejoría del edema postisquémico, pese a no observarse resultado en el tamaño final del infarto o el pronóstico neurológico.

3.4   *Combinación de hipotermia moderada y trombólisis*

Dado que, hoy en día, el tratamiento trombolítico con activador tisular del plasminógeno (tPA) es el único disponible para los pacientes con un ictus isquémico, diversos estudios experimentales han intentado averiguar si la hipotermia puede ser utilizada en combinación con fármacos trombolíticos. Teóricamente (y teniendo en cuenta que el efecto de la hipotermia sin reperfusión es menor o nulo para obtener un mayor beneficio clínico) la hipotermia debería ser combinada con tratamientos encaminados hacia la reperfusión.

Además, y debido a que la hipotermia reduce el edema y la disrupción de la barrera hematoencefálica, tendría el potencial efecto de disminuir la hemorragia intracerebral, tras el tratamiento trombolítico.

Por el momento, de los dos estudios experimentales que han utilizado un modelo animal, ninguno ha obtenido resultados convincentes en cuanto a la superioridad de la combinación de estos dos tratamientos, si bien si se ha mostrado que la hipotermia puede prevenir la aparición de edema y hemorragia cerebral asociados al tPA.[18]

La experiencia acerca de la seguridad y eficacia del tratamiento trombolítico combinado con la hipotermia en los pacientes con ictus es limitada. En la primera fase del estudio COOL-AID que utilizó métodos de superficie,[21] cuatro de diez pacientes recibieron trombólisis intraarterial y dos recibieron tratamiento sistémico. En la segunda parte, tres de dieciocho recibieron tratamiento intraarterial y diez sistémico. Sólo un paciente con tratamiento intraarterial presentó una hemorragia retroperitoneal. Por lo tanto, los datos de que disponemos hasta ahora son insuficientes para evaluar el efecto de la hipotermia sobre la actividad del tPA y su eficacia y seguridad combinada.

Actualmente está en marcha el estudio ICTUS-L *(Intravenous Thrombolysis Plus Hypothermia for Acute Treatment of Ischemic Stroke)* en el que se combinará la hipotermia inducida con el tratamiento trombolítico con tPA, en las primeras seis horas de evolución tras el ictus. Las características de esta investigación se pueden consultar en la página web del registro de ensayos clínicos en el ictus (http://www.strokecenter.org/Trials/TrialDetail.aspx?tid=778).

4   Craniectomía descompresiva en el infarto maligno

4.1   Mecanismos neuroprotectores de la cirugía descompresiva

Las hernias cerebrales con compresión del tronco del encéfalo y aumento de la PIC son las causas más frecuentes de muerte y discapacidad tras el infarto maligno.

Las razones para la cirugía descompresiva en esta patología se basan en la ley de Monro-Kellie. De acuerdo a esta teoría, el volumen intracraneal debería permanecer constante y las compensaciones volumétricas deben ser adquiridas a través de desplazamientos en el líquido cefalorraquídeo, en el volumen sanguíneo cerebral o por hernias cerebrales.

En este sentido, extirpar una cantidad variable de hueso (craniectomía descompresiva), dejando o no la duramadre abierta o ampliada mediante una duraplastia, es una forma rápida y efectiva de aumentar el volumen intracraneal, reduciendo la PIC y evitando las hernias cerebrales y la compresión del tronco encefálico (véase la figura 2).

Pese a que este es, probablemente, el principal mecanismo a través del cual actuaría la cirugía descompresiva, existen evidencias adicionales de que sus efectos neuroprotectores se deben también a un efecto hemodinámico que consiste en la mejoría de la presión de perfusión cerebral, a través de las arterias colaterales leptomeníngeas.[22]

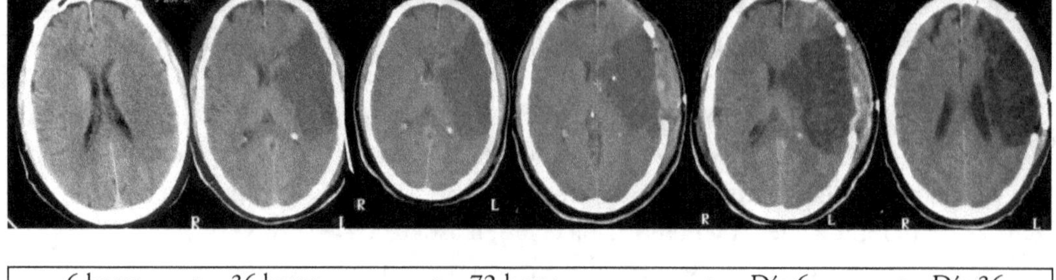

Figura 2. Evolución radiológica en un caso de craniectomía descompresiva.

4.2   Craniectomía descompresiva en modelos animales

Los modelos animales de oclusión de la arteria cerebral media han mostrado una disminución en las tasas de mortalidad (de hasta el 0 % en el grupo tratado en el estudio de Forsting),[23] una reducción en el volumen final del infarto y también una mejoría en el pronóstico neurológico.

Sin embargo, en la práctica clínica, el principal problema continúa siendo determinar cuánto tiempo debe mantenerse el tratamiento conservador antes de proceder a la cirugía y este problema no ha quedado aclarado en el campo experimental, aunque analizando conjuntamente todos los estudios, el tratamiento quirúrgico precoz se asocia a mejores resultados neurológicos.[13]

4.3   Experiencia en estudios humanos

La cirugía descompresiva se practica desde hace varias décadas en el manejo de los infartos cerebrales extensos y existen desde entonces varios casos aislados descritos en la literatura. Sin embargo, y pese a lo antiguo del procedimiento, el primer gran estudio no randomizado en el que la cirugía se comparó con controles históricos fue publicado en el año 1995, reportándose una tasa de mortalidad significativamente inferior en el grupo quirúrgico (34 % *versus* 80 %).[24]

Desde entonces, hemos asistido a la publicación de numerosas y pequeñas series de casos que señalaban al tratamiento quirúrgico (craniectomía descompresiva) como una buena opción terapéutica, con una disminución importante en las tasas de mortalidad, aunque no quedaba aclarado cuál era la ventana terapéutica óptima ni las características que predecían un mejor pronóstico neurológico, entre otros aspectos.

Desde el año pasado y gracias al análisis conjunto de 93 pacientes incluidos en los ensayos clínicos randomizados DECIMAL *(Decompressive craniectomy in malignant middle cerebral artery infarcts)*, DESTINY *(Decompressive surgery for the treatment of malignant infarc-*

tion of the middle cerebral artery), y HAMLET *(Hemicraniectomy after middle cerebral artery infarction with life-threatening edema trial)* disponemos de un mayor nivel de evidencia.[25]

Los criterios de inclusión para este análisis combinado fueron: edad de 18-60 años, puntuación en la escala de gravedad del ictus NIHSS > 15, disminución del nivel de conciencia puntuando uno o más en el ítem 1a de la escala NIHSS, signos de infarto en la tomografía computerizada afectando a un 50 % o más del territorio de la arteria cerebral media (o más de 145 cm3 en secuencias de difusión) e inclusión en las primeras 45 horas tras el ictus (cirugía en < 48 horas).

Según dicho análisis, un año después de la cirugía existía un número superior de pacientes con una puntuación en la escala funcional modificada de Rankin (mRS) $\leq$ 4 o mRS $\leq$ 3 y más pacientes vivos en el grupo de la cirugía descompresiva que en los de tratamiento conservador. Así, el número de pacientes que se requería tratar con cirugía para obtener dichos resultados (NNT) era de dos, cuatro y dos, respectivamente.[25]

No hubo un incremento en la proporción de pacientes que sobrevivieron con una puntuación en la escala mRS de 5, lo cual significaría una disminución de las cifras de mortalidad, a expensas de un aumento en el número de pacientes muy severamente discapacitados.

Pese a la importancia de dichos resultados existen una serie de factores que no han quedado suficientemente aclarados. Por una parte, hasta el momento no disponemos de ningún factor basal único con suficiente poder para predecir qué pacientes con un infarto extenso van a evolucionar hacia un infarto maligno (en muchos casos esto ocurre tras las primeras 48 horas). Por tanto, si el tratamiento se realiza únicamente dentro de esta ventana terapéutica, existiría el riesgo potencial de incluir a pacientes con infartos extensos pero sin progresión hacia un edema maligno.

Por lo tanto, queda pendiente establecer el papel de la cirugía de forma más tardía[26] (ya que los pacientes incluidos en este análisis fueron intervenidos, en su mayoría, en las primeras 24 horas).

Por otra parte, la edad es un factor a tener en cuenta. En una revisión sistemática de doce estudios observacionales retrospectivos se constató que los pacientes mayores de 50 años muestran un mal pronóstico.[27] El momento de la cirugía, el lado del infarto, los signos clínicos de herniación antes de la cirugía y la afectación de otros territorios vasculares no alteraron significativamente el resultado.

Por otra parte, la determinación del pronóstico favorable como una puntuación de 4 o menos en la escala modificada de Rankin es motivo de controversia, pues no debe olvidarse que muchos pacientes quedan en una situación funcional de dependencia de otras personas, según estos criterios. Es posible que la información adicional que se pueda obtener en cuanto a la calidad de vida de los pacientes que sobreviven o su grado de satisfacción tras la cirugía pueda ayudar en la toma de decisiones. Por todo ello, parece razonable interpretar de una forma cauta los resultados de este análisis y decidir el manejo de los pacientes de forma individualizada, tal y como señalan los autores de este trabajo. Pese al avance obtenido por estos resultados, no debemos olvidar que, por ahora, el manejo inicial de estos pacientes se basa en la monitorización clínica y en parámetros radiológicos que evalúan la extensión inicial del infarto y la progresión del edema, pero que en el futuro sería aconsejable detectar otros factores[28,29] que nos permitieran definir con mayor fiabilidad qué pacientes deben ser intervenidos y en qué momento.

Finalmente, se debe tener en cuenta que la craniectomía descompresiva no es un procedimiento exento de complicaciones, incluso cuando se lleva a cabo por un grupo experimentado de neurocirujanos. Wagner y colaboradores[30] describieron su experiencia en un grupo de 60 pacientes. En su serie, las complicaciones quirúrgicas como la aparición de hemorragias (parenquimatosas, subdurales o epidurales/subgaleales) y las lesiones isquémicas alcanzaron un 41 % y un 28 %, respectivamente. Las hemorragias asociadas a la craniectomía fueron más frecuentes en hemicraniectomías pequeñas y esta complicación se asoció a un riesgo aumentado de muerte. No únicamente el tamaño, sino también otros problemas técnicos o la forma de los bordes de la craniectomía influenciaron la eficacia de la cirugía.

5   Conclusiones

La oxigenoterapia, la hipotermia moderada y la cirugía descompresiva son tratamientos potenciales para el infarto cerebral, que están siendo investigados en la actualidad. Su utilidad como alternativas o en combinación con los tratamientos ya existentes, especialmente con terapias de reperfusión, puede suponer un gran avance en el manejo de los enfermos con infarto cerebral, especialmente, en su variante más agresiva, el infarto maligno de la arteria cerebral media.

BIBLIOGRAFÍA

1. Singhal AB, Lo EH. Advances in emerging non-drug therapies for acute stroke 2007. Stroke 2008; 39: 289-91.
2. Anderson DC, Bottini AG, Jagiella WM, Westphal B, Ford S, Rockswold GL *et al.* A pilot study of hyperbaric oxygen in the treatment of human stroke. Stroke 1991; 22: 1137-142.
3. Nighoghossian N, Trouillas P, Adeleine P, Salord F. Hyperbaric oxygen in the treatment of acute ischemic stroke. A double-blind pilot study. Stroke 1995; 26: 1369-372.
4. Russyniak DE, Kirk MA, May JD, Kao LW, Brizendine EJ, Welch JL *et al.* Hyperbaric oxygen therapy in acute ischemic stroke. Results of the hyperbaric oxygen in acute ischemic stroke trial pilot study. Stroke 2003; 34: 571-74.
5. Kim HY, Singhal AB, Lo EH. Normobaric hyperoxia extends the reperfusion window in focal cerebral ischemia. Ann Neurol 2005; 57: 571-75.
6. Singhal AB, Benner T, Roccatagliata L, Koroshetz WJ, Schaefer PW, Lo EH *et al.* A pilot study of normobaric oxygen therapy in acute ischemic stroke. Stroke 2005; 36: 797-802.

7. Shin HK, Jones PB, Boas DA, Lo EH, Moskowitz MA, Ayata C.Normobaric hyperoxia improves cerebral blood flor and oxygenation and inhibits peri-infarct depolarizations in experimental focal ischaemia. Brain 2007; 130: 1361-642.
8. Liu S, Liu W, Ding W, Miyake M, Rosenberg GA, Liu KJ. Electron paramagnetic resonance-guided normobaric hyperoxia treatment protects the brain by maintaining penumbral oxygenation in a rat model of transient focal cerebral ischemia. J Cereb Blood Flow Metab 2006; 26: 1274-284.
9. Chiu EH, Liu CS, Tan TY, Chang KC. Venturi mask adjuvant oxygen therapy in severe acute ischemic stroke. Arch Neurol 2006; 63: 741-44.
10. Hacke W, Schwab S, Horn M, Spranger M, De Georgia M, von Kummer R. Malignant middle cerebral artery territory infarction: clinical course and prognostic signs. Arch Neurol 1996; 53: 309-15.
11. The Commission for Thermal Physiology of the International Union of Physiological Sciences(IUPS Thermal Commission): Glossary of terms for thermal physiology. Third Edition 2001; 51: 245-80.

12. Tisherman SA, Rodríguez A, Safar P. Therapeutic hypothermia in traumatology. Surg Clin North Am 1999; 79: 1269-289.
13. Delgado P, Sahuquillo J, Poca MA, Álvarez-Sabin J. Neuroprotection in malignant MCA infarction. Cerebrovasc Dis 2006; 21(Suppl 2): 99-105.
14. Van der Worp HB, Sena ES, Donnan GA, Howells DW, MacLeod MR. Hypothermia in animal models of acute ischaemic stroke: a systematic review and meta-analysis. Brain 2007; 130: 3063-074.
15. Yanamoto H, Nagata I, Niitsu Y, Zhang Z, Xue JH, Sakai N *et al.* Prolonged mild hypothermia therapy protects the brain against permanent focal ischemia. Stroke 2001; 32: 232-39.
16. Schwab S, Schwarz S, Spranger M, Keller E, Bertram M, Hacke W. Moderate hypothermia in the treatment of patients with severe middle cerebral artery infarction. Stroke 1998; 29: 2461-466.
17. Schwab S, Georgiadis D, Berrouschot J, Schellinger PD, Graffagnino C, Mayer SA. Feasibility and safety of moderate hypothermia after massive hemispheric infarction. Stroke 2001; 32: 2033-035.
18. Yenari M, Kitagawa K, Lyden P, Pérez-Pinzon M. Metabolic down-regulation. A key to successful neuroprotection? Stroke 2008; 39 (en prensa).
19. De Georgia MA, Krieger DW, Abou-Chebl A, Devlin TG, Jauss M, Davis SM *et al.* Cooling for Acute Ischemic Brain Damage (COOL AID): a feasibility trial of endovascular cooling. Neurology 2004; 63: 312-17.
20. Guluma KZ, Oh H, Yu SW, Meyer BC, Rapp K, Lyden PD. Effect of endovascular hypothermia on acute ischemic edema: morphometric analysis of the ICTuS trial. Neurocrit Care 2008; 8: 42-7.
21. Krieger DW, De Georgia MA, Abou-Chebl A, Andrefsky JC, Sila CA, Katzan IL *et al.* Cooling for acute ischemic brain damage (cool aid): an open pilot study of induced hypothermia in acute ischemic stroke. Stroke 2001; 32: 1847-854.
22. Engelhorn T, Doerfler A, de Crespigny A, Beaulieu C, Forsting M, Moseley ME. Multilocal magnetic resonance perfusion mapping comparing the cerebral hemodynamic effects of decompressive craniectomy versus reperfusion in experimental acute hemispheric stroke in rats. Neurosci Lett 2003; 344: 127-31.
23. Forsting M, Reith W, Schabitz WR, Heiland S, von Kummer R, Hacke W *et al.* Decompressive craniectomy for cerebral infarction. An experimental study in rats. Stroke 1995; 26: 259-64.
24. Rieke K, Schwab S, Krieger D, von Kummer R, Aschoff A, Schuchardt V *et al.* Decompressive surgery in space-occupying hemispheric infarction: results of an open, prospective trial. Crit Care Med 1995; 23: 1576-587.
25. Vahedi K, Hofmeijer J, Juettler E, Vicaut E, George B, Algra A *et al.* Early decompressive surgery in malignant infarction of the middle cerebral artery: a pooled analysis of three randomised controlled trials. Lancet Neurol 2007; 6(3): 215-22.
26. Hojmeijer J, Amelink GJ, Algra A, van Gijn J, Macleod MR, Kappelle LJ *et al.* Hemicraniectomy after middle cerebral artery infarction with life-threatening Edema trial (HAMLET). Protocol for a randomised controlled trial of decompressive surgery in space-occupying hemispheric infarction. Trials 2006; 7: 29.
27. Gupta R, Connolly ES, Mayer S, Elkind MS. Hemicraniectomy for massive middle cerebral artery territory infarction: a systematic review. Stroke 2004; 35: 539-43.
28. Foerch C, Otto B, Singer OC, Neumann-Haefelin T, Yan B Berkefeld J *et al.* Serum S100B predicts a malignant course of infarction in patients with acute middle cerebral artery occlusion. Stroke 2004; 35: 2160-164.
29. Serena J, Blanco M, Castellanos M, Silva Y, Vivancos J, Moro MA *et al.* The prediction of malignant cerebral infarction by molecular brain barrier disruption markers. Stroke 2005; 36(9): 1921-926.
30. Wagner S, Schnippering H, Aschoff A, Koziol JA, Schwab S, Steiner T. Suboptimum hemicraniectomy as a cause of additional cerebral lesions in patients with malignant infarction of the middle cerebral artery. J Neurosurg 2001; 94: 693-96.

Capítulo 7. Estrategias neuroprotectoras

J. Castillo, M. Blanco, M. Rodríguez-Yañez, T. Sobrino, R. Leira

Servicio de Neurología. Unidad del Ictus
Laboratorio de Investigaciones
en Neurociencias Clínicas
Hospital Clínico Universitario
Universidad de Santiago de Compostela
Santiago de Compostela

Dirección para correspondencia
Hospital Clínico Universitario
Dr. J. Castillo
jose.castillo@usc.es

1 Introducción

El objetivo del tratamiento de la fase aguda del ictus isquémico es la restauración de la perfusión cerebral, la prevención del desarrollo de complicaciones y la limitación de la lesión cerebral originada por la isquemia.[1] La isquemia cerebral focal induce un complejo proceso de mecanismos patogénicos, denominados *cascada isquémica,* que conducen a la irreversibilidad de la lesión tisular y al infarto.[2] Dada la extraordinaria rapidez con la que se produce la necrosis celular en algunas zonas afectadas, las intervenciones terapéuticas van dirigidas a la denominada *penumbra,* una zona de isquemia cerebral incompleta, en la cual las neuronas están funcionalmente inactivas, pero todavía viables.[3] La penumbra es una zona dependiente del tiempo, en la que, en el curso de minutos, horas o días, el parénquima cerebral o se recupera, o más probablemente se destruye de manera progresiva, como consecuencia de factores hemodinámicos y de una compleja sucesión de alteraciones bioquímicas. Esta destrucción progresiva es uno de los mecanismos responsables del deterioro neurológico que experimentan una tercera parte de los pacientes con ictus isquémico durante las primeras 48 horas.[4,5]

En diversos modelos experimentales de ictus, algunas medidas terapéuticas no farmacológicas,[6] y una gran cantidad de fármacos, han demostrado interferir en las alteraciones bioquímicas secundarias a la isquemia y limitar la lesión cerebral;[7] sin embargo, estas medidas farmacológicas no han demostrado de forma concluyente un efecto beneficioso en la clínica humana. Una reciente revisión estima que unos 1.000 compuestos han sido testados en modelos animales de infarto isquémico; de ellos, 114 se han utilizado en ensayos clínicos, y ninguno ha demostrado beneficio.[8] A pesar de ello, en estudios previos la administración de citicolina ha mostrado unos resultados esperanzadores, pendientes de confirmarse en el ensayo clínico ICTUS actualmente en curso.

A pesar de estos resultados, la limitación de la lesión cerebral originada por la isquemia supera el ámbito del fracaso de los ensayos clínicos y comprende aspectos del control de variables fisiológicas con influencia en la evolución de la isquemia cerebral *(neuroprotección no farmacológica)*, el bloqueo de los procesos bioquímicos que originan la necrosis o apoptosis neuronal *(neuroprotección farmacológica)* y, más recientemente, el control de la lesión microvascular asociada a la isquemia cerebral *(vasculoprotección farmacológica)* (véase la figura 1).

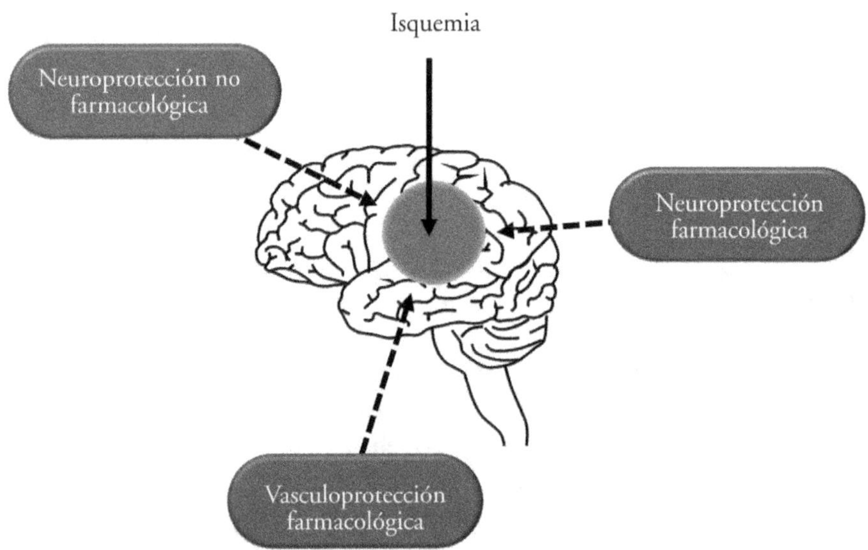

Figura 1. Estrategias neuroprotectoras para limitar la lesión cerebral originada por la isquemia.

2   Neuroprotección no farmacológica

Estudios elaborados en las dos últimas décadas han permitido demostrar que las fluctuaciones de algunos parámetros biológicos, como la temperatura, la glucemia y la tensión arterial, ejercen una marcada influencia en la evolución de la isquemia cerebral. El control protocolizado de los pacientes con ictus isquémico, favorecido por su inclusión en ensayos clínicos y por el desarrollo de las unidades de ictus, ha demostrado claramente el efecto de estos parámetros biológicos en la evolución del ictus isquémico.[9] El metaanálisis del Stroke Unit Trialist's Collaborative muestra que la implementación de las unidades de ictus se asocia con una reducción de la muerte del 17 %, de la muerte o institucionalización del

24 % y de la muerte o dependencia al año del 25 %. El análisis de los subgrupos de pacientes demostró que esos beneficios fueron independientes de la edad, el sexo, la gravedad del ictus y el tipo de unidad de ictus.[10]

2.1 Control de la temperatura corporal

La relación entre hipertermia y lesión cerebral en la isquemia es clara, aunque todavía hay aspectos pendientes de resolver. En los modelos experimentales de isquemia cerebral, la hipertermia produce un incremento del daño cerebral y la hipotermia lo reduce, cuando una y otra se aplica en las primeras horas después de inducir la oclusión arterial. La temperatura influye en la integridad de la barrera BHE, en la producción de radicales libres de oxígeno, en la liberación de neurotransmisores excitotóxicos y en la modulación de la respuesta inflamatoria.

Estudios clínicos confirman la asociación entre hipertermia y un mayor daño cerebral en los pacientes con ictus isquémico.[11-13] Esta relación es mayor en las primeras horas, pero se mantiene durante los tres primeros días después del ictus. La influencia de la hipertermia es independiente del mecanismo de su origen, aunque probablemente es mayor en los casos de fiebre de origen central que en la secundaria a procesos infecciosos.

Aunque no existen ensayos clínicos, los efectos deletéreos de la fiebre son tan evidentes que justifican las recomendaciones de las guías europeas y americanas para el tratamiento del ictus agudo: se deben administrar antipiréticos en las primeras 48 horas si la temperatura corporal es superior a 37,5 °C.[14]

La inducción de hipotermia (32-33 °C) durante la fase aguda de ictus graves podría ser una alternativa terapéutica; sin embargo, problemas de seguridad y de eficacia no permiten, actualmente, recomendar este tratamiento.

2.2 Control de la glucemia

La presencia de cifras elevadas de glucemia durante la fase aguda del ictus es un hallazgo frecuente. Esta hiperglucemia puede ser el resultado de una descompensación metabólica de un paciente diabético ya conocido, la primera expresión de una diabetes desconocida o una respuesta relacionada con la mayor liberación catecolaminérgica en los pacientes más graves.[15]

Independientemente de su causa, la presencia de hiperglucemia durante la fase aguda del ictus se asocia a un peor pronóstico, especialmente en los pacientes que reciben tratamiento trombolítico. Esta asociación es más intensa en los pacientes no diabéticos.[16]

Los mecanismos que producen el daño cerebral mediado por la hiperglucemia implican el incremento de la acidosis y de la producción de lactato, la disfunción de la actividad mitocondrial, el aumento de la producción de radicales libres y un mayor desarrollo de edema cerebral y de transformación hemorrágica grave.[16,17]

El nivel de glucemia, a partir del cual se debe iniciar tratamiento hipoglucemiante durante la fase aguda del ictus isquémico, ha ido disminuyendo en las últimas recomendaciones; parece demostrado que el tratamiento con insulina debe iniciarse con glucemias superiores a 140-160 mg/dL.[14,17,18]

2.3   Control de la tensión arterial

La perfusión cerebral está normalmente determinada por la demanda metabólica y es –en gran medida– independiente de la presión sanguínea. Sin embargo, esta autorregulación se pierde en el tejido cerebral isquémico, y la perfusión cerebral se hace dependiente de la presión del flujo sanguíneo. Como consecuencia de ello, aproximadamente un 65-75 % de los pacientes presentan elevación de la presión arterial durante las primeras horas del ictus.

La hipertensión y la hipotensión arteriales influyen negativamente en el pronóstico inmediato y tardío del ictus isquémico y hemorrágico. Cifras elevadas de presión arterial inducen la formación de edema cerebral y de transformación hemorrágica en el ictus isquémico, y favorecen el resangrado y el crecimiento del hematoma en la hemorragia intracerebral. Asimismo, la hipotensión arterial condiciona un incremento de la isquemia y facilita la transformación de la penumbra en necrosis. Como consecuencia, tanto de la hipertensión como de la hipotensión arterial, se produce un incremento del deterioro neurológico y de la mortalidad precoz y del mal pronóstico tardío.[19]

El nivel a partir del cual es recomendable el tratamiento de la hipertensión arterial es objeto de debate. Parece que las cifras clásicamente recomendadas de 220 mm Hg de tensión arterial sistólica y de 120 mm Hg de tensión arterial diastólica son excesivamente elevadas. Por cada aumento de 10 mm Hg por encima de 180 mm Hg de tensión arterial sistólica, el riesgo de deterioro neurológico se incrementa en un 40 % y el de mal pronóstico a los 3 meses, en un 23 %.[19] El tratamiento agresivo con bruscas disminuciones de la tensión arterial debe evitarse, así como cifras de tensión arterial inferiores a 100/70 mm Hg, para evitar la reducción de la presión de perfusión y el deterioro neurológico asociado al incremento del daño cerebral.[14,19]

La elevación de la tensión arterial durante el ictus agudo probablemente representa el resultado de mecanismos diferentes, como una defensa frente a la hipoperfusión cerebral, como reacción frente a la hipoxia o a la hipertensión intracraneal, o como consecuencia del proceso inflamatorio asociado al ictus. Según se ha podido comprobar, la influencia de la hipertensión arterial en el pronóstico del ictus es considerablemente menor en los pacientes previamente hipertensos, que en los que desarrollan la hipertensión arterial durante el ictus. En estos pacientes es probable que el tratamiento antihipertensivo deba ser más necesario, y con cifras de hipertensión arterial menores, que en los pacientes con hipertensión arterial conocida.[20]

3   Neuroprotección farmacológica

La isquemia cerebral es un proceso dinámico que origina una muerte celular progresiva y condiciona el aumento del volumen del infarto en las horas siguientes al inicio del cuadro clínico. Este incremento progresivo del volumen del infarto es el resultado de la evolución negativa de la zona de penumbra isquémica.

La duración de la penumbra varía en cada paciente y depende de una gran variedad de factores, como la localización de la oclusión vascular, la eficacia de la circulación colateral y de la localización de la lesión isquémica (la susceptibilidad a la isquemia es diferente en distintas zonas de la corteza cerebral y de la sustancia blanca). Esta variabilidad de la duración de la penumbra isquémica implica que la «ventana» para las diversas intervenciones terapéuticas sea diferente para cada paciente, y con probable frecuencia superior a las 4 horas y media aceptadas para la administración de las terapias de reperfusión.

Para identificar la existencia de penumbra isquémica y, por lo tanto, de tejido cerebral capaz de ser recuperado, se han utilizado diversas técnicas de neuroimagen, como la tomografía de emisión de positrones, la resonancia magnética de perfusión y difusión, la tomografía computarizada de perfusión, así como técnicas mixtas clínicas y de neuroimagen. Sin embargo, los resultados no han sido coincidentes y su utilidad no ha sido demostrada, de manera concluyente, en la clínica humana.

Dependiendo de la duración de la oclusión vascular, de la localización de la isquemia y del tiempo de la reperfusión, se han identificado diferentes marcadores moleculares asociados a la persistencia de tejido cerebral en riesgo. Esta cascada molecular secuencial implica metabolitos del fallo energético, alteraciones en la liberación de neurotransmisores excitotóxicos, proteínas de choque térmico, citoquinas, factores de crecimiento y otros factores inducibles por la hipoxia. El intento de utilizar estos marcadores para identificar la situación evolutiva de la penumbra isquémica todavía no se ha conseguido.[21]

La investigación de un nuevo fármaco neuroprotector para la isquemia cerebral debe iniciarse con un protocolizado estudio preclínico que incluya conocimientos básicos de la nueva molécula, cómo es metabolizada y bajo qué condiciones penetra en el SNC, su toxicidad, su teratogenicidad y sus mecanismos de actuación. El fármaco debe aplicarse en modelos animales que se aproximen tanto como sea posible a la clínica humana, y también se deben desarrollar estudios farmacocinéticos que permitan orientar sobre las dosis recomendadas en humanos. Después de alcanzar estos conocimientos, el neuroprotector debe iniciar el largo recorrido del estudio en humanos. A pesar de estas premisas el resultado sigue fallando y las razones dependerían de la homogeneidad en los animales, difícil en los humanos; las ventanas terapéuticas son más cortas en los modelos experimentales y excesivamente largas, en los pacientes; los efectos adversos no se consideran en el modelo animal, pero son muy relevantes en la clínica, y, finalmente, los objetivos principales difieren: en los animales, el volumen del infarto; y en el hombre, la situación clínica.

La disparidad entre los paradigmas de evaluación preclínica y los resultados clínicos condujo a la organización de la primera reunión STAIR en 1999 y de la segunda en 2001.[22] Las recomendaciones más importantes del STAIR incluyen el uso de modelos experimentales más apropiados, con ventanas terapéuticas más largas, con dosis más ajustadas a las humanas, con evaluaciones no sólo histológicas, sino también funcionales, y con la exigencia de confirmar la solidez de los resultados en diversos modelos de isquemia cerebral y en especies animales diferentes. Con estas premisas se desarrollaron los estudios clínicos con el NXY-059, una nitrona con capacidad para atrapar los radicales libres. El fracaso del SAINT-2 cierra muchas posibilidades para nuevos ensayos clínicos con neuroprotectores.[23]

Mientras que las terapias reperfusoras han demostrado su eficacia en el tratamiento del ictus agudo, los fármacos neuroprotectores sólo han probado su utilidad en modelos experimentales de isquemia cerebral. Una reciente revisión estima que unos 1.000 compuestos han sido testados en modelos experimentales de isquemia cerebral, y ninguno de los que han sido ensayados en clínica humana, 114 en total, ha demostrado beneficio (véase la tabla 1). Tras tantos intentos, el fracaso de la neuroprotección en clínica humana, que no sólo afecta a la isquemia cerebral,[24] presupone un cambio necesario de estrategia para este tipo de terapia.[8,25]

Mecanismo	Fármaco		
Antagonistas de los receptores NMDA	– Selfotel – Eliprodil – YM872	– Dextrorfan – Gavestinel	– Aptiganel – Dizolcipina
Antagonistas de los canales del Ca^{2+}	– Nimodipino – Isradipino	– Flunaricina	– Nicardipino
Inhibidores del glutamato	– Fosfenitoína	– Lubeluzole	– Lifarizina
Antiinflamatorios	– Enlimomab	– Hu23F26 (LeukArrest)	
Antioxidantes	– Tirilazad	– Ebselen	– NXY-059
Hiperpolarizantes	– Clometiazol	– MaxiPost	
Antagonistas opioides	– Nalmefene		
Protectores de membranas celulares	– Piracetam		

Tabla 1. Algunos fármacos neuroprotectores evaluados en ensayos clínicos en fase III con resultado negativo.

Además de la evidencia de las dos últimas décadas, existen otras razones por las que se hace difícil abordar con optimismo el tema de la neuroprotección farmacológica. Entre dichas razones se encuentra el efecto «ducha» del proceso secuencial de la cascada isquémica (véase figura 2). La obstrucción de una arteria cerebral origina un gradiente de presiones, en el centro de los cuales el aporte de oxígeno es insuficiente para mantener el metabolismo oxidativo de la glucosa; esto origina acidosis láctica y la consiguiente disminución de la producción energética necesaria para mantener el correcto funcionamiento de las bombas iónicas de las membranas celulares. A partir de aquí se inducen multitud de procesos bioquímicos en las neuronas y en la glía. Pretender que la utilización de un fármaco que bloquee uno sólo de estos mecanismos produzca un beneficio clínico es, sin duda, una utopía inalcanzable. La obstrucción de uno (o varios) de los poros de una ducha no disminuirá el agua que cae por ella. La posibilidad de disponer de fármacos que actúen a múltiples niveles es una esperanza muy remota.[25] Por otro lado, son tantas las dificultades

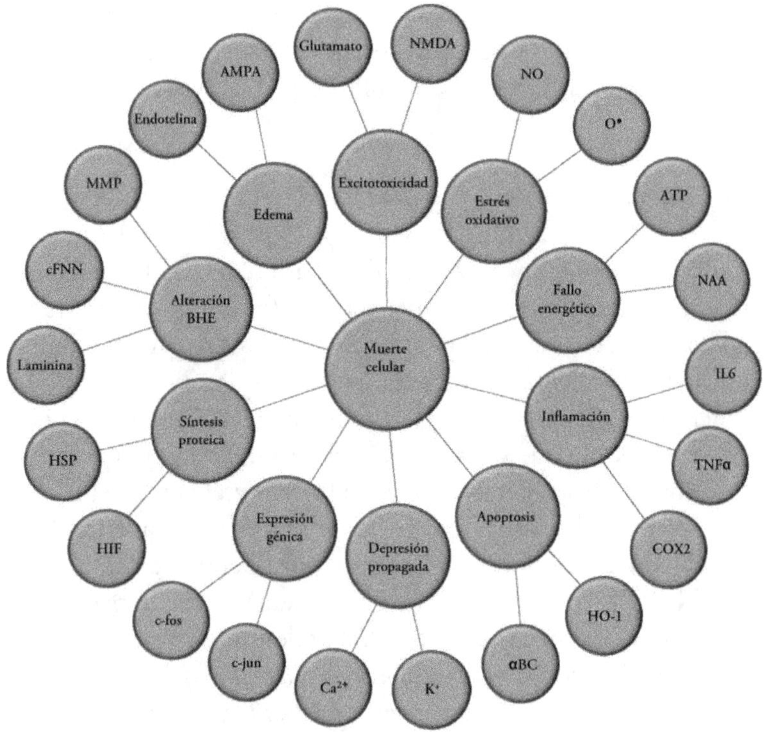

Figura 2. Efecto «ducha» de la secuencia del proceso de la cascada isquémica. No es probable que bloqueando uno de los múltiples procesos que llevan a la muerte celular se limite el volumen total de células destruidas por la isquemia.

farmacológicas, académicas, industriales y regulatorias que presenta la utilización de combinaciones de fármacos que actúen en diversos momentos y a través de distintos mecanismos en la isquemia cerebral que, hoy por hoy, resulta difícil pensar en esta opción como una alternativa viable.

Otro problema de difícil solución es la llegada del fármaco neuroprotector a una zona de penumbra isquémica con flujos sanguíneos inferiores a 20 mL/100 g/min. Para conseguir niveles tisulares aceptables, hay que aumentar la dosis del neuroprotector o utilizar fármacos reperfusores de manera previa.

Es conocido que el tratamiento trombolítico consigue una repermeabilización del vaso obstruido en más de la mitad de los pacientes, y eso facilita el acceso del neuroprotector a la zona isquémica. Sin embargo, la utilización concomitante de fármacos reperfusores y neuroprotectores dificulta la valoración de su eficacia. En el SAINT I, el efecto del NXY-059 fue diferente en función de si se utilizó solo o con tPA. Además, en los pacientes que recibieron conjuntamente tPA y NXY-059, la sinergia mejoró en los que recibieron el neuroprotector entre las 4 y 6 horas después del inicio del cuadro clínico, en relación con los que recibieron el fármaco en las 4 primeras horas. La neuroprotección podría tener su utilidad para minimizar los efectos colaterales de la trombólisis, inhibiendo el estrés oxidativo, la liberación de proteasas de matriz o la inflamación derivada.

3.1 Fármacos neuroprotectores ensayados

Los *antagonistas de los receptores NMDA* del glutamato reducen el tamaño del infarto y el déficit neurológico en modelos de isquemia cerebral focal, pero su utilización clínica ha presentado muchos efectos adversos, especialmente cardiovasculares y psiquiátricos. En un estudio en fase III, el selfotel, antagonista competitivo de los receptores NMDA, ha mostrado un incremento no significativo de la mortalidad y una elevada frecuencia de efectos psiquiátricos adversos, por lo que se ha abandonado su investigación clínica. El antitusivo opiáceo dextrometorfano y su metabolito el dextrorfan y el aptiganel se interrumpieron por una relación desfavorable entre el riesgo y el beneficio y un aumento de los efectos adversos. El eliprodil reduce la acción del glutamato por inteferir con el lugar de la poliamina en el receptor NMDA, pero no demostró una diferencia con el placebo. El gavestinel, antagonista de la glicina en el receptor NMDA, evidenció una excelente tolerancia, pero ninguna eficacia en el objetivo principal, ni en los secundarios.

Los *antagonistas de los canales del calcio voltaje-dependientes* han sido una de las estrategias de neuroprotección más ensayadas. El metaanálisis del nimodipino por vía oral no demostró eficacia, aunque en el subgrupo de pacientes tratados en las primeras horas existió un beneficio significativo. El VENUS *(Very Early Nimodipine Use in Stroke)*, que fue planificado para confirmar esta hipótesis, fue interrumpido por falta de beneficio. La administración intravenosa de nimodipino fue perjudicial debido a sus efectos hemodinámicos al causar hipotensión arterial. La utilización de la flunaricina tampoco demostró eficacia como neuroprotector en el ictus isquémico.

Los *inhibidores de la liberación del glutamato* actúan bloqueando los canales presinápticos, evitando la despolarización de la membrana y la liberación del glutamato. La fosfenitoína no demostró beneficio. El lubeluzole, que además parece inhibir la neurotoxicidad por el NO, demostró una reducción de la mortalidad en un estudio en fase II; sin embargo los estudios en fase III, contradictorios entre sí, no lograron demostrar eficacia. La lifarizina ha tenido que ser interrumpida por hipotensión arterial.

Los *antiinflamatorios* actúan inhibiendo alguno de los mecanismos de la extensa cascada inflamatoria de la isquemia cerebral. El enlimomab, un anticuerpo monoclonal contra la ICAM-1, que actúa inhibiendo la adhesión leucocitaria y su migración a través del endotelio vascular, logró disminuir el tamaño del infarto en modelos animales de isquemia cerebral focal transitoria; sin embargo, en un estudio en fase III, el resultado ha sido negativo con un elevado número de complicaciones.

Los *antioxidantes* atrapan los radicales libres liberados en la fase aguda y han demostrado un considerable beneficio en los modelos experimentales. El tirilazad inhibe la peroxidación de los ácidos grasos de las membranas celulares mediada por radicales libres. Estudios elaborados con dosis bajas no mostraron eficacia, y con dosis elevadas tuvieron que interrumpirse por problemas de seguridad. El ebselen mostró una leve mejoría, más significativa en los pacientes en los que se administró de forma más precoz. El cerovive demostró una significativa reducción del déficit neurológico a los 3 meses, junto con una disminución del riesgo de hemorragias en los pacientes tratados con trombolíticos por vía intravenosa; sin embargo, un nuevo estudio planificado de forma similar ha resultado negativo.

Los *hiperpolarizantes de las membranas neuronales* intentan contrarrestar la despolarización celular originada por la isquemia. El clometiazol, que aumenta la actividad del GABA, resultó negativo en un primer estudio y también en un segundo estudio efectuado en pacientes con infartos totales de la circulación anterior. El MaxiPost, que consigue la hiperpolarización de las neuronas a través de la apertura de los canales de potasio, tampoco demostró beneficio.

La *protección de la integridad de las membranas celulares* es uno de los efectos de otros fármacos utilizados como neuroprotectores. El piracetam resultó negativo en un primer ensayo en fase III, aunque en un análisis posterior evidenció beneficio en un subgrupo de pacientes tratados en las 7 primeras horas. Con estos datos se puso en marcha un nuevo estudio para confirmar su beneficio en este subgrupo de pacientes, pero el estudio fue interrumpido en un análisis intermedio. La citicolina es uno de los fármacos neuroprotectores con mayor esperanza de eficacia, si bien sus efectos beneficiosos sean debidos más probablemente a un mecanismo neurorreparador más que neuroprotector. La citicolina incrementa la biosíntesis de fosfolípidos en las membranas neuronales, aumenta la recaptación de glutamato, tiene un efecto antiapoptótico y favorece la neuroplasticidad. En un metaanálisis, la citicolina ha demostrado un incremento del 33 % de pacientes con recuperación completa a los 3 meses en relación con los que recibieron placebo.[26]

3.2 Fármacos neuroprotectores en estudio

El interferón-?$_{1a}$ disminuye la respuesta inflamatoria. En la actualidad, el interferón-?$_{1a}$ se está ensayando en ictus de menos de 24 horas con estudio de neuroimagen previo. El bloqueo simultáneo del receptor NMDA y de los canales de calcio voltaje-dependientes se consigue mediante la administración de magnesio. Un primer ensayo clínico practicado en pacientes con ictus de menos de 12 horas de evolución ha resultado negativo; el estudio en fase hiperaguda (menos de 2 horas) está pendiente de resultado.

El DP-b99 es un quelante de metales que ha demostrado seguridad en las fases I y II. En el estudio en fase III se incluyen pacientes de menos de 6 y de 9 horas desde el inicio del ictus; el objetivo principal es la modificación de la puntuación de la NIHSS desde la inclusión hasta los 3 meses. El zonampanel es un antagonista de los receptores AMPA del glutamato ensayado en 600 pacientes, con el objetivo de demostrar una disminución del volumen del infarto medido en resonancia magnética (T_2).

El repinotan es un agonista del receptor 5-HT$_{1A}$ de la serotonina que ha demostrado seguridad en estudios de fase I y II. El estudio en fase III, actualmente en marcha, incluye pacientes tratados dentro de las primeras 4 horas y media, con el objetivo de demostrar una mayor proporción de pacientes con un índice de Barthel > 85 a los 3 meses. El piclozotan es otro agonista 5-HT_{1A} que se está ensayando en pacientes con ictus con desacoplamiento PWI/DWI; el objetivo es el cambio del volumen de la lesión al mes del tratamiento.

La albúmina ha demostrado múltiples efectos neuroprotectores, principalmente la reparación de las membranas celulares afectadas durante la isquemia. El estudio ALIAS intenta demostrar, en 1.800 pacientes sin insuficiencia cardíaca congestiva, la seguridad y el beneficio de la administración de 2 g/kg de albúmina en ictus de menos de 5 horas de evolución y con más de 6 puntos en la escala de la NIHSS.

El estudio ICTUS es un nuevo ensayo multicéntrico con 2.000 g intravenosos de citocolina administrada en las primeras 24 horas del ictus isquémico en pacientes con NIHSS ≥ 8 y síntomas del territorio de la arteria cerebral media. El estudio tiene un diseño secuencial e incluirá entre 1.000 y 2.600 pacientes. El objetivo del estudio es demostrar la recuperación global del paciente determinada por una valoración de la NIHSS, del índice de Barthel y de la escala de Rankin modificada.[27]

4   Vasculoprotección farmacológica

La lesión microvascular aparece precozmente durante la isquemia cerebral y ocasiona un incremento de la permeabilidad del endotelio. Como consecuencia de ello se facilita la formación del edema cerebral y la transformación hemorrágica de la lesión isquémica. Estas dos complicaciones pueden aparecer en cualquier ictus isquémico, especialmente en los grandes, y constituyen el problema más frecuente del tratamiento trombolítico.

El endotelio vascular es un órgano imprescindible en la regulación del tono y en la homeostasis vascular. Tiene propiedades antioxidantes, antiinflamatorias, vasodilatadoras, antiagregantes, anticoagulantes y profibrinolíticas; todas estas propiedades desaparecen como resultado de la disfunción endotelial secundaria a la lesión microvascular isquémica.[28]

Aunque cualquier tipo de estrategia destinada a reducir la incidencia de los episodios aterotrombóticos causados por una disfunción endotelial podría ser considerada como una vasculoprotección (incluyendo los tratamientos antitrombóticos y antihipertensivos), este término se limita a los agentes terapéuticos que ejercen un beneficio directo sobre la integridad del endotelio vascular e intentan prevenir la proliferación de las fibras musculares lisas, la inflamación, la trombosis y la apoptosis.

4.1   *Fisiopatología de la lesión microvascular en la isquemia cerebral*

La reducción del flujo sanguíneo cerebral inicia una serie de procesos que afectan al lecho microvascular y que conllevan la disrupción de la BHE y la alteración del tono vascular. Algunos factores, como el óxido nítrico NO, el VEGF y la angiopoyetina, desempeñan una función importante en el mantenimiento del tono y de la estructura microvascular durante la fase aguda del ictus isquémico.

Estos mecanismos de control son superados como resultado de la repercusión y se liberan grandes cantidades de radicales libres. Los radicales libres alteran la respuesta vascular al anhídrido carbónico, estimulan la liberación de vasodilatadores dependientes del endotelio, como la acetilcolina, incrementan la agregabilidad plaquetaria y aumentan la permeabilidad de la BHE. La disrupción de la BHE origina la extravasación de albúmina y de otras proteínas de alto peso molecular, lo que ocasiona edema y un incremento de la presión intracraneal.

Los radicales libres, especialmente el anión superóxido, reaccionan con el NO. De estas reacciones se forma el radical ONOO–, que es el responsable de la lesión celular y se encarga de poner en marcha la respuesta inflamatoria y el proceso apoptótico. Otras moléculas liberadas durante la fase aguda de la isquemia cerebral, como la endotelina-1, facilitan también la disrupción de la BHE.

Como consecuencia de la generación de radicales libres y el incremento del calcio intracelular que ocurre durante la fase aguda de la isquemia cerebral, se activa la respuesta inflamatoria que se manifestará en la fase subaguda de la isquemia. Secuencialmente, se liberarán citoquinas inflamatorias (el TNF-? y la IL-6, principalmente), adhesinas (moléculas de adhesión intercelular y vasculocelular) y MMP, que finalmente producirán la disrupción del endotelio. Algunas de estas moléculas inflamatorias, sobre todo las adhesinas, acumulan neutrófilos y facilitan su entrada a través de la pared vascular.[29]

En la fase crónica de la isquemia cerebral, se estimulan genes que participan en la apoptosis y en la estimulación de la angiogénesis. Como respuesta a estos estímulos, se activan enzimas proteolíticas, caspasas y otras proteínas que, a su vez, activan la muerte celular programada (véase la figura 3).

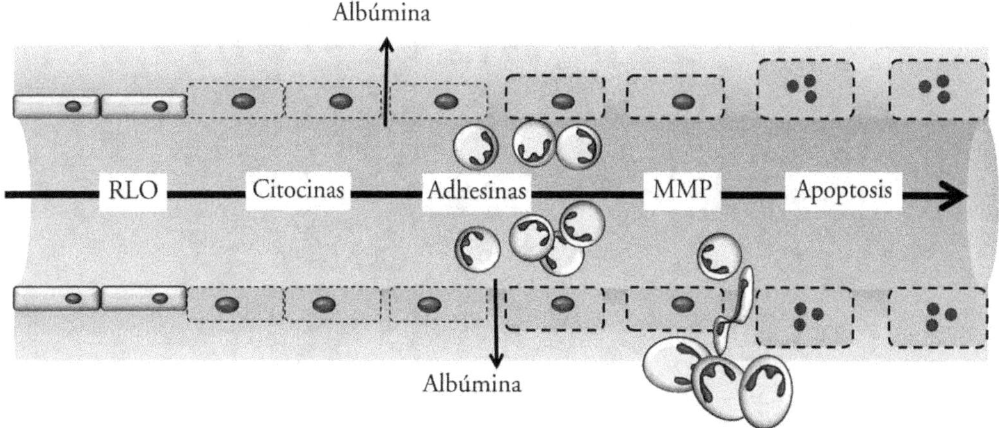

Figura 3. Fisiopatología de la lesión microvascular en la isquemia cerebral. La producción de RLO inicia un proceso secuencial de respuesta inflamatoria, acumulación de células inflamatorias, disrupción de la BHE y apoptosis de las células endoteliales. MMPs = metaloproteasas de matriz.

4.2 Dianas terapéuticas de la vasculoprotección

Igual que en las distintas fases de la isquemia cerebral, los procesos celulares y moleculares del endotelio son diferentes, las dianas terapéuticas de las fases aguda, subaguda y crónica de la isquemia cerebral tienen objetivos diferenciados. En la fase aguda la diana terapéutica es el bloqueo de los radicales libres. Varios estudios han demostrado que la neutralización de los radicales libres por fármacos atrapadores evita la vasorreactividad anormal y el incremento de la permeabilidad de la BHE. Sin embargo, el efecto de los antioxidantes sobre la integridad vascular no está demostrado.

La respuesta inflamatoria y la liberación de proteasas de matriz predominan en las horas y los días que siguen a la instauración del ictus, por lo que su neutralización constituye una atractiva opción terapéutica. La inhibición de la cascada de la respuesta inflamatoria, mediante el bloqueo de proteinquinasas, logra frenar la producción de interleuquinas y del TNF-? y constituye una esperanzadora diana terapéutica.[30] Diferentes agonistas de los receptores activados del proliferador de los peroxisomas (PPAR), como la prostaglandina 15-J2, han demostrado su efecto antiinflamatorio y sus niveles plasmáticos en clínica humana se han relacionado con infartos más pequeños y con un mejor pronóstico funcional.[31]

En la fase crónica predominan los mecanismos que inducen la muerte neuronal retardada. La inhibición de la apoptosis ha demostrado un notable beneficio en modelos experimentales de isquemia cerebral. La utilización de oxígeno hiperbárico, litio y creatinina ha conseguido disminuir la apoptosis y pueden ser nuevas dianas terapéuticas.

Las células progenitoras endoteliales procedentes de la médula ósea (véase la figura 4) se han asociado con un mejor pronóstico a través de mecanismos de acción diferenciados: repa-

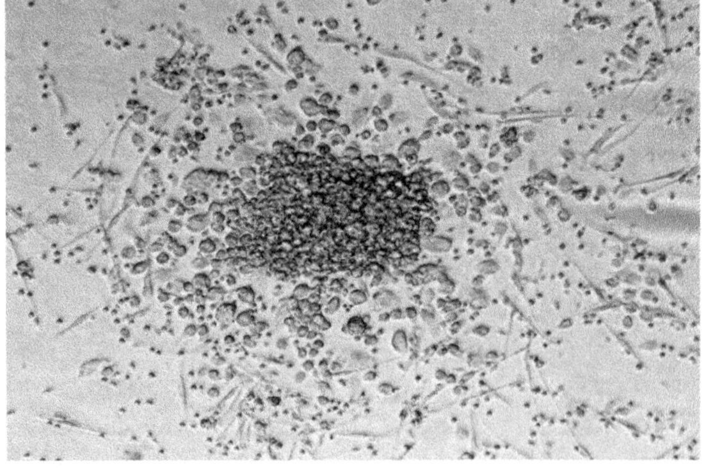

Figura 4. Colonia de células endoteliales progenitoras obtenidas de un paciente a las 8 horas de un ictus isquémico.

ración vascular, regeneración vascular, neuroangiogénesis y producción de factores de crecimiento. La utilización de células progenitoras endoteliales autólogas o la activación de las mismas a través de factores del crecimiento –como el factor estimulador del crecimiento de colonias de granulocitos– constituye una apasionante opción terapéutica para los próximos años.

4.3   Fármacos vasculoprotectores

Las *estatinas* han demostrado una disminución de la incidencia de ictus, tanto en pacientes con enfermedad coronaria previa como en sujetos previamente asintomáticos. Esta reducción oscila entre el 16 y el 40 %. Asimismo, bloquea el crecimiento y reduce el volumen de las placas de ateroma, tanto en las arterias coronarias como en las carotideas. Además, las estatinas han confirmado otros beneficios, especialmente protegiendo el lecho endotelial a través de propiedades antioxidantes y antiinflamatorias.

El NO producido por las eNOS tiene efectos protectores a través de la inhibición de la adhesividad plaquetaria y leucocitaria, del control del tono vascular, del mantenimiento de la superficie tromborresistente entre la corriente sanguínea y la pared vascular y de la inhibición de la proliferación de las células musculares lisas. Las estatinas incrementan, notablemente, la expresión de la actividad de las eNOS sin alterar la expresión de la nNOS de origen neuronal. Asimismo, las estatinas inhiben el proceso inflamatorio, tanto a nivel vascular como cerebral (en este caso, a través del bloqueo de la iNOS), y contribuyen a la estabilidad de la placa al inhibir también la expresión de las MMPs. Además, está demostrado que las estatinas tienen un elevado potencial antiinflamatorio.[32]

Los *inhibidores de la angiotensina II* también presentan un efecto beneficioso sobre la homeostasis vascular. La angiotensina II se une a receptores específicos de las células musculares lisas e induce la activación de la fosfolipasa C, la cual es responsable de la entrada de calcio y provoca la contracción muscular. Además, es responsable de la hipertrofia y la proliferación de las células musculares lisas, de la oxidación de las lipoproteínas de baja densidad y del incremento de la activación de la expresión de citoquinas proinflamatorias.[33]

La estimulación del receptor 1 de la angiotensina II contribuye a la expresión de proteínas citosólicas activadoras de la NAD(P)H oxidasa, que constituye la mayor fuente de producción del ión superóxido. Por todo esto, el bloqueo del sistema renina-angiotensina a través de los inhibidores de la angiotensina II constituyen los fármacos de elección del tratamiento de la hipertensión arterial en las enfermedades neurovasculares; sus efectos, vascular y antiateroscleróticos, contribuyen a una mejor vasculoprotección.

La *eritropoyetina* es una glicoproteína sintetizada por los fibroblastos intersticiales renales que regula la producción de hematíes en la médula ósea. Recientemente, la eritropoyetina ha demostrado beneficios sobre el sistema nervioso al actuar como un factor de crecimiento multifuncional.[34] La eritropoyetina estimula el desarrollo de las células progenitoras, la reparación endotelial, la angiogénesis e inhibe mecanismos apoptóticos de lesión vascular.

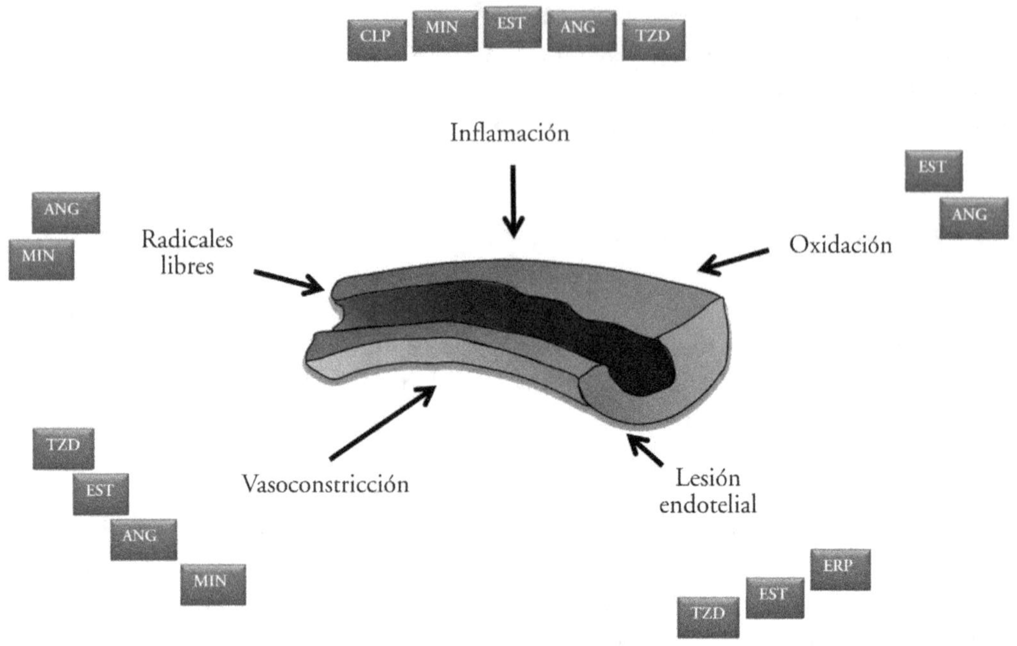

Figura 5. Mecanismo de acción de los principales fármacos vasculoprotectores en la fase aguda de la isquemia cerebral. EST = estatinas; ANG = inhibidores de la angiotensina II; ERP = eritropoyetina; MIN = minociclina; TZD = tiazolidinedionas; CLP = clopidogrel.

La ***minociclina*** es una tetraciclina de segunda generación con demostrados efectos antiinflamatorios y antiapoptóticos. Su efecto vasculoprotector es parcialmente debido a su capacidad para inhibir el estrés oxidativo y bloquear las MMP.[35]

Las ***tiazolidinedionas*** constituyen una nueva clase de fármacos hipoglucemiantes que mejoran la captación de glucosa en el músculo esquelético sin asociarse a un incremento de la secreción de insulina. Ejercen su acción a través de la estimulación de los PPAR, de los que se conocen tres receptores: ?, ? y ?. La activación de los PPAR-? por las tiazolidinedionas consigue reducir la expresión del TNF-? y de las moléculas de adhesión, limita la proliferación de fibroblastos y de células musculares lisas, así como la expresión de proteína C reactiva.[36]

El ***clopidogrel*** presenta efectos independientes añadidos a su actividad como antiagregante plaquetario; inhibe la inflamación vascular a través de la reducción de la expresión de la selectina-P y del ligando CD40, tanto en la pared vascular como en la superficie de las plaquetas.[37]

A diferencia de los fármacos neuroprotectores, cuya eficacia no se ha demostrado, los fármacos vasculoprotectores han evidenciado su beneficio en grandes grupos de pacientes con enfermedad neurovascular crónica. Sus efectos vasculoprotectores son, probablemente, independientes de sus acciones hipolipemiantes, antihipertensivas, antiagregantes o hipoglucemiantes, y constituyen causa de optimismo en el enfoque protector agudo del enfermo neurovascular.

Bibliografía

1. Brott T, Bogousslavsky J. Treatment of acute ischemic stroke. N Eng J Med 2000; 343: 710-22.
2. Lo EH, Dalkara T, Moskowitz MA. Mechanisms, challenges and opportunities in stroke. Nat Rev Neurosci 2003; 4: 399-415.
3. Astrup J, Siesjö BK, Symon L. Thresholds in cerebral ischemia: the ischemic penumbra. Stroke 1981; 12: 723-25.
4. Castillo J. Deteriorating stroke: diagnostic criteria, predictors, mechanisms and treatment. Cerebrovasc Dis 1999; 9(Suppl 3): 1-8.
5. Castillo J, Leira R. Predictors of deteriorating cerebral infarct: role of inflammatory mechanisms. Would its early treatment be useful? Cerebrovasc Dis 2001; 11(Suppl 1): 40-8.
6. Auer RN. Non-pharmacologic (physiologic) neuroprotection in the treatment of brain ischemia. Ann N Y Acad Sci 2001; 939: 271-82.
7. Albers GW, Alberts MJ, Broderick JP, Lyden PD, Sacco RL. Recent advances in stroke management. J Stroke Cerebrovasc Dis 2000; 9: 95-105.
8. Editorial. Neuroprotection: the end of an era? Lancet 2006; 368: 1548.
9. Leira R, Blanco M, Rodríguez-Yáñez M, Flores J, García-García J. Nonpharmacological neuroprotection: role of emergency stroke management. Cerebrovasc Dis 2006; 21(supple 2): 89-98.
10. Stroke Unit Trialist's Collaboration: Organised impatient (stroke unit) care for stroke. Cochrane Database Syst Review, Update Software, Issue 2. Oxford, The Cochrane Library, 2002.
11. Castillo J, Martínez F, Leira R, Prieto JM, Lema M, Noya M. Mortality and morbidity of acute cerebral infarction related to temperatura and basal analytic parameters. Cerebrovasc Dis 1994; 4: 66-71.
12. Castillo J, Dávalos A, Marrugat J, Noya M. Timing for fever-related brain damage in acute ischemic stroke. Stroke 1998; 29: 2455-460.
13. Hajat C, Hajat S, Shaarma P. Effect of post-stroke pirexia on stroke outcome: a meta-analysis of studies in patients. Stroke 2000; 31: 410-14.
14. Adams HP, del Zoppo G, Alberts MJ, Bhatt DL, Brass L, Furlan A *et al.* Guidelines for the early management of adults with ischemic stroke. Stroke 2007; 38: 1655-711.
15. Linsberg PJ, Roine RO. Hyperglycemia in acute stroke. Stroke 2004; 35: 363-364.
16. Capes SE, Hunt D, Malmberg K, Pathak P, Gerstein HC. Stress hyperglycemia and prognosis of stroke in non-diabetic and diabetic patients: a systematic overview. Stroke 2001; 32: 2426-432.
17. Álvarez-Sabín J, Molina C, Montaner J, Arenillas J, Huertas R, Ribó M *et al.* Effects of admission hyperglycaemia in stroke outcome in reperfued tissue plasminogen activator-treated patients. Stroke 2003; 34: 1235-241.
18. Díez-Tejedor E, Fuentes B, Dávalos A, Gil-Núñez A, Vila N, Vivancos J *et al.* Glucose levels in acute stroke: The GLIA Study. Preliminary analysis on 250 patients. Cerebrovasc Dis 2004; 17(suppl 5): 2.
19. Castillo J, Leira R, García MM, Serena J, Blanco M, Dávalos A. Blood pressure decrease during the acute phase of ischemic stroke is associated with brain injury and por stroke outcome. Stroke 2004; 35: 520-26.
20. Rodríguez-Yáñez M, Castellanos M, Blanco M, García MM, Nombela F, Serena J *et al.* New-onset hypertension and inflammatory response/por outcome in acute ischemic stroke. Neurology 2006; 67: 1973-1978.
21. Castellanos M, Sobrino T, Castillo J. Evolving paradigms for neuroprotection: molecular identification of ischemic penumbra. Cerebrovasc Dis 2006; 21(suppl 2): 71-9.
22. Hill MD. Stroke: the dashed hopes of neuroprotection. Lancet Neurol 2007; 6: 2-3.
23. Stroke Therapy Academic Industry Roundtable II (STAIR II). Stroke 2001; 32: 1598-606.
24. Kieburtz K, Ravina B. Why hasn't neuroprotection worked in Parkinson's disease? Nat Clin Prac Neurol 2007; 3: 240-41.
25. Savitz SI, Fisher M. Future of neuroprotection for acute stroke: in the aftermatch of the SAINT trials. Ann Neurol 2007; 61: 396-402.
26. Dávalos A, Castillo J, Álvarez-Sabín J, Secades JJ, Mercadal J, López S *et al.* Oral citicoline in acute ischemic stroke: an individual patient data pooling analysis of clinical trials. Stroke 2002; 33: 2850-877.
27. Ferro JM, Dávalos A. Other neuroprotective therapies on trial in acute stroke. Cerebrovasc Dis 2006; 21(suppl 2): 127-30.
28. Rodríguez-Yáñez M, Castellanos M, Blanco M, Mosquera E, Castillo J. Vascular protection in brain ischemia. Cerebrovasc Dis 2006; 21(suppl 2): 21-9.
29. Castillo J, Leira R, Blanco M. Metaloproteasas y lesión neurovascular. Neurología 2004; 19: 312-20.
30. Fagan SC, Hers DC, Hohnadel EJ, Pollock DM, Ergul A. Targets for vascular protection after acute ischemic stroke. Stroke 2004; 35: 2220-225.
31. Blanco M, Moro MA, Dávalos A, Leira R, Castellanos M, Serena J *et al.* Increased plasma levels of 15-deoxy-?-prostaglandin J2 are associated with good outcome in acute atherothrombotic ischemic stroke. Stroke 2005; 36: 1189-194.

32. Vaughan CJ, Gotto AM Jr, Basson CT. The evolving role of statins in the management of aterosclerosis. J Am Coll Cardiol 2000; 35: 1-10.

33. Fagan SC, Hess DC, Machado LS, Hohnadel EJ, Pollock DM, Ergul A. Tactics for vascular protection after acute ischemic stroke. Pharmacotherapy 2005; 25: 387-95.

34. Maiese K, Li F, Chong ZZ. New avenues of exploration for erythropoietin. JAMA 2005; 293: 90-5.

35. Zemke D, Majid A. The potential of minocycline for neuroprotection in human neurologic disease. Clin Neuropharmacol 2004; 27: 293-98.

36. Parulkar AA, Pendergrass ML, Granda-Ayala R, Lee TR, Fonseca VA. Non-hypoglycemia effects of thiazolidinediones. Ann Intern Med 2001; 134: 61-71.

37. Santa-Cruz PA, Steinhubl SR. Clopidogrel: how good is it and how does it work? Curr Cardiol Res 2004; 6: 264-68.

Capítulo 8. Terapias orientadas al bloqueo de la excitotoxicidad

M. Díaz-Guerra

**Científico titular del Consejo Superior
de Investigaciones Científicas (CSIC)
Instituto de Investigaciones Biomédicas «Alberto Sols»
CSIC-UAM
Madrid**

Dirección para correspondencia
Instituto de Investigaciones
Biomédicas «Alberto Sols»
Dra. M. Díaz-Guerra
mdiazguerra@iib.uam.es

1   Introducción

Una de las consecuencias más importantes del ictus isquémico es el daño cerebral, resultante de una mezcla compleja de procesos entre los que se incluye la excitotoxicidad, una forma de muerte neuronal producida por la sobreactivación de los receptores para el neurotrasmisor glutamato. La excitotoxicidad tiene un papel central en la patología cerebrovascular, pero también en situaciones de trauma agudo y diversas enfermedades neurodegenerativas. Por ello, en los últimos veinte años, muchos esfuerzos en los ámbitos académico e industrial se han focalizado en el potencial terapéutico de drogas dirigidas al bloqueo de este proceso. Sin embargo, el progreso ha sido muy lento y sólo recientemente, con la aprobación del uso clínico en la enfermedad de Alzheimer de la memantina, antagonista de un tipo de receptores de glutamato, se ha recuperado la confianza en el gran potencial de esta estrategia neuroprotectora. Este capítulo revisa los avances recientes en el conocimiento de los mecanismos de señalización intracelular que acoplan la activación de los receptores de glutamato tanto con vías de supervivencia como de muerte neuronal, datos que ayudan a explicar las dificultades encontradas en el desarrollo de este tipo de fármacos y que permiten comprender la forma en que están empezando a ser superadas.

2   La excitotoxicidad neuronal en isquemia cerebral

Las alteraciones celulares que se producen por la disminución del flujo sanguíneo cerebral ocurren de forma secuencial y permiten distinguir en el tejido isquémico una región central necrótica, o núcleo del infarto, separada del tejido normal por otra región coronal, o zona de «penumbra», caracterizada por ser funcionalmente silente pero intacta desde el punto de vista estructural. Sin embargo, si no se recupera el flujo sanguíneo en un período definido de tiempo denominado ventana terapéutica, esta región puede sufrir procesos de degeneración neuronal retardada o muerte secundaria que dan lugar a la expansión gradual del núcleo del infarto hacia la zona de penumbra isquémica. Existe un gran interés por conocer los mecanismos de esta forma de muerte y la manera de bloquearla, para diseñar terapias alternativas y/o complementarias a los agentes trombolíticos que atenúen el daño cerebral causado por el ictus.

El mecanismo fundamental de la muerte neuronal secundaria es la excitotoxicidad,[1] consecuencia de la liberación de glutamato al espacio extracelular causada por la lisis de las neuronas del núcleo del infarto.[2] Este aminoácido es el principal neurotrasmisor excitatorio del cerebro de mamíferos que, a través de su unión a receptores específicos de la membrana neuronal, media la trasmisión en las sinapsis excitatorias. Paradójicamente, la exposición a concentraciones elevadas de glutamato resulta letal para las neuronas que mueren por excitotoxicidad, un proceso no sólo fundamental en isquemia sino también responsable de la destrucción neuronal asociada con hipoxia, hipoglucemia, epilepsia, trauma agudo, y ciertas enfermedades neurodegenerativas como las enfermedades de Alzheimer, Parkinson, Huntington y la esclerosis lateral amiotrófica.[2-4] Lógicamente, la excitotoxicidad es una diana fundamental en la búsqueda de estrategias de neuroprotección.

3   Los receptores de glutamato de tipo N-metil-D-aspartato (NMDA)

En relación con el mecanismo de transmisión de la señal de activación, los receptores de glutamato se han clasificado en dos grandes familias:

1. Receptores metabotrópicos (mGluRs): formados por proteínas de membrana acopladas a proteínas G, que transducen la señal del agonista a través de cascadas de señalización mediadas por segundos mensajeros intracelulares.
2. Receptores ionotrópicos (iGluRs): canales iónicos acoplados a ligando. Clasificado en tres subtipos atendiendo a su afinidad por agonistas sintéticos que los activan específicamente y a sus características electrofisiológicas:

   - Receptores de tipo α-amino-3-hidroxi-5-metil-4-isoxazol propionato (AMPA).
   - Receptores de tipo kainato.
   - Receptores de tipo NMDA.

Los dos primeros subtipos tienen cinéticas de activación rápidas y son permeables a Na^+ y K^+ y, en menor nivel, Ca^{2+}.[5]

Los receptores NMDA están ampliamente distribuidos en el SNC donde forman canales iónicos caracterizados por mostrar alta permeabilidad para el ión Ca^{2+} y bloqueo por

Mg^{2+} de manera dependiente de voltaje, tal como muestra la figura 1-A. Funcionan como detectores de coincidencia ya que su activación requiere la unión de sus coagonistas, glutamato (o su análogo NMDA) y glicina (o D-serina), y la despolarización simultánea de la membrana neuronal, como ocurre por ejemplo por activación previa de los receptores AMPA (véase la figura 2-A).[5] Como consecuencia de su activación tiene lugar la salida de K^+, y la entrada de Na^+ y fundamentalmente Ca^{2+}. El receptor NMDA está modulado además por poliaminas, protones, Zn^{2+} y agentes redox entre otros (véase la figura 1-A).[6]

Los receptores son proteínas heteroméricas, probablemente tetrámeros, constituidos por subunidades obligatorias NR1 que interaccionan con las de tipo NR2 (NR2A-D) consideradas como reguladoras o potenciadoras (véase la figura 1-B).[7] Los distintos receptores así formados poseen propiedades fisiológicas diferentes.[5] Ocasionalmente, también componen el receptor subunidades NR3 (NR3A-B) que probablemente actúan como dominantes negativos de su actividad.[8] La topología en la membrana de las sub-

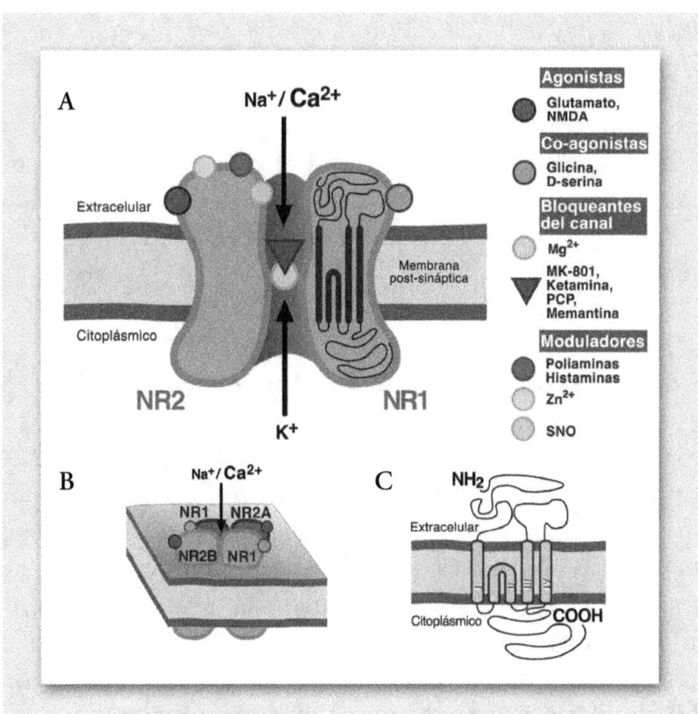

Figura 1. Estructura del receptor NMDA. A: Modelo esquemático de la activación y modulación.
El receptor se activa por unión del agonista glutamato (o NMDA) a las subunidades NR2 y de su
coagonista glicina (o D-serina) a las NR1. Los dominios transmembrana forman el canal iónico
permitiendo, tras el desbloqueo del Mg^{2+}, la salida de K^+ y la entrada de Na^+ y Ca^{2+}. SNO:
residuo de cisteína modificado por S-nitrosilación. B: Modelo para la estructura cuaternaria.
El receptor está probablemente formado por dos subunidades NR1 y dos de tipo NR2, pudiendo coexistir
dos proteínas NR2 diferentes en la misma molécula de receptor.
C: Topología en la membrana de las subunidades.

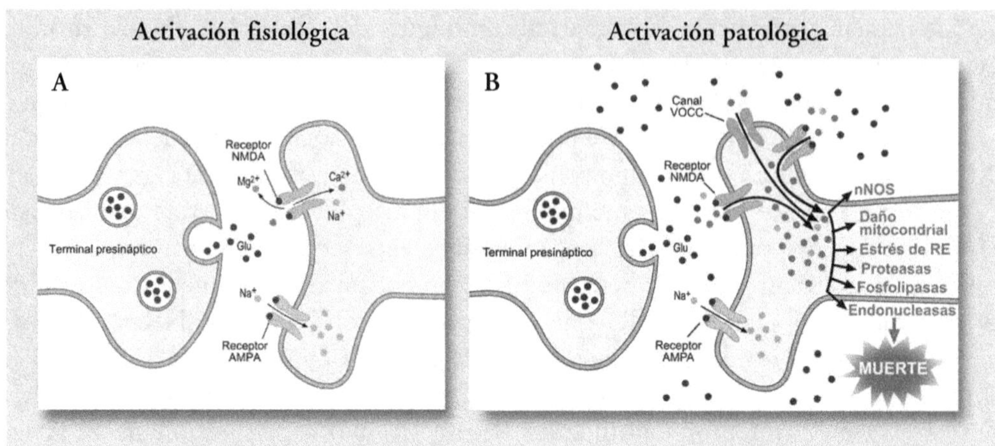

Figura 2. Activación fisiológica y patológica de los receptores NMDA. A: Modelo de la eliminación del bloqueo ejercido por el ión Mg^{2+} durante la activación fisiológica de los receptores NMDA. B: Modelo de la activación patológica de los receptores NMDA y algunas consecuencias de la alteración en la homeostasis del Ca^{2+} celular. VOCC: canales de Ca^{2+} dependientes de voltaje.

unidades se presenta de forma esquemática en la figura 1-C, estando formadas por tres segmentos transmembrana completos (I, III y IV) y un dominio en forma de horquilla (II), que atraviesa parcialmente la membrana y confiere la selectividad iónica al canal.[9] El extremo N-terminal de la molécula queda orientado al exterior y el C-terminal hacia el citoplasma celular.

4   Relevancia de los receptores NMDA en la fisiología del SNC

Gracias a sus propiedades, los receptores NMDA son esenciales para los fenómenos de plasticidad sináptica, tales como la depresión a largo plazo (LTD) y la potenciación a largo plazo (LTP), la base fisiológica de los procesos de memoria y aprendizaje.[10] Además, la transmisión sináptica mediada por ellos es esencial para la supervivencia neuronal y el bloqueo de los receptores NMDA induce apoptosis durante el desarrollo, así como empeora los procesos de neurodegeneración en el adulto.[11]

Los receptores ejercen estas funciones gracias a estar embebidos en las densidades postsinápticas (PSD), donde establecen interacciones con múltiples proteínas de andamiaje y señalización mediante sus regiones citoplásmicas (véase la figura 1-C),[12] y ponen en marcha un sistema muy complejo de señales que incluye vías dependientes e independientes de calcio. Entre las proteínas de andamiaje es muy importante PSD-95, que participa en la localización correcta de estos receptores y el establecimiento de interacciones con estructuras del citoesqueleto. Gracias a disponer de tres dominios de interacción proteica tipo PDZ *(PSD-95/Discs Large/Zonula Occludens-1)*, PSD-95 media el acoplamiento del receptor NMDA con otras proteínas, como la óxido nítrico sintasa neuronal (nNOS) y las moléculas de adhesión celular.[13] Las regiones citoplásmicas del receptor NMDA son diana, además, de numerosas proteínas reguladoras que modulan su actividad y localización.[14]

5 Alteraciones patológicas de la función del receptor NMDA

Como se mencionó anteriormente, la sobreactivación de los receptores de glutamato de tipo NMDA tiene, paradójicamente, un papel muy importante en la excitotoxicidad neuronal, proceso de muerte que es común a diversas patologías del SNC. En estas situaciones, tal como se resume en la figura 2-B, la entrada inicial de Ca^{2+} en la neurona a través de los receptores NMDA se ve agravada por la apertura de canales de Ca^{2+} dependientes de voltaje (VOCC), y por la liberación del ión almacenado intracelularmente en el retículo endoplásmico (RE) y mitocondrias, producto de la acción de segundos mensajeros que se generan por la activación de los receptores de glutamato metabotrópicos. El incremento de la concentración de calcio citosólico resulta tóxico para la célula por mecanismos no completamente definidos, que incluyen el daño mitocondrial, el estrés de RE y, en general, la activación por Ca^{2+} de enzimas como la proteína quinasa C (PKC), fosfolipasas A_2 y C, algunas endonucleasas, la proteína quinasa II dependiente de Ca^{2+}-calmodulina, la nNOS y la proteasa calpaína.[15] Además, el aumento de radicales libres puede dañar a las proteínas celulares, al DNA y a las membranas lipídicas.

Un efector crítico en excitotoxicidad es la calpaína, proteasa activada de forma temprana en isquemia cerebral y enfermedades neurodegenerativas.[16,17] Existe un gran interés en determinar cuáles son sus sustratos y en qué forma su procesamiento contribuye al proceso isquémico. Entre otros, la calpaína procesa e inactiva al intercambiador de Na^+/Ca^{2+} de la membrana (NCX),[18] el sistema más importante de eliminación del Ca^{2+} intracelular, necesario para recuperar los niveles basales de este ión tras la sobreactivación de los receptores NMDA. Esta proteasa también procesa a p35, regulador neuronal de la quinasa dependiente de ciclina 5 (Cdk5), dando lugar a la deslocalización y activación prolongada de esta quinasa, hiperfosforilación de tau y otras proteínas sustrato y muerte neuronal.[19] Recientemente, en un modelo de isquemia focal transitoria, también se ha demostrado el procesamiento de las regiones C-terminales de las subunidades NR2A del receptor de glutamato y de PSD-95, formándose receptores NMDA truncados desacoplados de sus vías de señalización intracelular.[20] El procesamiento de estas proteínas tendrá probablemente gran trascendencia en la muerte por excitotoxicidad que tiene lugar en isquemia ya que, como veremos más adelante, las subunidades NR2A parecen ser centrales en la supervivencia neuronal.

Aunque la degeneración neuronal observada en isquemia cerebral se debe a procesos primordialmente necróticos, existen evidencias de que también tienen lugar procesos de muerte celular por apoptosis,[21] principalmente en la penumbra isquémica. En realidad, ambos mecanismos están íntimamente ligados y prueba de ello es la estrecha relación entre la activación de calpaína, tradicionalmente asociada con la muerte por necrosis, y la de caspasas, centrales en la muerte apoptótica.[22] Por una parte, ambos tipos de proteasas comparten muchos de sus sustratos, si bien éstos son procesados de distinta manera. Además, las caspasas son capaces de proteolizar e inactivar a la calpastatina, el inhibidor endógeno de la calpaína, mientras que esta última puede procesar y activar a la caspasa-3. De acuerdo con estos datos, en modelos animales de isquemia, se ha demostrado la activación de caspasa-3 y calpaína,[16] y la disminución del volumen del infarto con inhibidores de ambas proteasas.[23,24]

6   Dualidad de los receptores NMDA en supervivencia y muerte neuronal

Sólo recientemente hemos empezado a comprender los mecanismos bioquímicos responsables de la dualidad de los receptores NMDA como moléculas clave para la supervivencia neuronal y, al mismo tiempo, proteínas críticas en vías de señalización conducentes a la muerte neuronal. La activación de los receptores sinápticos induce cascadas de señalización dependientes de PI3K (fosfatidilinositol-3-quinasa), Erk1/2 (quinasas reguladas por señales extracelulares) y CREB (proteína de unión al elemento de respuesta cAMP/Ca^{2+}) que tienen naturaleza neuroprotectora.[25] Recientemente, también se ha demostrado que la actividad sináptica aumenta las defensas antioxidantes intrínsecas de las neuronas.[26] Diversos datos apuntan a que la localización de los receptores NMDA en las neuronas afecta a sus propiedades biofísicas,[27] y tiene una gran relevancia en sus respuestas biológicas. En general, la activación conjunta de los receptores situados en posiciones sinápticas y extrasinápticas, tal como ocurre cuando la liberación de glutamato no está confinada a la brecha sináptica, va a causar un bloqueo de los efectos neuroprotectores propios de la activación exclusivamente sináptica. Así, por ejemplo, la supervivencia neuronal acoplada a la activación de CREB y a la expresión de la neurotrofina BDNF (factor neurotrófico derivado del cerebro), que es promovida por la activación de los receptores NMDA sinápticos, resulta bloqueada de forma generalizada y dominante por la estimulación de los receptores extrasinápticos (véase la figura 3).[28] Situaciones antagónicas similares se han demostrado también para la activación de Erk1/2,[29] o la potenciación de las defensas antioxidantes.[26]

Existe mucho interés por establecer si la dicotomía entre receptores NMDA sinápticos y extrasinápticos está mediada por diferencias en el tipo de subunidades que los componen o sólo depende de su localización en la neurona. A diferencia de las subunidades NR1, cuya expresión es prácticamente ubicua dentro del SNC, las distintas subunidades NR2 presentan un patrón de síntesis más específico, tanto en el desarrollo como en las distintas regiones del SNC. En el hipocampo y en la corteza cerebral maduras, NR2A y NR2B son las subunidades NR2 principales y, aunque estas localizaciones no son exclusivas,[30] NR2A se asocia fundamentalmente a los receptores sinápticos, estando NR2B más relacionada con los extrasinápticos (véase la figura 3). Cara al diseño de compuestos con actividad neuroprotectora, será necesario establecer la validez de estas hipótesis.

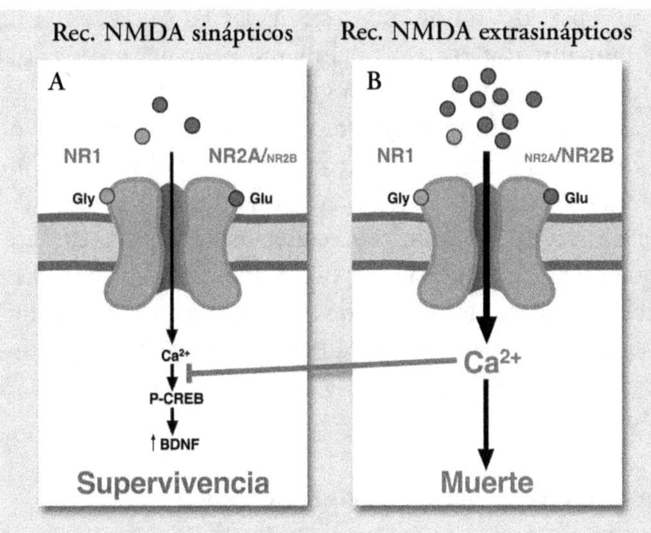

Figura 3. Papel dual de los receptores NMDA en supervivencia y muerte neuronal. A: La activación de los receptores sinápticos produce una entrada moderada de Ca²⁺, que induce la fosforilación de CREB (P-CREB), a través de la activación de quinasas, la inducción de BDNF y la activación de vías de supervivencia. B: En situación patológica, la liberación masiva de glutamato al espacio extracelular activa también a los NMDARs extrasinápticos, donde predominan las subunidades NR2 de tipo NR2B. Se alcanzan concentraciones muy elevadas de Ca²⁺, que producen un bloqueo general y dominante en la activación de CREB y dan lugar a la inducción de vías de muerte.

7 Fracasos en la utilización clínica de terapias orientadas al bloqueo de la excitotoxicidad

Dado el papel preponderante de la excitotoxicidad en la muerte secundaria de las neuronas de la penumbra isquémica, en los últimos años se ha investigado el potencial neuroprotector de diversos fármacos con capacidad para inhibir este proceso. Se han ensayado, entre otros, compuestos inhibidores de la liberación de glutamato, hiperpolarizantes de la membrana, y antagonistas de los VOCC y de los receptores de glutamato, sobre todo de aquellos específicos para el NMDA. Sin embargo, a pesar de las expectativas creadas por los resultados obtenidos en modelos experimentales, estos fármacos no fueron eficaces en el tratamiento de la isquemia cerebral,[11] ni de enfermedades neurodegenerativas[31] y, en general, presentaban efectos secundarios intolerables para su utilización clínica. En el capítulo anterior de este libro se presenta una revisión actualizada de los ensayos clínicos en fase III realizados, así como algunas consideraciones importantes para evitar futuros fracasos. Entre otros aspectos, es necesario trabajar para aumentar el nivel de conocimiento de las propiedades químicas y de los mecanismos de acción de las potenciales moléculas neuroprotectoras, adecuar mejor los modelos animales utilizados en los ensayos preclínicos a la situación patológica y mejorar el diseño de los estudios clínicos.

Un defecto común en el diseño de estas estrategias ha sido la falta de selectividad, motivada fundamentalmente por el desconocimiento de la naturaleza dual de los receptores NMDA en supervivencia y muerte. En general, estos fármacos bloquean tanto la activación fisiológica como la patológica del receptor y, por tanto, no es de extrañar que muestren efectos secundarios sobre el aprendizaje y que produzcan somnolencia, alucinaciones e incluso coma. Adicionalmente, las neuronas que sobreviven al daño isquémico en la zona de penumbra presentan niveles elevados de BDNF, el factor antiapoptótico Bcl-2 y CREB activado,[32] indicativos de la activación sostenida de señales de supervivencia en dichas células. La función de los receptores NMDA sinápticos es probablemente crítica en estos mecanismos de supervivencia y su inhibición facilitaría, en lugar de bloquear, la muerte neuronal.

8   Diseño de drogas selectivas para el estado patológico

A pesar de los errores cometidos en el pasado, el receptor NMDA sigue siendo una diana muy prometedora para el desarrollo de fármacos dirigidos al tratamiento de la isquemia cerebral. Entre sus antagonistas, la memantina ha generado grandes expectativas ya que es capaz de bloquear la muerte excitotóxica con buena tolerancia clínica. Los ensayos en fase III han demostrado que este fármaco es efectivo en el tratamiento de pacientes con grados moderados o severos de la enfermedad de Alzheimer, por lo que su uso ha sido aprobado recientemente por los órganos competentes de la Unión Europea y los Estados Unidos para el tratamiento de esta forma de demencia. Actualmente, se está ensayando el tratamiento de otras afecciones neurodegenerativas, como la demencia asociada con la infección por VIH, el dolor neuropático o el glaucoma. Adicionalmente, en modelos animales de isquemia cerebral se ha conseguido reducir en un 50 % el volumen del infarto administrando memantina incluso dos horas después del daño isquémico.[33]

El éxito de este compuesto estriba en que se trata de un antagonista acompetitivo del receptor NMDA, que requiere la activación previa del receptor por sus agonistas. La memantina se une por tanto a canales abiertos (véase la figura 1-A), siendo su tiempo de residencia en el canal relativamente corto y la afinidad de su unión baja. Estas propiedades implican que una misma cantidad de antagonista bloquea más eficientemente aquellos receptores sometidos a concentraciones elevadas o patológicas de glutamato frente a los expuestos a concentraciones fisiológicas y que, al no acumularse en el canal, esta droga ejerce un bloqueo reversible que no interfiere con la trasmisión sináptica normal. Por el contrario, los antagonistas competitivos utilizados anteriormente inhiben preferentemente la actividad normal del receptor NMDA y, cuando se unen a los receptores activados patológicamente, pueden ser desplazados por las elevadas concentraciones presentes de glutamato. Por otra parte, los antagonistas que se unen al canal, pero con tiempos de residencia más elevados que la memantina, también presentan efectos secundarios graves. Dentro de estos últimos están, por ejemplo, el compuesto MK-801, que a las dosis neuroprotectoras puede inducir coma,[34] la fenciclidina (PCP), conocida como «polvo de ángel», que produce alucinaciones, o la ketamina, que tiene propiedades anestésicas (véase la figura 1-A).

Las nitromemantinas son derivados de segunda generación de la memantina, diseñados para aumentar su eficacia neuroprotectora sin sacrificar su seguridad.[34] Se basan en el hecho de que la modificación por nitrosilación de determinados residuos extracelulares de cisteína en la subunidades disminuye la actividad del receptor NMDA (véase la figura 1-A). Los posibles efectos adversos de la nitroglicerina sobre la presión sanguínea pueden evitarse añadiendo el grupo nitro (NO) a la molécula de memantina, que dirige entonces la S-nitrosilación preferente de los receptores NMDA que están sobreactivados. Los estudios preliminares muestran que las nitromemantinas tienen mayor capacidad neuroprotectora en modelos animales que la memantina sin efectos nocivos sobre la presión sanguínea, por lo que son fármacos muy prometedores.

9 Modulación de la señalización intracelular mediada por la activación de los receptores de glutamato

Como alternativas al uso de antagonistas del receptor NMDA, se están investigando estrategias dirigidas a la modulación a distintos niveles de las vías de señalización intracelular que acoplan la activación de estos receptores con los mediadores del proceso de excitotoxicidad. Aunque en una etapa todavía experimental, algunas de estas aproximaciones son prometedoras, como, por ejemplo, las orientadas a alterar la interacción de los receptores NMDA con sus proteínas de andamiaje en la PSD. La administración tras la isquemia de péptidos que impiden la interacción de las subunidades NR2B del receptor con PSD-95 da lugar a una reducción importante del volumen del infarto en modelos animales de isquemia focal permanente o transitoria, sin afectar a la actividad sináptica.[35]

Otra posibilidad es la inhibición de proteínas clave en los procesos de muerte celular asociados con la excitotoxicidad. Así, recientemente se ha demostrado el efecto neuroprotector del compuesto XG-102 (anteriormente D-JNKI1), un péptido permeable y resistente a proteasas que bloquea el acceso a muchos de los sustratos de la proteína quinasa JNK (quinasa del extremo N-terminal de c-Jun).[36] La inyección intravenosa de este compuesto varias horas después de la isquemia, muestra un potente efecto neuroprotector en modelos animales de esta patología, sólo o en tratamientos combinados con fármacos trombolíticos.[36] En cultivos celulares y modelos animales de isquemia también se ha demostrado un efecto neuroprotector de los inhibidores de calpaína y caspasas,[23,24] proteasas que como vimos tienen un papel prominente en la patogénesis de la isquemia cerebral. Dado el sinergismo de ambas familias en los procesos de muerte neuronal,[22] su eficacia es mayor cuando se usan en forma combinada.[37] Sin embargo, a pesar de su potencial, antes de su evaluación clínica será necesario optimizar su estructura para aumentar su permeabilidad, solubilidad y especificidad, y mejorar sus propiedades farmacocinéticas.

10   Conclusión

En los últimos años hemos avanzado mucho en el conocimiento de los mecanismos moleculares y celulares que llevan de la activación patológica de los receptores de glutamato a la degeneración neuronal consecuencia del ictus isquémico. Gracias a ello se han diversificado las dianas potenciales de intervención para la inhibición de la excitotoxicidad. Los compuestos con potencial neuroprotector deberían ser selectivos y preservar las funciones normales del cerebro e, idealmente, se utilizarían en terapias combinadas con agentes trombolíticos, que mejorarían su accesibilidad al tejido isquémico.

Bibliografía

1. Olney JW. Inciting excitotoxic cytocide among central neurons. Adv Exp Med Bio. 1986; 203: 631-45.

2. Choi DW, Rothman SM. The role of glutamate neurotoxicity in hypoxic-ischemic neuronal death. Annu Rev Neurosci 1990; 13: 171-82.

3. Choi DW. Glutamate neurotoxicity and diseases of the nervous system. Neuron 1988; 1: 623-34.

4. Meldrum BS. Excitotoxicity and selective neuronal loss in epilepsy. Brain Pathol 1993; 3: 405-12.

5. Hollmann M, Heinemann S. Cloned glutamate receptors. Annu Rev Neurosci 1994; 17: 31-108.

6. Dingledine R, Borges K, Bowie D, Traynelis SF. The glutamate receptor ion channels. Pharmacol Rev 1999; 51: 7-61.

7. Cull-Candy S, Brickley S, Farrant M. NMDA receptor subunits: diversity, development and disease. Curr Opin Neurobiol 2001; 11: 327-35.

8. Das S, Sasaki YF, Rothe T, Premkumar LS, Takasu M, Crandall JE et al. Increased NMDA current and spine density in mice lacking the NMDA receptor subunit NR3A. Nature 1998; 393: 377-81.

9. Bigge CF. Ionotropic glutamate receptors. Curr Opin Chem Biol. 1999; 3: 441-47.

10. Collingridge G. Synaptic plasticity. The role of NMDA receptors in learning and memory. Nature 1987; 330: 604-05.

11. Ikonomidou C, Turski L. Why did NMDA receptor antagonists fail clinical trials for stroke and traumatic brain injury? Lancet Neurol 2002; 1: 383-6.

12. Ziff EB. Enlightening the postsynaptic density. Neuron 1997; 19: 1163-174.

13. Sheng M. The postsynaptic NMDA-receptor—PSD-95 signaling complex in excitatory synapses of the brain. J Cell Sci 2001; 114(Pt 7): 1251.

14. Ziff EB. Recent excitement in the ionotropic glutamate receptor field. Ann N Y Acad Sci 1999; 868: 465-73.

15. Sattler R, Tymianski M. Molecular mechanisms of calcium-dependent excitotoxicity. J Mol Med 2000; 78: 3-13.

16. Hong SC, Lanzino G, Goto Y, Kang SK, Schottler F, Kassell NF et al. Calcium-activated proteolysis in rat neocortex induced by transient focal ischemia. Brain Res 1994; 661: 43-50.

17. Vosler PS, Brennan CS, Chen J. Calpain-mediated signaling mechanisms in neuronal injury and neurodegeneration. Mol Neurobiol 2008; 38: 78-100.

18. Bano D, Young KW, Guerin CJ, Lefeuvre R, Rothwell NJ, Naldini L et al. Cleavage of the plasma membrane Na+/Ca2+ exchanger in excitotoxicity. Cell 2005; 120: 275-85.

19. Lee MS, Kwon YT, Li M, Peng J, Friedlander RM, Tsai LH. Neurotoxicity induces cleavage of p35 to p25 by calpain. Nature 2000; 405: 360-64.

20. Gascón S, Sobrado M, Roda JM, Rodríguez-Peña A, Díaz-Guerra M. Excitotoxicity and focal cerebral ischemia induce truncation of the NR2A and NR2B subunits of the NMDA receptor and cleavage of the scaffolding protein PSD-95. Mol Psychiatry 2008; 13: 99-114.

21. Li Y, Sharov VG, Jiang N, Zaloga C, Sabbah HN, Chopp M. Ultrastructural and light microscopic evidence of apoptosis after middle cerebral artery occlusion in the rat. Am J Pathol 1995; 146: 1045-051.

22. Neumar RW, Xu YA, Gada H, Guttmann RP, Siman R. Cross-talk between calpain and caspase proteolytic systems during neuronal apoptosis. J Biol Chem 2003; 278: 14162-167.

23. Fink K, Zhu J, Namura S, Shimizu-Sasamata M, Endres M, Ma J et al. Prolonged therapeutic window for ischemic brain damage caused by delayed caspase activation. J Cereb Blood Flow Metab 1998; 18: 1071-076.

24. Hong SC, Goto Y, Lanzino G, Soleau S, Kassell NF, Lee KS. Neuroprotection with a calpain inhibitor in a model of focal cerebral ischemia. Stroke 1994; 25: 663-69.

25. Hetman M, Kharebava G. Survival signaling pathways activated by NMDA receptors. Curr Top Med Chem 2006; 6: 787-99.

26. Papadia S, Soriano FX, Leveille F, Martel MA, Dakin KA, Hansen HH et al. Synaptic NMDA receptor activity boosts intrinsic antioxidant defenses. Nat Neurosci 2008; 11: 476-87.

27. Li B, Chen N, Luo T, Otsu Y, Murphy TH, Raymond LA. Differential regulation of synaptic and extra-synaptic NMDA receptors. Nat Neurosci 2002; 5: 833-34.

28. Hardingham GE, Fukunaga Y, Bading H. Extrasynaptic NMDARs oppose synaptic NMDARs by triggering CREB shut-off and cell death pathways. Nat Neurosci 2002; 5: 405-14.

29. Ivanov A, Pellegrino C, Rama S, Dumalska I, Salyha Y, Ben-Ari Y *et al.* Opposing role of synaptic and extrasynaptic NMDA receptors in regulation of the extracellular signal-regulated kinases (ERK) activity in cultured rat hippocampal neurons. J Physiol 2006; 572(Pt 3): 789-98.

30. Thomas CG, Miller AJ, Westbrook GL. Synaptic and extrasynaptic NMDA receptor NR2 subunits in cultured hippocampal neurons. J Neurophysiol 2006; 95: 1727-734.

31. Kemp JA, McKernan RM. NMDA receptor pathways as drug targets. Nat Neurosci 2002; 5(Suppl): 1039-042.

32. Walton MR, Dragunow I. Is CREB a key to neuronal survival? Trends Neurosci 2000; 23: 48-53.

33. Chen HS, Lipton SA. The chemical biology of clinically tolerated NMDA receptor antagonists. J Neurochem 2006; 97: 1611-626.

34. Lipton SA. Pathologically activated therapeutics for neuroprotection. Nat Rev Neurosci 2007; 8: 803-08.

35. Sun HS, Doucette TA, Liu Y, Fang Y, Teves L, Aarts M *et al.* Effectiveness of PSD95 inhibitors in permanent and transient focal ischemia in the rat. Stroke 2008; 39: 2544-553.

36. Wiegler K, Bonny C, Coquoz D, Hirt L. The JNK Inhibitor XG-102 Protects from Ischemic Damage with Delayed Intravenous Administration Also in the Presence of Recombinant Tissue Plasminogen Activator. Cerebrovasc Dis 2008; 26: 360-66.

37. Ray SK. Currently evaluated calpain and caspase inhibitors for neuroprotection in experimental brain ischemia. Curr Med Chem 2006; 13: 3425-440.

Capítulo 9. Citicolina en el tratamiento del infarto cerebral agudo

J. Álvárez-Sabín,[1] E. Díez-Tejedor, M. Gutiérrez[2]

[1] Servicio de Neurología
Hospital Universitari Vall d'Hebron
Universidad Autónoma Barcelona
Barcelona

[2] Laboratorio de Investigación Cerebrovascular
Hospital Universitario La Paz
Universidad Autónoma Madrid
Madrid

Dirección para correspondencia
Hospital Universitari Vall d'Hebron
Dr. J. Álvarez-Sabín
josalvarez@vhebron.net
Hospital Universitario La Paz
Dr. Díez-Tejedor
ediezt@meditex.es

1 Introducción

En el tratamiento del infarto cerebral se han ensayado sin éxito diversos neuroprotectores que, aunque en modelos animales resultan eficaces, fracasan en su aplicación clínica. Sin embargo, la citicolina ha demostrado un potencial beneficio protector. Esto es debido tanto a sus características, como a su mecanismo de acción (demostrado en estudios preclínicos), habiendo tenido una experiencia esperanzadora en ensayos clínicos, como se desprende de los metaanálisis recientes. Hay que destacar que la citicolina carece de efectos adversos lo que le confiere un perfil de seguridad excelente, lo cual nos ha llevado a diseñar un nuevo ensayo clínico: ICTUS.

En este capítulo analizaremos los aspectos básicos de la citicolina, su eficacia en modelos experimentales, la experiencia clínica acumulada, así como sus futuros desarrollos y aplicaciones.

2 Citicolina: bases farmacológicas

La citicolina o CDP-colina (citidina-5´-difosfocolina) (véase la figura 1) es un precursor esencial en la síntesis de fosfatidilcolina y otros fosfolípidos de las membranas celulares.[1-3] La CDP-colina se sintetiza *in vivo* a partir de citidin-trifosfato mediante una enzima (CDP-colina-fosfato-citidil-transferasa) que es el paso limitante en la síntesis de fosfatidilcolina. También participa en funciones metabólicas críticas como la formación de ácidos

A   ESTRUCTURA QUÍMICA CITICOLINA

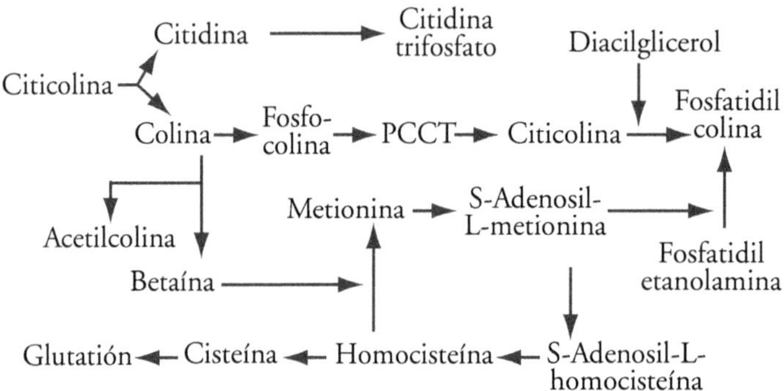

B   METABOLISMO CITICOLINA

Figura 1. A: *Estructura química de la citicolina. Esta sustancia es una intermediaria en la ruta de la síntesis del fosfolípido de membrana, fosfatidilcolina, crucial para el mantenimiento de la fluidez de la membrana celular y de la integridad celular.* B: *Metabolismo de la citicolina. PCCT: citidina trifosfato-fosfocolinacitidil transferasa.*

nucleicos, proteínas y acetilcolina, y aumenta los niveles de noradrelina y dopamina en el sistema nervioso central (SNC).[4] La CDP-colina se transporta a través de las membranas biológicas mediante una hidrólisis enzimática previa, que va seguida de una síntesis posterior y la incorporación a las membranas celulares.[5] Cuando se administra por vía oral, se hidroliza en el intestino, se absorbe rápidamente como colina y citidina, se resintetiza en el hígado y otros tejidos y, posteriormente, entra en las vías metabólicas de la CDP-colina.[6] La citicolina es utilizada de forma eficaz por las células cerebrales para sintetizar lípidos de membrana donde, no sólo incrementa la síntesis de fosfolípidos, sino que, además, inhibe su degradación. En ratas, se ha observado que a las 24 horas de la administración de una dosis oral marcada radiactivamente, el 0,25 % de la dosis total se encuentra en el cerebro, principalmente incorporada a los fosfolípidos de las membranas plasmáticas.[5] La absorción del fármaco por vía oral es casi tan alta como por vía intravenosa, ya que en estudios realizados en voluntarios sanos se ha encontrado una biodisponibilidad del 92 %.[2]

Estudios realizados en animales sobre distintas vías de administración ponen de manifiesto que no se encuentran diferencias significativas cuando la citicolina se administra oral, sublingual e intramuscular.[7] En otro estudio experimental se encuentra la misma propiedad farmacológica cuando el fármaco se administra por ruta oral e intravenosa.[8]

3 Citicolina en isquemia cerebral

Probablemente, los buenos resultados de la citicolina en el tratamiento de la isquemia cerebral se deben a su mecanismo de acción, lo cual explica el efecto neuroprotector, tanto en períodos tempranos como tardíos de la isquemia, en cuanto estabilizador y reparador de membrana,[9-11] estimulador de la síntesis de fosfatidilcolina, inhibidor de la liberación de ácidos grasos libres,[12-14] potenciador de la síntesis de ácidos nucleicos, proteínas, acetilcolina y otros neurotransmisores[13-15] y protector frente a la muerte por apoptosis[16], todo ello demostrado en trabajos experimentales previos.[17-22] La citicolina también ha sido eficaz en varios ensayos clínicos, siendo, por el momento, la única sustancia que parece demostrar un beneficio en metaanálisis de ensayos en fase III y en *pooled data* de los mismos,[23-28] con la ventaja añadida, como mencionábamos anteriormente, que no posee efectos indeseables lo que le confiere un perfil de seguridad y tolerancia excelentes. En estudios experimentales se ha demostrado que el tratamiento con Cit disminuye el déficit motor, restaura la capacidad de aprendizaje de los animales, mejora los cambios del comportamiento a largo plazo y aumenta la supervivencia neuronal. En estudio de isquemia cerebral focal en rata y también en el análisis *in vitro*, el tratamiento con citicolina reduce los niveles de glutamato y el volumen de infarto tras la isquemia[29] (véase la figura 2). En otro modelo de isquemia cerebral global en rata, inducida mediante oclusión de ambas carótidas durante 20-30 minutos, la administración de Cit i. p. a dosis de 50 mg/kg y 250 mg/kg, acorta significativamente, y de manera dosis dependiente, el tiempo requerido para la recuperación de la actividad motora espontánea.[30] En otro estudio realizado también en ratas, la administración de Cit intracerebral a dosis de 0,6 mµmol, reduce la liberación de ácidos grasos libres y la pérdida de fosfolípidos.[31] En un modelo en jerbo, la administración intraventricular de Cit previene la liberación de ácidos grasos libres, principalmente ácido araquidónico y la disminución de la fosfatidilcolina cerebral que aparece como consecuencia de la isquemia por destrucción de membranas.[11] Aparte en estudios de isquemia cerebral transitoria focal en ratas, el tratamiento con Cit en dosis de 500 mg/kg/día por vía i. p. durante siete días disminuye el volumen del infarto, el edema cerebral, los déficits neurológicos y la mortalidad.[32] En un modelo de oclusión permanente de la arteria cerebral media, la administración de citicolina 24 horas después de la oclusión incrementa el crecimiento de espinas dendríticas y la recuperación funcional en las ratas[10] (véase la figura 3). El mismo grupo de investigación en un trabajo reciente ha encontrado que citicolina administrada 4 horas después de la isquemia experimental no sólo reduce el volumen de infarto sino que aumenta los niveles de EAAT2 en las balsas lipídicas.[33] La citicolina previene la muerte apoptótica al reducir la expresión de procaspasas-1, 2, 3, 6 y 8 y la activación

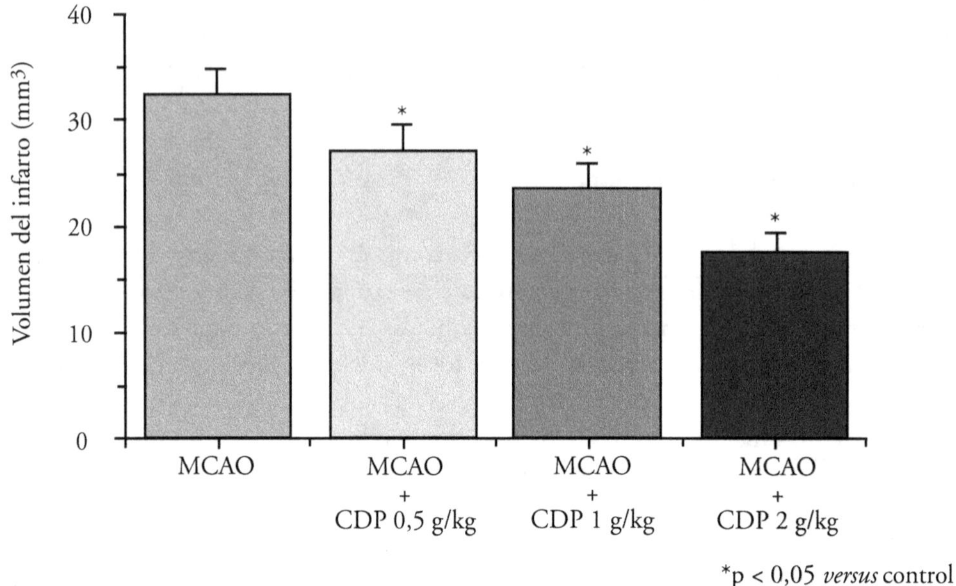

Figura 2. Efecto de diferentes dosis de citicolina sobre el volumen de infarto en un modelo experimental de isquemia cerebral focal en rata. Los datos son representados como media ± error estándar de la media.[29]

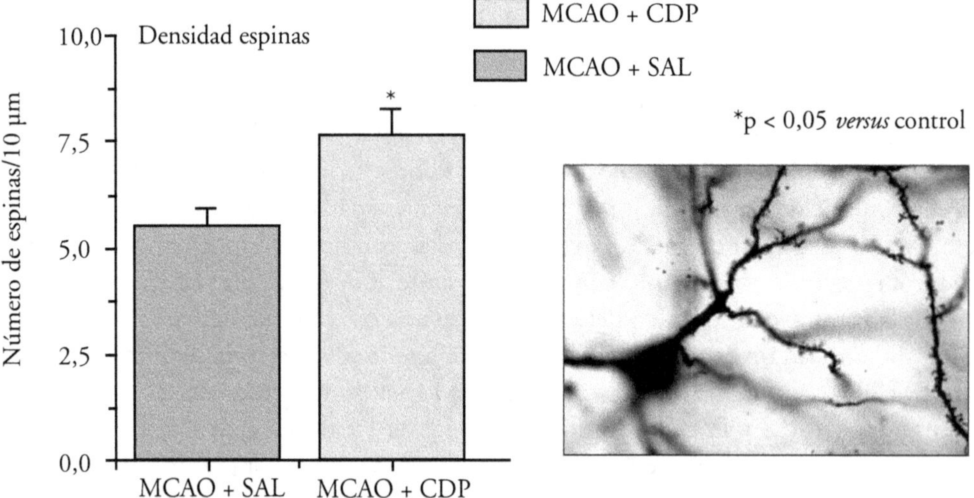

Figura 3. La administración de citicolina 24 horas después de la oclusión permanente de la arteria cerebral media incrementa el crecimiento de espinas dendríticas.

de la caspasa-3 en las células del área de penumbra. Asimismo, reduce el número de células con fragmentación del ADN después de la isquemia cerebral focal.[16] Además, por su mecanismo de acción la Cit podría cumplir estos requisitos y potenciar el efecto producido por otros neuroprotectores. La Cit también demuestra un efecto sinérgico con el MK-801, un antagonista de los receptores para glutamato de tipo NMDA;[19] esta asociación disminuye la mortalidad y el tamaño del infarto de una forma más clara que cada uno de los fármacos por separado.

Las dosis más frecuentemente estudiadas de Cit en modelos animales con resultados positivos son de 250 mg a 500 mg/kg,[17-22] aunque existen trabajos experimentales que muestran mejores resultados con dosis más altas; así, nosotros hemos administrado dosis de 1 gr/kg (datos no publicados),[34] habiendo llegado otros autores incluso a 2 g/kg, evaluando distintos marcadores de lesión[29] (véase la figura 2).

4 Citicolina: terapia combinada con reperfusión

Según la fisiopatología de la isquemia cerebral, la combinación de trombólisis para restaurar el flujo sanguíneo lo antes posible, junto con una neuroprotección eficaz capaz de inhibir los mediadores del daño por isquemia-reperfusión, sería la pauta de tratamiento que, teóricamente, permitiría reducir al máximo la extensión y gravedad del infarto cerebral. Las conclusiones de diversos trabajos han sugerido que la asociación de ciertos neuroprotectores con la trombólisis superan los efectos beneficiosos de cada uno de ellos por separado.[35-38] Estudios experimentales sugieren que la terapia combinada beneficia el tratamiento isquémico por mejorar la recuperación neurológica y disminuir el tamaño del infarto.[39,40] Sin embargo, en ensayos clínicos ésta no muestra eficacia.[41,42] Cit también se ha estudiado en asociación con rtPA[17,38] y con urokinasa[20] administrando la primera dosis antes de la trombólisis o simultáneamente con ésta, pero en ningún estudio se ha evaluado el efecto de administrar Cit una vez ocurrida la reperfusión, novedad que nosotros introducimos.[38] Algunas esperanzas se habían puesto en el estudio SAINT-1,[43] sin embargo, una investigación posterior, SAINT-2, ha dado resultados negativos.[44] En base a estas evidencias, es necesario encontrar un neuroprotector de eficacia comprobada, tanto en estudios experimentales en animales, como en clínicos, que se pueda administrar conjuntamente con la trombólisis y, posteriormente, demostrar la eficacia de esta combinación en modelos animales, encontrar la pauta de tratamiento óptima y ratificar los resultados en ensayos clínicos.

Por otro lado, con el objetivo de investigar si la neuroprotección con Cit puede ser, al menos, tan efectiva como la terapia reperfusora y convertirse, así, en una alternativa a la trombólisis, nosotros hemos estudiado, en un modelo experimental de isquemia cerebral focal por embolia en rata, los efectos de rtPA (5 mg/kg i. v.) con citicolina (250 mg/24 h durante tres días) comparada con la reperfusión en monoterapia y combinada, administrando Cit antes o después de la trombólisis.[38] El estudio (veáse la tabla 1) considera una combinación de marcadores clínicos (mortalidad y escalas de evaluación neurológica), morfológicos (volumen de infarto y TUNEL), bioquímicos (IL-6, TNFα). Comparado con el control, el uso de citicolina después de la trombólisis produce gran reducción de la mortalidad causada por la lesión isquémica (p < 0,01), volumen de infarto (p = 0,027), número de células TUNEL positivas en estriado (p = 0,014) y niveles plasmáticos de TNF-? (p = 0,027) a las 3 horas y a las 72 horas (p = 0,011). RtPA en monoterapia no produce una disminución significativa del volumen de infarto y muerte neuronal, pero reduce la mortalidad debida a daño cerebral (p < 0,01) aunque incrementa el riesgo de hemorragia. La citicolina en monoterapia sólo produce una reducción significativa de la muerte neuronal en el estriado (p = 0,014). La combinación de citicolina antes del rtPA no adiciona ningún beneficio al rtPA en monoterapia. La superioridad del tratamiento combinado de rtPA después de citicolina sugiere que la reperfusión temprana debería acompañarse de una neuroprotección eficaz para inhibir el daño por isquemia-reperfusión y proteger el tejido en riesgo (véase la figura 4). Por otra parte, quisimos estudiar si la respuesta es dependiente de la dosis, para ello utilizamos dosis más altas de citicolina (1.000 mg/24h durante tres días) en monoterapia o en combinación con rtPA antes y depués de la trombólisis. En este estudio la citicolina a altas dosis; en monoterapia es mejor que la trombólisis i. v. y tan eficaz como la terapia combinada con rtPA. Altas dosis de citicolina son una buena opción terapéutica en el tratamiento del infarto cerebral y podría ser considerada para futuros ensayos clínicos (datos pendientes de publicación).[34]

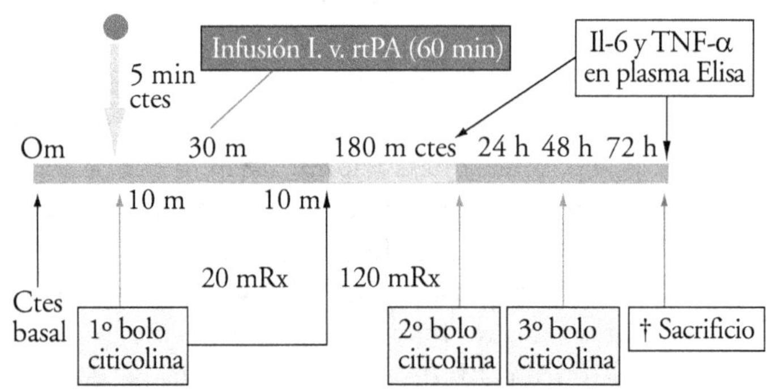

Grupos	Isquemia	n	Tratamiento 1	Tratamiento 2
Sham	-	4	-	-
Control	+	5	-	-
rtPA	+	4	rtPA 5mg/kg	-
Citicolina 250	+	4	Citicolina 250 mg/kg	-
Cit 250-rtPA	+	4	Citicolina 250 mg/kg	rtPA 5 mg/kg
rtPA-Cit 250	+	4	rtPA 5 mg/kg	Citicolina 250 mg/kg

Tabla 1. Esquema del protocolo experimental.

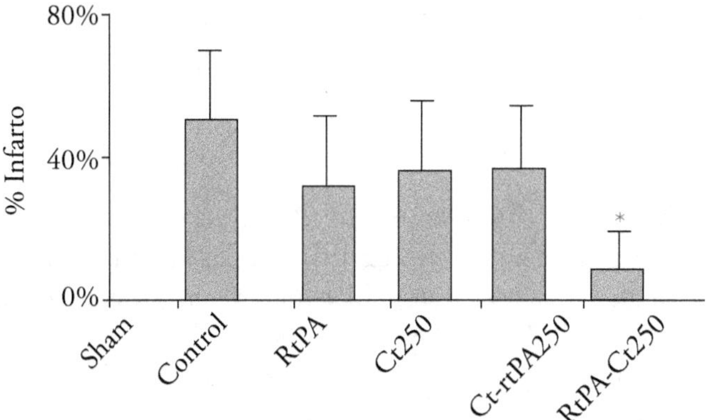

Volumen de infarto en cada grupo de tratamiento.
*Diferencias significativas comparadas con los controles (P = 0,027)

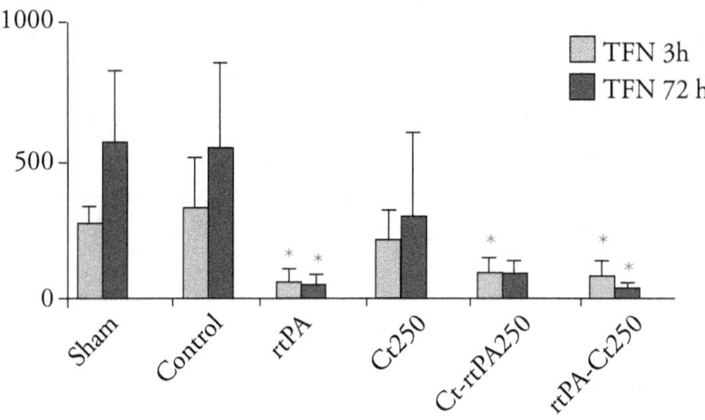

Niveles plasmáticos de TNFα. *p < 0,05 comparado con los controles

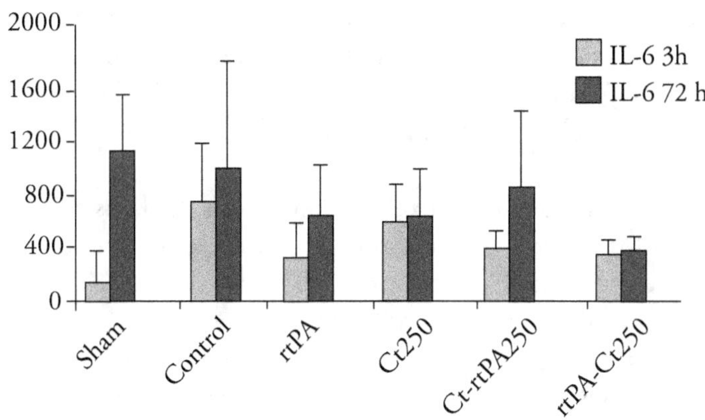

Niveles plasmáticos de IL-6

Figura 4.Efecto de la terapia combinada con trombólisis y citicolina en un modelo experimental de isquemia cerebral con coágulo de sangre autóloga en rata.[38]

5   Experiencia clínica con citicolina en pacientes con ictus

5.1   *Antes del* pooling data analysis

Previamente a la publicación, en diciembre de 2002, del estudio de datos agrupados o *«pooling data analysis»* (PDA) se habían realizado múltiples investigaciones clínicas que utilizaban diferentes variables principales en poblaciones heterogéneas de ictus y con tamaño muestral pequeño o moderado. Todo ello hacía muy difícil, por no decir imposible, la posibilidad de extraer conclusiones válidas de los mismos.

Algunos de estudios ya demostraban un claro beneficio de la utilización de citicolina durante la fase aguda del ictus isquémico.[23-26] Así, en el subestudio de difusión del ECO 2000, que incluyó a 90 pacientes a quienes se les practicó una RM con secuencias de difusión previa al inicio del tratamiento y otra RM cerebral con secuencias T2 a las doce semanas, los pacientes que tomaron 2 g/día de citicolina durante seis semanas presentaban un volumen lesional basal de 62 cc y a las seis semanas de 17 cc, demostrándose una reducción estadísticamente significativa de la lesión cortical en la RM.[45] La reducción en el volumen lesional se asoció con mejoría clínica: si analizamos a los pacientes que habían experimentado una mejoría de siete o más puntos en la escala de la NIH, en el 70 % de los casos se apreció una disminución en la lesión de la RM, ante el 42 % en los que no había disminución.

5.2   *El «pooling data analysis»*

El objetivo principal del PDA fue valorar el efecto de la citicolina en la recuperación total (neurológica y funcional) a los tres meses, en pacientes con ictus isquémico moderado-grave (NIH basal ≥ 8) en comparación con placebo y después de seis semanas de tratamiento.[27]

Se escogió como variable principal del estudio la recuperación global (análisis GEE), es decir, la recuperación neurológica y funcional completa objetivada por una puntuación de la escala de la NIH ≥ 1, del índice de Barthel ≥ 95 % y de la escala de Rankin modificada ≤1.

Para el diseño del estudio se escogió el PDA o análisis de datos agrupados, que consistió en revisar todos los ensayos aleatorizados a doble ciego, de grupos paralelos y controlados con placebo, en pacientes con ictus isquémico tratados con citicolina o placebo dentro de las 24 primeras horas desde el inicio de los síntomas y durante seis semanas. Las dosis empleadas podían ser 500 mg, 1.000 mg y 2.000 mg, por vía oral.

Se incluyeron los pacientes que cumplían los siguientes criterios:

– Edad ≥18 años.
– Randomizados en las primeras 24 horas desde el inicio de los síntomas.
– Persistencia del déficit neurológico (>60 minutos).

– TC y/o RM cerebral previa compatible con el diagnóstico.
– Clínica sugestiva de ictus agudo en el territorio de la arteria cerebral media (ACM).
– Puntuación en la escala de la NIH basal ≥ 8 (al menos dos de estos puntos motores).
– Puntuación en la escala de Rankin modificada previa al ictus ≤ 1.

Y que a su vez no presentaban ninguno de los criterios de exclusión siguientes:

– TC y/o RM cerebral con otras lesiones estructurales.
– Enfermedad sistémica grave.
– Enfermedad cardiovascular inestable.
– Incapacidad previa.
– Enfermedad psiquiátrica o demencia previa.

Tras la revisión de todos los estudios se seleccionaron 1.372 pacientes, 789 habían sido tratados con citicolina y 583 con placebo, procedentes todos ellos de cuatro ensayos clínicos realizados en los EE.UU.[23-26] A las doce semanas el 25,2 % de los pacientes tratados con citicolina presentaban un recuperación completa, por sólo el 20,2 % de los que recibieron placebo (véase la figura 5).

Global recovery at week 12					
	Citicoline %	Placebo %	OR	95 % CI	p
Citicoline *versus* placebo (4 *trials*, 1.372 *patients*)	25,5	20,2	1,33	1,10-1,62	**0,0034**
Doses					
Citicoline 250 mg *versus* placebo					
Study 001 a[6]	27,7	11,4	2,98	1,25-7,02	0,0129
Study 001[7]	24,2	16,6	1,61	0,93-2,78	0,0890
Study 010[8]	17,1	24,0	0,65	0,28-1,48	0,3078
Overall	20,8	15,7	1,42	0,96-2,093	0,0782
Citicoline 1.000 mg *versus* placebo					
Study 001 a[6]	9,1	10,7	0,84	0,35-2,15	0,7096
Citicoline 2.000 mg *versus* placebo					
Study 001 a[6]	25,19	9,8	3,098	1,18-8,12	0,0214
Study 018[9]	28,47	23,25	1,314	1,0-1,65	0,0183
Overall	27,9	21,9	1,38	1,10-1,72	**0,0043**

Figura 5. Variable principal (recuperación completa a las doce semanas) en el PDA.

Los pacientes que entraron a formar parte del PDA podían haber recibido tres dosis distintas de citicolina: 500, 1.000 o 2.000 mg al día; fueron éstos últimos los que presentaron de forma estadísticamente significativa una mejor evolución con un incremento del 38 % en la probabilidad de presentar una recuperación completa a las 12 semanas (véase la figura 6).

Al analizar de forma individual cada una de las tres variables que componen la variable principal, se comprueba (tanto en la escala neurológica de la NIH como en las funcionales del índice de Barthel y en la de Rankin modificada) que los pacientes tratados con citicolina alcanzan un mayor porcentaje una recuperación neurológica y funcional completa; ello es especialmente claro en la escala de Rankin modificada (véase la figura 7).

No había diferencias en la presencia de efectos adversos y tampoco en el porcentaje de abandonos del tratamiento durante el estudio.

Las principales conclusiones del PDA fueron que los pacientes con ictus isquémico moderado-importante (NIH ≥ 8) tratados con citicolina por vía oral en las 24 primeras horas y durante seis semanas, tienen un incremento significativo del 33 % en la probabilidad de conseguir una recuperación completa a las doce semanas. La eficacia superior se alcanza con dosis de 2.000 mg/día durante seis semanas. En conclusión, se puede decir que la citicolina es un fármaco seguro.

El metaanálisis de Saver and Wilterdink, presentado en la 27th ISC celebrada en San Antonio en 2002, muestra unos resultados similares a los del PDA. Siguiendo la metodología Cochrane incluyó ocho ensayos clínicos con un total de 2.063 pacientes y demostró

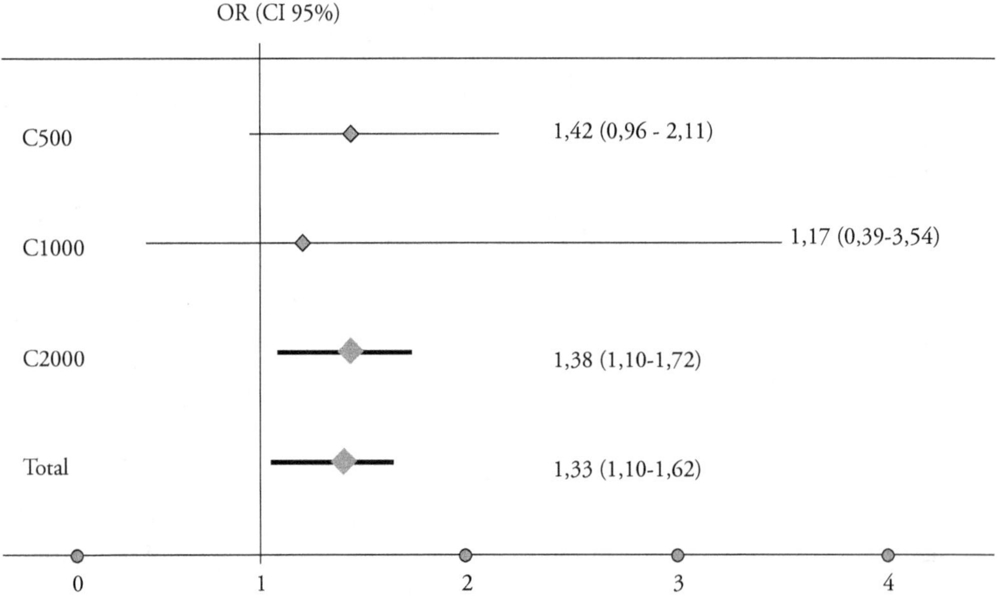

Figura 6. Probabilidad de recuperación completa según la dosis diaria de citicolina en los pacientes del PDA.

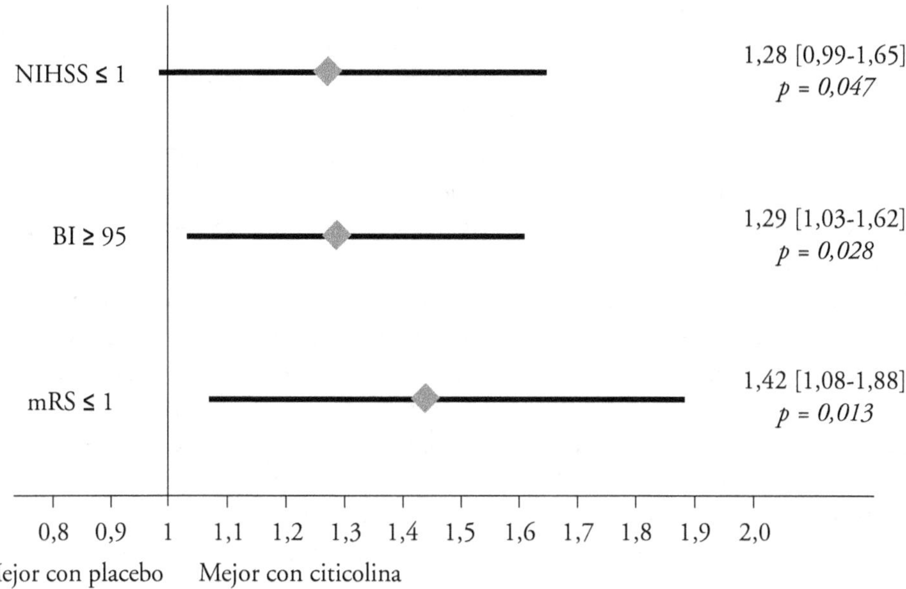

Figura 7. Variables secundarias en el PDA.

una reducción en el riesgo de mortalidad y discapacidad de un 34 %: 56,9 % frente a 67,3 % [0,66 (0,55-0,79), p < 0,001].

El tratamiento con citicolina iniciado en la fase aguda del ictus reduce el riesgo absoluto de mortalidad y discapacidad en un 10,4 %, un efecto más próximo al observado con tPA (12,4 %) que al de AAS 1,2 %. Expresado de otra forma, 104 pacientes tienen una evolución mejor por cada 1.000 pacientes tratados con citicolina. El número de pacientes necesarios a tratar (NNT) para evitar una muerte o discapacidad es de 9,6.

5.3 Después del «pooling data analysis»

Para confirmar los resultados del PDA se diseñó hace dos años el estudio ICTUS (*International citicoline trial on acute stroke:* citicolina en el tratamiento de la fase aguda del ictus isquémico). Se trata de un estudio internacional, multicéntrico, prospectivo, doble-ciego, aleatorizado y controlado con placebo, en el que participan servicios de neurología de hospitales de España, Portugal y Alemania. En dicho estudio los pacientes se randomizan en una proporción 1,1 a recibir citicolina o placebo.[28] La dosis de citicolina es de 2.000 mg/día durante seis semanas; en los tres primeros días se administra por vía intravenosa (1.000 mg/ 12 horas) y del cuarto día hasta la sexta semana por vía oral (2 tabletas de 500 mg/12 horas).

El objetivo principal del estudio es confirmar los resultados obtenidos en el PDA: determinar los efectos en la recuperación a los tres meses de 2.000 mg/día de citicolina, tras seis semanas de tratamiento y seis semanas de seguimiento, en pacientes con ictus isquémico moderado-severo (NIHSS basal ≥ 8) en comparación con placebo

La recuperación se evaluará utilizando la variable principal que incluye tres componentes: neurológico (escala de ictus del NIH ≥ 1), discapacidad (puntuación de la escala modificada de Rankin ≥ 1) y las actividades de la vida diaria (índice de Barthel ≥ 95). El análisis de esta variable principal se llevará a cabo mediante *Generalized Estimating Equations* (GEE).[46]

Mientras esperamos los resultados del que podría ser el primer neuroprotector eficaz en el ictus, también es importante destacar que se ha publicado un estudio que empleó citicolina en pacientes con ictus hemorrágico[47] Se trata del FI-CDPc-HIC, estudio piloto, doble-ciego, aleatorizado y controlado con placebo, para valorar la eficacia y seguridad de la citicolina en el tratamiento de fase aguda de la hemorragia intracerebral (HIC) primaria, que incluyó a pacientes de 40-85 años que habían sufrido una HIC primaria hemisférica supratentorial de menos de seis horas de evolución. Los pacientes recibieron tratamiento con citicolina 1 g /12 horas, la primera semana por vía i. v. y después por vía oral o placebo.

En el análisis de seguridad no se observaron diferencias en los porcentajes de acontecimientos adversos, mortalidad y abandono. Un 6,7 % de los que recibieron placebo estaban independientes (Rankin 0-2) a las doce semanas frente a un 27,8 % de los que tomaron citicolina.

El estudio FI-CDPc-HIC concluye, por tanto, que la citicolina es segura y que, además, muestra una tendencia a la eficacia en pacientes con HIC. Y lo que es más importante, este resultado abre la posibilidad de que, si el estudio ICTUS es positivo, pudiéramos utilizar el fármaco en la fase aguda antes, incluso, de realizar el estudio de neuroimagen.

BIBLIOGRAFÍA

1. García-Mars A, Rossinol A, Roca M, Lozano R, Rosselló J, Llinás J. Effects of citicoline in subortical demnetia associate with parkingsons deseasse assessed by quantified electroensephalography. Clean Thee 1992; 14: 718-29.
2. Dinsdeal JR, Griffiths GK, Wroulands C, Castello J, Ortiz JA, Maddock J *et al.* Pharmacokinetics of C CDP-choline. Arzneimittelforschung 1983; 33: 1066-070.
3. De la Morena E. Efficacy of CDP-choline in the treatment of senile alterations in memory. Ann N Y Acad Sci 1991; 640: 233-36.
4. Secades JJ, Frontera G. CDP-choline: pharmacological and clinical review. Methods Find Exp Clin Pharmacol 1995; 14(Suppl B): 2-54.
5. Agut J, López-Coviella I, Ortiz JA, Wurtman RJ. Oral cytidine 5'-diphosphate choline administration to rats increases brain phospholipid levels. Ann N Y Acad Sci 1993; 695: 318-20.
6. Weiss GB. Metabolism and actions of CDP-choline as an endogenous compound and administered exogenously as citicoline. Life Sci 1995; 56: 637-60.
7. Roda A, Fini A, Grigolo B, Scapini G. Routes of administration and serum levels of (methyl-14 C)-cytidine diphosphocholine. Therapeutic Research 1983; 34 (6): 1050-053.
8. Galletti P, De Rosa M, Cotticelli M, Morana A, Vaccaro R, Zappia V. Biochemical rationale for the use of CDP choline in traumatic brain injury: pharmacokinetics of the orally administered drug. J Neurological Sciences 1991; 103: S19-S25.
9. Tovarelli G, DeMedio G, Dorman R, Piccinin G, Horrocks L, Porcellati G. Effects of cytidine diphosphate

choline (CDP-choline) on ischemia-induced alteration of brain lipid in the gerbil. Neurochemical Research 1981; 6: 821-33.

10. Hurtado O, Cárdenas A, Pradillo JM, Morales JR, Ortego F, Sobrino T *et al.* A chronic treatment with CDP-choline improves functional recovery and increases neuronal plasticity after experimental stroke. Neurobiol Dis 2007; 26(1): 105-11.

11. Tovarelli G, DeMedio G, Dorman R, Piccinin G, Horrocks L, Porcellati G. Effects of cytidine diphosphate choline (CDP-choline) on ischemia-induced alteration of brain lipid in the gerbil. Neurochemical Research 1981; 6: 821-33.

12. Goracci G, Francescangeli E, Horrocks L, Porcellati G. The reverse actions of cholinephosphotransferase in rat brain microsomes. A new pathway for degeneration of phosphatidylcholine. Biochimica et biophysica Acta 1981; 664: 373-79.

13. Weiss GB. Metabolism and actions of CDP-choline as an endogenous compound and administered exogenously as citicoline. Life Sci 1995; 56: 637-60.

14. Secades JJ. CDP-choline: updated pharmacological and clinical review. Methods Find Exp Clin Pharmacol 2002; 24 (suppl 2): 1-56.

15. Dixon CE, Ma X, Marion DW. Effects of CDP-choline treatment on neurobehavioral deficits alter TBI and on hippocampal and neocortical acetycholine release. J Neurotrauma 1997; 14: 161-69.

16. Krupinski J, Ferrer I, Barrachina M, Secades JJ, Mercadal J, Lozano R. CDP-choline reduces pro-caspase and cleaved caspase-3 expression, nuclear fragmentation, and specific PARP-cleaved products of caspase activation following middle cerebral artery occlusion in the rat. Neuropharmacology 2002; 42: 846-54.

17. Andersen M, Overgaard K, Meden P, Boysen G. Effects of citicoline combined with thrombolytic therapy in a rat embolic stroke model. Stroke 1999; 30: 1464-471.

18. Aronowski J, Strong R, Grotta JC. Citicoline for treatment of experimental focal ischemia: histologic and behavioral outcame. Neurol Res 1996; 18: 570-74.

19. Onal MZ, Tatlisumak T, Sandage BW, Fisher M. Synergistic effects of citicholine and MK 801 in temporary experimental focal ischemis in rats. Stroke 1997; 28: 1065.

20. Shuaib A, Yang Y, Li O. Evaluating the efficacy of citicoline in embolic ischemic stroke in rats: neuroprotective effects when used alone or in combination with urokinase. Experimental neurology 2000; 161: 733-39.

21. Sobrado M, López M, Carceller F, García A, Roda JM. Combined nimodipine and citicoline reduce infarct size, attenuate apoptosis and increase bcl-2 expression after focal cerebral ischemia. Neuroscience 2003; 118; 107-13.

22. Gutiérrez M, Díez Tejedor E, Alonso de Leciñana M, Fuentes B, Carceller F, Roda JM. Thrombolysis and neuroprotection in cerebral ischemia. Cerebrovasc Dis. 2006. 21(Suppl 2): 118-26.

23. Clark WM, Warach SJ, Pettigrew LC, Gammans RE, Sabounjian LA. A randomized dose-response trial of citi-coline in acute ischemic stroke patients. Neurology 1997; 49: 671-78.

24. Clark WM, Williams BJ, Selzer KA, Zweifler RM, Sabounjian LA, Gammans RE. A randomized efficacy trial of citicoline in patients with acute ischemic stroke. Citicoline Stroke Study Group. Stroke 1999; 30: 2592-597.

25. Clark WM, Weschler LR, Sabounjian LA, Schwiderski UE. For the citicoline Stoke Study Group. A phase III randomized efficacy trial of 2000 mg citicoline in acute ischemic stroke patients. Neurology 2001; 57: 1595-602.

26. Warach S, Pettigrew LC, Dashe JF, Pullicino P, Lefkowitz DM, Sabounjian LA *et al.* Effect of citicoline on ischemic lesions as measured by diffusion-weighted magnetic resonance imaging. Citicoline 010 Investigators. Ann Neurol 2000; 48: 713-22.

27. Dávalos A, Castillo J, Álvarez-Sabín J, Secades J, Mercadal J, López S *et al.* Oral citicoline in acute ischemic stroke: an individual patient data pooling analysis of clinical trials. Stroke 2002; 33: 2850-857.

28. ICTUS Study: International Citicoline Trial on acUte Stroke (NCT00331890). http://www.thelancet.com/journals/lancet/misc/protocol/06PRT-3005.

29. Hurtado O, Moro MA, Cárdenas A, Sánchez V, Fernández-Tomé P, Leza JC *et al.* Neuroprotection affored by prior citicoline administration in experimental brain ischemia: effects on glutamate transport. Neurobiol Dis 2005; 18: 336-45.

30. Kakihana M, Fukuda N, Suno M, Nagaoka A. Effects of CDP-choline on neurologic deficits and cerebral glucosa metabolism in a rat modelo of cerebral ischemia. Stroke 1988; 19: 217-22.

31. Dorman R, Dabrowiecki Z, Horrocks L. Effects of CDP-choline and CDP-ethanolamine on the alterations in rat brain lipid metabolism induced by global ischemia. J Neurochem 1983; 40: 276-79.

32. Schabitz W, Weber J, Tanako K, Sandage B, Locke K, Fisher M. The effects of prolonged treatment with citicoline in temporary experimental focal ischemia. J Neurol Sci 1996; 138: 21-5.

33. Hurtado O, Pradillo JM, Fernández-López D, Morales JR, Sobrino T, Castillo J *et al.* Delayed post-ischemic administration of CDP-choline increases EAAT2 association to lipid rafts and affords neuroprotection in experimental stroke. Neurobiol Dis 2008; 29(1): 123-31.

34. Gutiérrez M. Tratamiento del infarto cerebral. Terapia combinada con trombólisis y neuroprotección. Estudio experimental en ratas. Tesis, Universidad Autónoma Madrid, Madrid 2005.

35. Overgaard K, Sereghy T, Boysen G, Pedersen H, Diemer N. Reduction of infarct volume and mortality by thrombolysis in a rat embolic stroke model. Stroke 1992; 23: 1167-173.

36. Meden P, Overgaard K, Pedersen H, Boysen G. Effect of early treatment with tirilazad (U7400F) combined with delayed thrombolytic therapy in rat embolic stroke. Cerebrovasc Dis 1996; 6: 141-48.

37. Sereghy T, Overgaard K, Boysen G. Neuroprotection by excitatory aminoacid antagonist augments the benefit

of thrombolysis in embolic stroke in rats. Stroke 1993; 24: 1702-708.

38. Alonso de Leciñana M, Gutiérrez M, Roda JM, Carceller F, Díez-Tejedor E. Effect of combined therapy with thrombolysis and citicoline in a rat model of embolic stroke. J Neurol Sci 2006; 247(2): 121-29.

39. Yang Y, Li Q, Shuaib A. Enhanced neuroprotection and reduced hemorrhagic incidence in focal cerebral ischemia of rat by low dose combination therapy of urokinase and topiramate. Neuropharmacology 2000; 39(5); 881-88.

40. Lekieffre D, Benavides J, Scatton B, Nowicki J. Neuroprotection afforded by a combination of eliprodil and a thrombolytic agent, rt-PA, in a rat thromboembolic stroke model. Brain Res 1997; 776(1-2): 88-95.

41. Grotta J. The Combination Therapy Stroke Trial Investigators. Combination therapy stroke trial: recombinant tissue plasminogen activator with/ without lubeluzole. Cerebrovasc Dis 2001; 12: 258-63.

42. Lyden P, Jacoby M, Schim J, Albers G, Mazzeo P, Ashwood T *et al.* The Clomethiazole Acute Stroke Study in tissue-type plasminogen activator-treated stroke (CLASS-T): final results. Neurology 2001; 57: 1199-205.

43. Lees KR, Zivin JA, Ashwood T, Davalos A, Davis SM, Diener HC *et al.* Stroke-Acute Ischemic NXY Treatment (SAINT I) Trial Investigators.NXY-059 for acute ischemic stroke.N Engl J Med 2006; 354(6): 588-600.

44. Savitz SI, Fisher M. Future of neuroprotection for acute stroke: in the aftermath of the SAINT trials. Ann Neurol 2007; 61(5): 396-402.

45. Warach SJ, Sabounjian LA. ECCO 2000 Study of citicoline for treatment of acute ischemic stroke: effects on infarct volumes measured by MRI. Stroke 2003; 31: 283.

46. Bolland K, Whitehead J, Cobo E, Secades JJ. Evaluation of a sequential global test of improved recovery following stroke as applied to the ICTUS trial of citicoline. Pharm Stat 2008 Jul 21. [Epub ahead of print]

47. Secades J, Álvarez-Sabín J, Rubio F, Lozano R, Dávalos A, Castillo J. Trial Investigators. Citicoline in intracerebral haemorrhage: a double-blind, randomized, placebo-controlled, multi-centre pilot study. Cerebrovasc Dis 2006; 21: 380-85.

Capítulo 10. Terapias antiinflamatorias e inmunomoduladoras

C. Justicia

Departamento de Isquemia Cerebral
y Neurodegeneración
Instituto de Investigaciones Biomédicas
de Barcelona-CSIC-IDIBAPS
Barcelona

Dirección para correspondencia
Instituto de Investigaciones
Biomédicas de Barcelona-CSIC
Dr. C. Justicia
cjmfat@iibb.csic.es

1 Introducción

La elevada incidencia del ictus hace necesario analizar a fondo los factores que contribuyen a la progresión de la enfermedad, pudiendo este conocimiento aportar nuevas ideas en el abordaje terapéutico. Como es bien conocido, existen muchas limitaciones en el tratamiento del ictus. Diversos factores hacen que el número de pacientes que se pueden beneficiar del tratamiento con rt-PA sea muy limitado.

Los accidentes cerebrovasculares se caracterizan por la interrupción o disminución del flujo sanguíneo en el cerebro o en una zona concreta de éste, dejando de recibir el aporte sanguíneo necesario para mantener la actividad neuronal. A pesar de ser una patología de aparición aguda, la lesión isquémica cerebral sigue un proceso dinámico que progresa en las horas y días que siguen al inicio del episodio isquémico. En la lesión inicial se definen diferentes regiones; así, encontramos un núcleo isquémico donde se produce muerte celular masiva por necrosis, y una zona de penumbra isquémica asociada a tejido en riesgo de desarrollar muerte neuronal, principalmente siguiendo procesos de tipo apoptótico.

La interrupción del aporte sanguíneo provoca un fallo energético y una liberación masiva de aminoácidos excitadores, principalmente glutamato, lo cual lleva a un aumento de la concentración de ión sodio, causa del edema celular, y de calcio, que activará diversos sistemas enzimáticos que contribuirán a la degradación de la membrana celular y a la generación de radicales libres del oxígeno (ROS) y del óxido nítrico (NO). Éstos promueven la expresión de mediadores inflamatorios.

Cada vez más evidencias, tanto clínicas como experimentales, apuntan a los procesos inflamatorios, así como a los sistemas inmunes innato y adaptativo, en tanto que factores cruciales en muchos aspectos de las patologías vasculares. La inflamación se produce como respuesta a diversas situaciones patológicas, como la infección por patógenos, trauma o daño por isquemia, entre otros. Las respuestas inflamatorias en el cerebro dañado ejercerán efectos significativos en la viabilidad neuronal y en el estado y evolución de la enfermedad.

Clásicamente, el cerebro se ha considerado un órgano privilegiado, debido a su aislamiento del resto del sistema inmune sistémico por la presencia de la barrera hematoencefálica. Esta protección se hace más necesaria si tenemos en cuenta la poca capacidad de regeneración que presenta este órgano. La microglía fue considerada como el único tipo celular del cerebro con capacidad de participar en procesos inflamatorios, así como de ser el efector de la respuesta immune. Posteriormente se describió la presencia de células inflamatorias provenientes de la circulación sanguínea, incluyendo neutrófilos, monocitos y

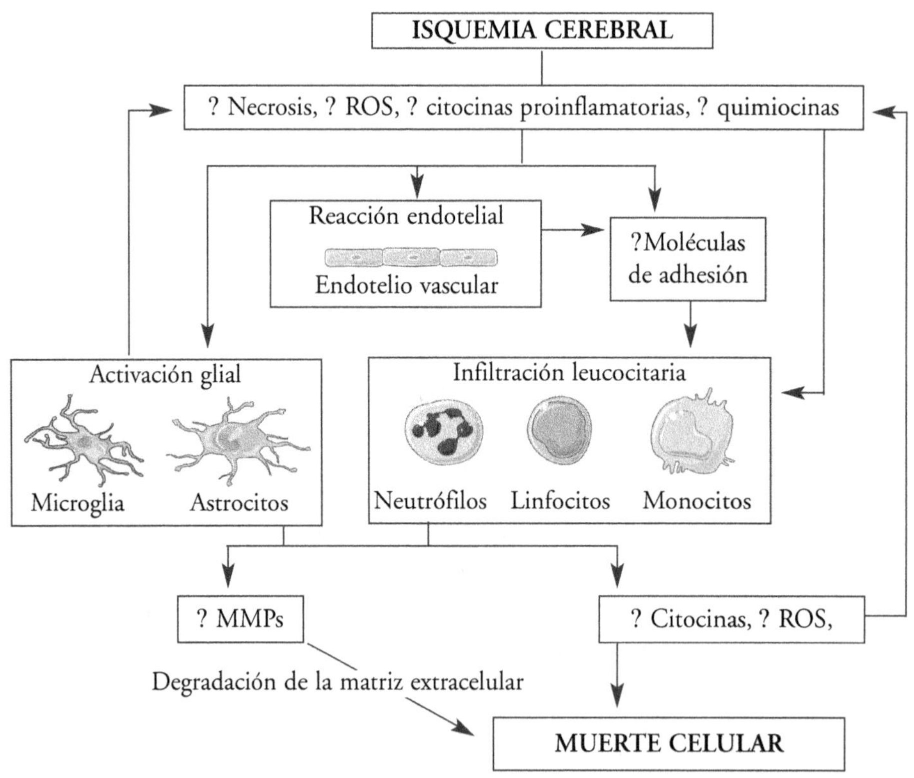

Figura 1. La isquemia cerebral desencadena la respuesta inflamatoria debido a la presencia de células necróticas, especies reactivas del oxígeno (ROS), citocinas y quimiocinas. La reacción glial genera más citocinas proinflamatorias. Se produce un aumento en la expresión de moléculas de adhesión que facilita la invasión leucocitaria. Esto provoca a la activación de MMPs, y la generación de más citocinas y ROS, que llevan a la degradación de la matriz y contribuyen al edema y la muerte celular.

linfocitos, que pueden infiltrar el parénquima cerebral bajo condiciones patológicas. Estas células infiltrantes pueden también contribuir al daño neuronal produciendo a su vez un incremento de citocinas proinflamatorias, estrés oxidativo, y contribuyendo a la degradación de la matriz extracelular a través de la activación de metaloproteinasas de matriz (MMPs). El conjunto de estos procesos se encuentra resumido en la figura 1.

La respuesta inflamatoria tiene un componente humoral y un componente celular. La primera incluye la liberación de señales extracelulares como citocinas proinflamatorias, y quimiocinas. Muchas de estas citocinas proinflamatorias promueven la expresión y activación de moléculas de adhesión y metaloproteinasas de matriz, que facilitan la infiltración de las células efectoras de la respuesta inflamatoria. La respuesta obedece a la activación de las células inflamatorias por parte de las citocinas proinflamatorias, lo que a su vez incluye la reacción glial, que también son células productoras de factores solubles proinflamatorios y adquieren actividad fagocítica.

Los inductores más importantes de la inflamación son agentes patógenos causantes de infección, como bacterias, virus o priones. También productos de la muerte celular, como restos de membrana, fragmentos de proteínas, o fragmentos de material génico son activadores de la respuesta inflamatoria. El sistema nervioso central (SNC) está íntimamente conectado al sistema inmune. Los mecanismos de que dispone el cerebro para disminuir el estado inflamatorio pueden ser perjudiciales a nivel sistémico, aumentando la susceptibilidad a infecciones.

En este capítulo describiremos el papel de los diferentes mediadores y efectores de la respuesta inflamatoria y de la respuesta inmune innata tras un accidente cerebrovascular, así como diferentes estrategias terapéuticas dirigidas contra diversos aspectos implicados en estos procesos.

2   Inducción de la respuesta inflamatoria

A partir del inicio del episodio isquémico, diferentes tipos celulares presentes en el cerebro reaccionan, iniciándose la respuesta inflamatoria. Se induce la activación de las células de microglía, que transforman su morfología, convirtiéndose en células idénticas a macrófagos, tanto en morfología como en fisiología y función. Por otro lado, la microglía contribuye al daño posterior a la isquemia, liberando factores citotóxicos. La inhibición de la reacción microglial, ya sea en animales modificados genéticamente, o bien mediante administración de antibióticos de la familia de las tetraciclinas, ha demostrado una mejora significativa en el estado neurológico y el volumen de lesión en modelos experimentales de isquemia.[1] Sin embargo, algunos autores han sugerido un papel beneficioso de la microglía activada en la fase crónica de la enfermedad, contribuyendo a la eliminación de residuos celulares gracias a su capacidad fagocítica.[2]

Los astrocitos también reaccionan de manera rápida después de la isquemia y pueden expresar diferentes tipos de mediadores inflamatorios. Participan en la inflamación cerebral generando factores como citocinas y quimiocinas.[3]

3 Mediadores solubles de la inflamación

3.1 Citocinas

Las citocinas se encuentran sobreexpresadas en el cerebro tras una gran variedad de insultos, incluido el ictus. Las expresan células del sistema inmune pero también neuronas y glía.[4] Entre las citocinas con niveles alterados después de la isquemia encontramos la interleucina-1 (IL-1), el factor de necrosis tumoral alfa (TNF-α), la interleucina-6 (IL-6), el factor de crecimiento transformante beta (TGF-β) o la interleucina-10 (IL-10), entre otros. Algunas de estas citocinas tienen efectos proinflamatorios mientras que otras han sido descritas por sus características antiinflamatorias. El patrón de expresión temporal de las diferentes citocinas guarda relación con su función. Así, IL-1 y TNF-α son los primeros efectores que inician la respuesta inflamatoria, mientras que otras citocinas de expresión más tardía tendrán importancia en el desarrollo de reactantes de fase aguda, como la proteína c-reactiva (PCR) o el fibrinógeno,[5] y la liberación de un conjunto de moléculas de adhesión, que facilitan la agregación leucocitaria y su posterior migración al tejido inflamado.

La isoforma β de la IL-1 parece ser la más implicada en la inflamación posterior a la isquemia. La encontramos expresada en dos fases, la primera tan sólo una hora después de la isquemia y entre seis y veinticuatro horas después. Existe un antagonista del receptor de IL-1 (IL-1ra) que actúa como inhibidor endógeno.

Niveles elevados de IL-1β coinciden con mayor daño isquémico; además, la administración de IL-1ra ha mostrado efectos protectores en modelos experimentales de isquemia cerebral. Con el bloqueo del receptor de IL-1β (IL-1R1) se obtienen lesiones más reducidas en modelos experimentales.[6] Estos datos muestran el papel negativo de IL-1 en la evolución de la fase aguda de la lesión isquémica. La intervención terapéutica sobre IL-1 podría tener efectos positivos frente a la evolución del ictus.

El patrón de expresión de TNF-α es similar al de IL-1β. Su función en el SNC tras la isquemia cerebral es controvertida. Valores de TNF-α elevados en sangre correlacionan con deterioro neurológico y la inhibición de TNF-α reduce el daño isquémico. En el mismo sentido, la administración de TNF-α recombinante empeora el resultado de la isquemia. Por otra parte se ha descrito que TNF-α puede estar implicado en fenómenos de tolerancia isquémica, y los ratones deficientes en TNF-α muestran menores infartos. Esta dualidad puede explicarse por la capacidad de TNF-α de activar diferentes vías de respuesta. La modulación de estas vías podría contribuir a la mejora de los pacientes o, al menos, ayudar a frenar la evolución de la lesión en sus fases iniciales.[7]

Al igual que en el caso de TNF-α, se ha descrito un papel dual para IL-6 después de la isquemia cerebral. Multitud de estudios experimentales realizados con IL-6 no han conseguido esclarecer este punto. Niveles elevados de IL-6 en plasma y líquido cefalorraquídeo son indicadores de un peor pronóstico para el ictus,[8] pero el bloqueo de IL-6 en modelos experimentales empeora el infarto, posiblemente a través de la vía STAT3.[9]

En condiciones fisiológicas las células del SNC no producen IFN-γ. Encontramos IFN-γ después de la infiltración de linfocitos T y células NK en el parénquima cerebral. Su presencia está asociada al agravamiento de la lesión.[10] IFN-γ promueve la expresión de mediadores proinflamatorios mediante la activación de la vía de señalización STAT1. Además induce la expresión de MHC clase II, facilitando el reconocimiento de antígeno por parte de los macrófagos.

La IL-10 es una citocina con acciones antiinflamatorias, mediante la inhibición de los efectos de IL-1 y TNF-α, y reduciendo la expresión de los receptores de citocinas proinflamatorias. Niveles bajos de IL-10 en sangre son indicadores de un peor pronóstico.[11] La administración de IL-10 exógeno produce mejoras significativas en modelos animales. Por otro lado, niveles elevados de IL-10 en pacientes se han relacionado con mayor riesgo de infección.[12]

El TGF-β se expresa de manera preferente en microglía y astrocitos; su sobreexpresión en modelos animales ha demostrado ser beneficiosa, produciendo una disminución en la respuesta inflamatoria. Se le han atribuido propiedades neuroprotectoras, reduciendo la toxicidad inducida por t-PA, así como efectos antiapoptóticos. Todo ello apunta a TGF-β como un buen candidato para posibles estrategias terapéuticas.

3.2   Quimiocinas

Su papel fundamental se centra en la comunicación entre células y en el quimiotactismo, que atraerá a los leucocitos en condiciones inflamatorias o de respuesta inmune. Actúan sobre receptores de membrana acoplados a proteína G, activando cinasas intracelulares. Se cree que su expresión tras la isquemia cerebral es perjudicial en conjunto, ya que contribuye al aumento del número de células infiltrantes.[13]

La expresión de MIP-1 y MCP-1 se encuentra aumentada tras la isquemia cerebral, y su inhibición produce una disminución en el daño del tejido cerebral.

La fractalquina interviene en la comunicación entre neuronas y microglía. La interrupción de esta comunicación tiene como consecuencia la producción de menores infartos en modelos experimentales.

3.3   Moléculas de adhesión

Las diferentes citocinas proinflamatorias se unen a sus correspondientes receptores de membrana y activan vías de transducción de señal, originando la respuesta celular. Esta respuesta se manifiesta por la expresión de moléculas de adhesión a nivel del endotelio vascular y los leucocitos, promoviendo la infiltración hacia el tejido cerebral.

La respuesta celular en situaciones de inflamación es necesaria, ya que lleva a cabo funciones de reconocimiento y eliminación de agentes patógenos, residuos de células resultado de la muerte inducida por la isquemia, entre otras. Los efectores celulares de la inflamación son los leucocitos. Su infiltración en el parénquima cerebral está mediada por la expresión de moléculas de adhesión a nivel del endotelio vascular cerebral. Los leucocitos infiltran el parénquima siguiendo un proceso que implica tres pasos: rodamiento, adhesión y migración a través del endotelio. Estos procesos están dirigidos por diferentes moléculas de adhesión. La expresión de moléculas de adhesión determinará el patrón temporal de la infiltración de los distintos tipos leucocitarios, siendo los neutrófilos los primeros en llegar al tejido dañado, en las primeras 12 a 24 horas. Posteriormente llegarán los monocitos y los linfocitos. Una representación simplificada del proceso de infiltración puede verse en la figura 2.

Ya se ha comentado la función por parte de algunas citocinas, de activar la expresión de moléculas de adhesión que facilitan las interacciones entre células y también entre célula y componentes de la matriz extracelular. En este proceso intervienen diferentes miembros de una superfamilia de moléculas de adhesión, conocidas genéricamente como adhe-

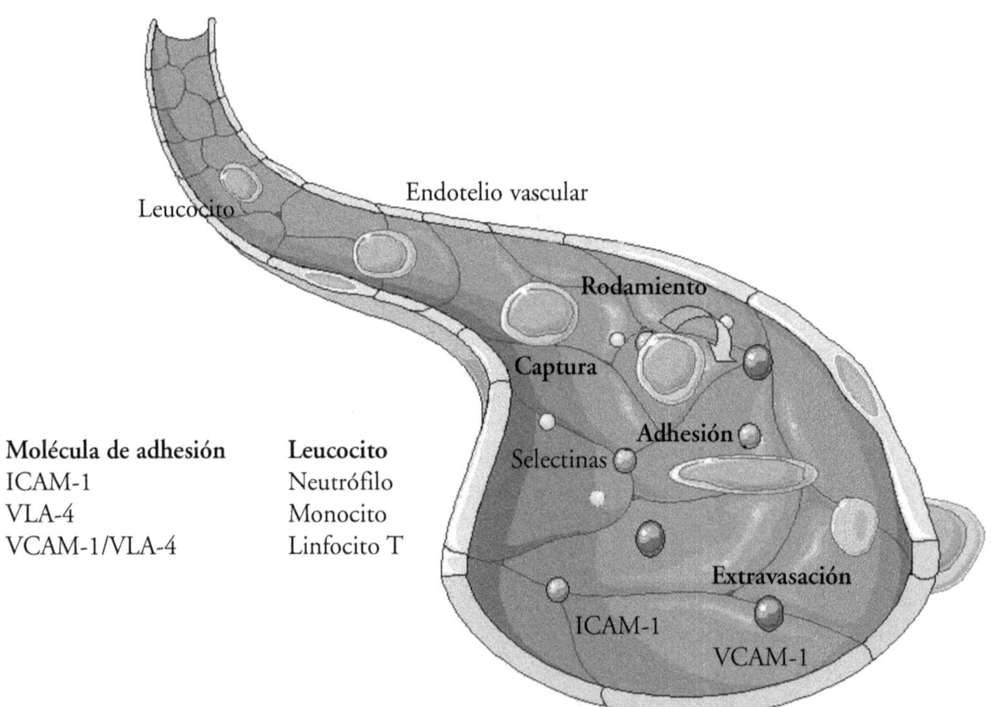

Figura 2. La extravasación de leucocitos depende de la expresión de las distintas moléculas de adhesión. ICAM-1 media la infiltración de neutrófilos, mientras que VLA-4 y VCAM-1 lo hacen en la invasión de monocitos y linfocitos. El leucocito se une al endotelio en la pared vascular gracias a la acción de las selectinas. Posteriormente se produce la adhesión firme donde intervienen integrinas e inmunoglobulinas. Los cambios en el citoesqueleto del leucocito le permiten pasar entre las uniones firmes de las células endoteliales.

sinas. Dentro de éstas se distinguen, según su naturaleza, estructura y función, tres grandes grupos: selectinas, integrinas e inmunoglobulinas.

Las selectinas son glicoproteínas que median la unión celular a través de interacciones entre sus dominios lectina y ligandos de la superficie celular. Esta familia incluye tres miembros: E-selectina, L-selectina y P-selectina. E- y P-selectina se expresan en plaquetas y endotelio, mientras que L-selectina se expresa en leucocitos y se une a glicoproteínas de la superficie de las células endoteliales. E-selectina se induce por diversos estímulos proinflamatorios y reconoce carbohidratos de la superficie celular. P-selectina se encuentra almacenada en plaquetas y en células endoteliales y también reconoce carbohidratos de superficie.

La familia de las selectinas juega un papel clave en la infiltración de neutrófilos, interviniendo a nivel de los procesos de rodamiento y adhesión a la célula endotelial. Las interacciones entre neutrófilos y células endoteliales, y entre neutrófilos y plaquetas, están mediadas por la P-selectina de las plaquetas y las células endoteliales, y por la L-selectina de los leucocitos.

Las formas solubles de las moléculas de adhesión pueden ser usadas como marcadores del estado de inflamación. Terapias con anticuerpos monoclonales contra P- y L-selectina han sido probadas con éxito en modelos de isquemia/reperfusión, mostrando volúmenes de infarto significativamente menores. Ratones transgénicos que no expresan P-selectina también desarrollan lesiones menores que sus correspondientes controles. Una mayor expresión de P-selectina en la superficie plaquetaria se ha relacionado con empeoramiento después del ictus.[14] También el bloqueo de E-selectina ha mostrado beneficios, pero sólo en modelos donde se produce reperfusión del tejido.

Así pues, las selectinas se perfilan como buenas dianas para la prevención de la infiltración leucocitaria desde sus primeras fases.

Las integrinas son una gran familia de receptores que intervienen en la adhesión celular. Muchos tipos celulares expresan integrinas, pudiendo una misma célula expresar varias integrinas. Las integrinas pueden unirse a secuencias de aminoácidos presentes en muchas proteínas, como el fibrinógeno, la fibronectina o la trombospondina, entre otras. Además tienen la función de coordinar la adhesión celular de los distintos leucocitos, y son necesarias para facilitar los cambios en el citoesqueleto que permiten a los leucocitos pasar a través de las uniones estrechas del endotelio. LFA-1 y Mac-1 son las integrinas mediadoras en la infiltración de neutrófilos.[15]

Como estrategias terapéuticas se han utilizado anticuerpos monoclonales contra α4-integrinas para prevenir la infiltración de leucocitos en diversas patologías, utilizando modelos animales como la encefalitis autoinmune experimental. Como dato a tener en cuenta, el bloqueo de α4-integrinas impide el paso de los leucocitos al tejido sin modificar el número de células circulantes. El receptor de la integrina de plaquetas GPIIb/IIIa se ha utilizado como agente radiodiagnóstico para la detección precoz de tromboembolismos.

Diversos autores apuntan a la implicación de algunas integrinas en la modulación de la angiogénesis.

La familia de las inmunoglobulinas está compuesta por cinco miembros: ICAM-1, ICAM-2, VCAM-1, PECAM-1 y MadCAM-1. VCAM-1 e ICAM-1 son las más estudiadas en relación con la isquemia cerebral.

VCAM-1 está inducida por IL-1 y TNF-α. Los resultados de los estudios con VCAM-1 son controvertidos. Algunos autores han descrito un aumento de la expresión de VCAM-1 tras el infarto cerebral, mientras otros no han encontrado alteraciones en los niveles de VCAM-1. La administración de heparina no fraccionada reduce el volumen de lesión así como los niveles de VCAM-1 después de isquemia experimental,[16] pero el tratamiento con anticuerpos anti-VCAM-1 no ha mostrado mejoría en los infartos ni en su evolución.[17]

ICAM-1 se expresa constitutivamente en membranas celulares del endotelio vascular, leucocitos o fibroblastos. Su expresión se incrementa rápidamente tras la estimulación por citocinas, mostrando niveles máximos entre las doce y veinticuatro horas después del inicio del episodio isquémico. Diversos estudios han demostrado que el bloqueo de ICAM-1 mediante anticuerpos monoclonales mejora la afectación neurológica y el volumen de lesión tras isquemia cerebral experimental. Un ensayo clínico basado en la administración de un anticuerpo anti-ICAM-1 (enlimomab) no sólo no mostró efectividad, sino que empeoró el estado de los pacientes, posiblemente por la utilización de un anticuerpo de origen murino, lo que provocó una respuesta inmunitaria.[18]

La regulación de la infiltración leucocitaria es compleja y posiblemente la intervención sobre un único proceso resulte insuficiente, pudiendo incluso alterar los equilibrios preexistentes entre las diferentes señales y tener consecuencias negativas en conjunto. Se hace necesario un diseño detallado de las futuras estrategias terapéuticas, que posiblemente pase por el bloqueo selectivo y transitorio de diferentes moléculas en diferentes momentos después de la isquemia.

3.4 *El sistema inmune y el ictus*

La infección, haya tenido origen previo al ictus o bien sea de origen posterior, ha centrado el interés de los investigadores. Esto ha llevado al avance experimental y clínico de nuestro conocimiento sobre cómo la infección aguda puede contribuir al ictus y cómo infecciones previas pueden influir en el pronóstico del mismo. De manera simultánea se han realizado progresos en el riesgo de infecciones posteriores, incluyendo el concepto emergente de inmunodepresión inducida por el ictus y de cómo ésta puede afectar al paciente. Avances en el conocimiento de la infección pre y postictus son también importantes para el diseño de nuevas estrategias para el tratamiento.

El cerebro, al igual que los demás órganos, produce una respuesta inmunitaria contra patógenos y residuos celulares, promoviendo una rápida y eficaz limpieza.

Bajo condiciones normales, el cerebro no utiliza el sistema inmune adaptativo (linfocitos y anticuerpos) o fagotitos profesionales infiltrantes (neutrófilos), para reconocer y eliminar patógenos. En su lugar, el cerebro ha desarrollado su propio sistema inmune innato basado en la activación de células gliales residentes, que adoptan el papel de vigilancia y dan la señal de alarma cuando reconocen patrones moleculares asociados a patógenos así como a células apoptóticas.[19]

Tanto la inmunidad innata como la adaptativa, juegan un papel importante en la evolución y resultado final después de un episodio isquémico cerebral. El ictus tiene consecuencias dramáticas para el equilibrio entre los sistemas nervioso e inmune a nivel de la inflamación y la inmunodepresión. Para poder incidir sobre ellos, y modularlos como parte de posibles estrategias terapéuticas, necesitamos conocer las interacciones entre el SNC y el sistema inmune.

Debemos preguntarnos si la inhibición de la inflamación es la mejor estrategia terapéutica. La inflamación es también un mecanismo de defensa a nivel sistémico, que previene la invasión de patógenos y ayuda a identificar y eliminar restos de tejidos dañados. Los potenciales beneficios de la inflamación después de la isquemia han recibido relativa poca atención hasta ahora, aunque existen evidencias de que ciertas reacciones inflamatorias son neuroprotectoras o neuroregenerativas.

Parece claro que el daño en el SNC es un factor de riesgo independiente que aumenta la susceptibilidad a infecciones. En los últimos años se ha descrito que el daño en el SNC, incluyendo el ictus, induce inmunodepresión, y que éste es un mecanismo mediante el cual, el daño en el SNC puede conllevar inmunodeficiencia secundaria e infección.[20]

El ictus disminuye la inmunidad a nivel sistémico. Tres días después de la isquemia, los ratones desarrollan neumonía y septicemia de manera espontánea. Órganos linfáticos como el bazo y el timo se atrofian tras la isquemia cerebral que induce una rápida y extensa pérdida apoptótica en órganos linfoides y sangre periférica. Hay disfunción celular que se hace evidente por el descenso en la producción de IFN-γ por parte de los linfocitos y TNF-α por los monocitos. Paralelamente a los cambios en el sistema inmune adaptativo, disminuyen las cuentas de monocitos.

La isquemia cerebral focal induce una pérdida apoptótica de linfocitos y un desplazamiento del balance de linfocitos Th hacia Th2. La respuesta inicial al daño cerebral es proinflamatoria y está acompañada de una respuesta sistémica, aunque pacientes de ictus también muestran signos de inmunodepresión.[21, 22] Entre los efectos de la inmunodepresión en los pacientes de ictus se incluye reducción en las cuentas de linfocitos periféricos y alteración en la actividad de linfocitos T y NK. También hay afectación de la actividad fagocítica de los granulocitos y desactivación de monocitos. La respuesta humoral inmune parece menos afectada por el ictus.

Una reacción inflamatoria desmedida puede conducir al fallo multiorgánico. El SNC tiene sistemas para regular a la baja la reacción inflamatoria. La regulación antiinflamatoria del SNC en condiciones de sepsis puede ser beneficiosa, pero esa misma reacción en condiciones normales puede ser perjudicial porque deja al organismo indefenso frente al ataque de infecciones.[23]

El sistema del complemento es un importante componente de la respuesta inmune innata frente a agentes infecciosos. Neuronas y glía pueden sintetizar componentes del sistema del complemento. Existen tres principales vías del complemento: la clásica, la alternativa y la vía de las lectinas.

La vía clásica se activa por el reconocimiento y unión de C1q a gran variedad de ligandos tóxicos para el organismo, tanto patógenos de origen externo como componentes de membrana de células apoptóticas, que se unen a IgM, promoviendo la interacción con C1q. Esto activa la vía del complemento, hasta la unión del complejo a C3b y iC3b, que facilitan el proceso de opsonización.

Las células microgliales expresan receptores CR3 y CR4, que reconocen a C3b y iC3b, y contribuyen a la eliminación del agente extraño. Se ha demostrado que la inhibición del complemento confiere neuroprotección después de la isquemia. [24]

Uno de los inductores más frecuentes de la inflamación es el lipopolisacárido bacteriano (LPS). Los receptores de tipo Toll-like (TLRs) son una familia evolutivamente muy conservada de receptores del sistema de inmunidad innata. Los expresan células del sistema inmunitario como los neutrófilos, los macrófagos, linfocitos T y células endoteliales, entre otras. Se ha descrito la expresión de TLR-4 en astrocitos y microglía en procesos inflamatorios del SNC. Tras isquemia cerebral se han aislado mediadores exógenos, pero también endógenos, que actúan como ligandos de TLR-4.[25] Tras la unión de ligando al TLR-4 se activan vías de transducción de señal que actúan principalmente a través de NF-kB. Mutaciones en el gen del TLR-4 se asocian con mayor riesgo de ictus y aterotrombosis en algunas poblaciones. En modelos experimentales de isquemia cerebral en animales modificados genéticamente que no expresan TLR-4, se ha descrito una menor extensión de la lesión así como una mejora a nivel funcional.[26]

Otros miembros de la familia TLR están siendo estudiados por su posible implicación en la inflamación del SNC, como el TLR-3, que es expresado por astrocitos.

En base a los datos clínicos y experimentales, la intervención mediante agonistas y antagonistas sobre los TLRs, principalmente TLR-4, podría aportar beneficios en el tratamiento de varias patologías en las que el sistema inflamatorio está implicado, incluyendo patologías del SNC.

El SNC recibe información sobre el estado de inflamación sistémico por dos vías principales: a través del nervio vago y por la vía humoral. Las citocinas proinflamatorias pueden ser captadas por las fibras eferentes del nervio vago, o bien pueden entrar al cerebro por zonas de órganos circumventriculares, que no presentan barrera hematoencefálica. Tras recibir información sobre el estado inmune sistémico, el cerebro responde por tres vías de neuroinmunomodulación: el eje hipotálamo-pituitario-adrenal (HPA), el sistema nervioso simpático (SNS), y el sistema nervioso parasimpático (SNP).

A través del eje HPA se produce un incremento en la producción de glucocorticoides, lo cual lleva a una disminución a nivel sistémico del número de linfocitos, timocitos y monocitos. Los glucocorticoides presentan efectos antiinflamatorios e inmunosupresores.[27] Actúan suprimiendo la acción de mediadores proinflamatorios como IL-1β, TNF-α, IL-8, o prostaglandinas, entre otros. Además pueden incrementar la liberación de mediadores antiinflamatorios como IL-10 y TGF-β.

De forma paralela, el SNS incrementa la producción de catecolaminas, que influirán en el desplazamiento del balance de linfocitos T helper hacia Th2, así como en un descenso en el número de timocitos y monocitos.[28, 29]

Todo ello contribuye a disminuir los sistemas de defensa del organismo frente a invasión de patógenos, y aumenta la incidencia de infecciones asociadas al ictus, como se esquematiza en la figura 3.

El riesgo de que una infección por sí sola, sea aguda o crónica, pueda provocar un ictus es relativamente bajo. Sin embargo, la presencia de factores de riesgo, así como la predisposición genética, unida a un proceso infeccioso, pueden contribuir a aumentar el riesgo de padecer un accidente cerebrovascular.[30] El proceso infeccioso precedente a un ictus aumenta los niveles plasmáticos de diversos factores, como la PCR, o la IL-6, que se relacionan con un incremento en el riesgo de ictus. La infección del tracto respiratorio se ha relacionado principalmente con el ictus cardioembólico de vaso grande, sobre todo en pacientes que mostraban factores de riesgo vascular. Las infecciones virales, principalmente la gripal, se han descrito también como precedentes al ictus. La vacunación contra la gripe

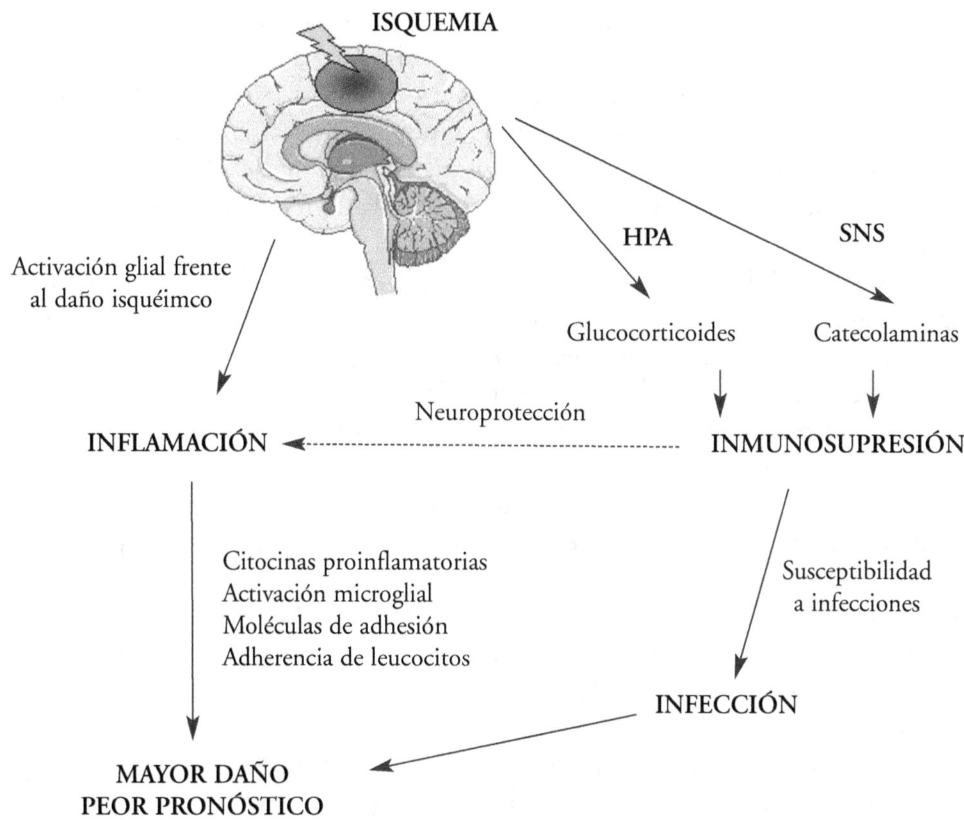

Figura 3. La isquemia cerebral desencadena una reacción inflamatoria que contribuye al empeoramiento del paciente. El SNC puede disminuir el nivel de inflamación a través de la generación de glucocorticoides y catecolaminas, a expensas de generar un estado de inmunosupresión que facilita las infecciones. Éstas a su vez son también causa de un mayor riesgo para el paciente.

disminuye el riesgo de ictus, siempre y cuando el individuo no presente factores de riesgo en el momento de la vacunación.

Hay una relación directa entre la infección y el riesgo de ictus o infarto de miocardio, aunque no depende del tipo de infección.

Se ha visto una relación directa entre los episodios de infección y la vulnerabilidad de las placas ateroscleróticas. Las células del sistema inmune pueden ser activadas por infecciones agudas, lo que conduciría al desprendimiento de la placa. Concentraciones elevadas de PCR y citocinas proinflamatorias asociadas a infección sistémica pueden contribuir a presentar un estado precoagulante.[31] La PCR puede promover la coagulación localizada e, indirectamente, la trombosis.

De cualquier manera, se hace difícil llegar a conclusiones claras sobre la influencia de la infección previa en el desarrollo del ictus. Los modelos experimentales de animales expuestos a infecciones previas a la isquemia pueden aportar datos esclarecedores a esta cuestión, pero también hay que tener presentes los efectos de precondicionamiento. La relación entre infecciones y posterior desarrollo de ictus parece poco relevante desde el punto de vista de la prevención, pero puede adquirir relativa importancia en la prevención secundaria del ictus, y cuando los pacientes presentan placas ateroscleróticas. Es este sentido se ha descrito que las estatinas pueden proteger frente a disfunción endotelial relacionada con infección o inflamación aguda, y las evidencias muestran que pacientes con aterosclerosis tratados con estatinas presentan cuadros de sepsis con menor frecuencia. Hay que tener en cuenta el delicado balance entre la reducción de la inflamación y la inhibición de la respuesta a infección.

En el caso de las infecciones posteriores al ictus, el uso de antibióticos para prevenir la infección parece ser el camino a seguir. Diversos estudios experimentales y clínicos han mostrado una reducción en la mortalidad, así como mejoras neurológicas en individuos tratados con antibiótico de manera profiláctica. Hay que tener presente que en otros estudios no se ha encontrado una mejoría significativa en los pacientes tratados respecto a los que recibieron placebo.

El futuro de los abordajes terapéuticos del ictus pasa por la combinación de agentes trombolíticos (rt-PA) que faciliten la reperfusión rápida del tejido, con agentes que modulen la reacción inflamatoria que acompaña al insulto isquémico. Los modelos experimentales han mostrado resultados esperanzadores, a pesar de que los intentos de trasladar a la clínica esos hallazgos no han tenido los resultados deseados. La modulación de las respuestas proinflamatoria y antiinflamatoria sigue siendo un área de investigación abierta y prometedora.

El tratamiento de las infecciones asociadas al ictus puede ayudar a reducir la mortalidad en los días posteriores a la isquemia. Algunos ensayos clínicos basados en la administración de antibióticos han aportado resultados dispares. Debemos seguir trabajando en la modulación de la respuesta inflamatoria y en el tratamiento de las infecciones asociadas al ictus, para frenar la evolución de la lesión isquémica y reducir el deterioro neurológico del paciente.

BIBLIOGRAFÍA

1. Zhang Z, Chopp M, Powers C. Temporal profile of microglial response following transient (2 h) middle cerebral artery occlusion. Brain Re 1997; 744: 189-98.

2. Watanabe H, Abe H, Takeuchi S, Tanaka R. Protective effect of microglial conditioning medium on neuronal damage induced by glutamate. Neurosci Lett 2000; 289: 53-6.

3. Benveniste EN. Cytokine actions in the central nervous system. Cytokine Growth Factor Rev 1998; 9: 259-75.

4. Liu T, Clark RK, McDonnell PC, Young PR, White RF, Barone FC et al. Tumor necrosis factor-alpha expression in ischemic neurons. Stroke 1994; 25: 1481-488.

5. Rothwell NJ. Functions and mechanisms of interleukin 1 in the brain. Trends Pharmacol Sci 1991; 12(11): 430-36.

6. Touzani O, Boutin H, Chuquet J, Rothwell N. Potential mechanisms of interleukin-1 involvement in cerebral ischaemia. J Neuroimmunol 1999; 100(1-2): 203-15.

7. Arvin B, Neville LF, Barone FC, Feuerstein GZ. The role of inflammation and cytokines in brain injury. Neurosci Biobehav Rev 1996; 20(3): 445-52.

8. Vila N, Castillo J, Dávalos A, Chamorro A. Proinflammatory cytokines and early neurological worsening in ischemic stroke. Stroke 2000; 31(10): 2325-329.

9. Yamashita T, Sawamoto K, Suzuki S, Suzuki N, Adachi K, Kawase T et al. Blockade of interleukin-6 signaling aggravates ischemic cerebral damage in mice: possible involvement of Stat3 activation in the protection of neurons. J Neurochem 2005; 94(2): 459-68.

10. Lambertsen KL, Gregersen R, Meldgaard M, Clausen BH, Heibol EK, Ladeby R et al. A role for interferon-gamma in focal cerebral ischemia in mice. J Neuropathol Exp Neurol 2004; 63(9): 942-55.

11. Vila N, Castillo J, Dávalos A, Esteve A, Planas AM, Chamorro A. Levels of anti-inflammatory cytokines and neurological worsening in acute ischemic stroke. Stroke 2003; 34: 671-75.

12. Chamorro A, Amaro S, Vargas M, ObachV, Cervera A, Torres F et al. Interleukin 10, monocytes and increased risk of early infection in ischaemic stroke. J Neurol Neurosurg Psychiatry 2006; 77(11): 1279-281.

13. McEver RP. Leucocyte interactions mediated by selectins. Thromb Haemost 1991; 66: 80-7.

14. Emsley HC, Tyrrell PJ. Inflammation and infection in clinical stroke. J Cereb Blood Flow Metab 2002; 22(12): 1399-419.

15. Frijns CJ, Capelle LJ. Inflammatory cell adhesion molecules in ischemic cerebrovascular disease. Stroke 2002; 33: 2115-122.

16. Cervera A, Justicia C, Reverter JC, Planas AM, Chamorro A. Steady plasma concentration of unfractioned heparin reduces infarct volume and prevents inflammatory damage after transient focal cerebral ischemia in the rat. J Neurosci Res 2004; 77(4): 565-72.

17. Justicia C, Martín A, Rojas S, Gironella M, Cervera A, Panés J et al. Anti-VCAM-1 antibodies did not protect against ischemic damage either in rats or in mice. J Cereb Blood Flow Metab 2006; 26(3): 421-32.

18. Enlimomab AST. Use of anti-ICAM-1 therapy in ischemic stroke: results of the Enlimomab Acute Stroke Trial. Neurology 2001; 57: 1428-434.

19. Emsley HC, Hopkins SJ. Acute ischaemic stroke and infection: recent and emerging concepts. Lancet Neurol 2008; 7(4): 341-53.

20. Prass K, Meisel C, Hoflich C, Braun J, Halle E, Wolf T et al. Stroke-induced immunodeficiency promotes spontaneous bacterial infections and is mediated by simpathetic activation reversal by poststroke T helper cell type 1-like immunostimulation. J Exp Med 2003; 198: 725-36.

21. Meisel C, Schwab JM, Prass K, Meisel A, Dirnagl U. Central nervous system injury-induced immune deficiency syndrome. Nature Rev 2005; 6: 775-86.

22. Chamorro A, Urra X, Planas AM. Infection after acute ischemic stroke: a manifestation of brain-induced immunodepression. Stroke 2007; 38: 1097-103.

23. Dirnagl U, Klehmet J, Braun JS, Harms H, Meisel C, Ziemssen T et al. Stroke-Induced Immunodrepression. Experimental Evidence and clinical relevance. Stroke 2007; 38: 770-73.

24. De Simoni MG, Storini C, Barba M, Catapano L, Arabia AM, Rossi E et al. Neuroprotection by complement (C1) inhibitor in mouse transient brain ischemia. J Cereb Blood Flow Metab 2003; 23: 232-39.

25. Verstak B, Hertzog P, Mansell A. Toll-like receptor signalling and the clinical benefits that lie within. Inflamm res 2007; 56: 1-10.

26. Caso JR, Pradillo JM, Hurtado O, Lorenzo P, Moro MA, Lizasoain I. Toll-like receptor 4 is envolved in brain damage and inflammation after experimental stroke. Circulation 2007; 115(12): 1599-608.

27. Glezer I, Riverst S. Glucocorticoids: Protectors of the brain during innate immune responses. Neuroscientist 2004; 10(6): 538-52.

28. Oto J, Suzue A, Inui D, Fukuta Y, Hosotsubo K, Torii M et al. Plasma proinflammatory and anti-inflammatory cytokine and catecholamine concentrations as predictors of neurological outcome in acute stroke patients. J Anesth 2008; 22: 207-12.

29. Chamorro A, Amaro S, Vargas M, Obach V, Cervera A, Gómez-Choco M et al. Catecholamines, infection, and death in acute ischemic stroke. J Neurol Sci 2007; 252: 29-35.

30. Paganini-Hill A, Lozano E, Fischberg G, Perez-Barreto M, Rajamani K, Ameriso SF et al. Infection and risk of ischemic stroke: differences among stroke subtypes. Stroke 2003; 34(2): 452-57.

31. Emsley HC, Smith CJ, Gavin CM, Georgiou RF, Vail A, Barberan EM et al. An early and sustained peripheral inflammatory response in acute ischaemic stroke: relationships with infection and atherosclerosis. J Neuroimmunol 2003; 139(1-2): 93-101.

Capítulo 11. Potenciando la angioneurogénesis con factores de crecimiento

M. Navarro, A. Rosell

Laboratorio de Investigación Neurovascular
Institut de Recerca
Hospital Universitari Vall d'Hebron
Barcelona

Dirección para correspondencia
Laboratorio de Investigación Neurovascular
Dra. M. Navarro, Dra. A. Rosell
mnavarro.sobrino@gmail.com
anna.rosell@gmail.com

1 Introducción

Los tratamientos actuales para el ictus se basan en intentar limitar el crecimiento de la lesión inicial y/o restablecer el flujo sanguíneo de la arteria ocluida según si se trata de un ictus hemorrágico o isquémico. A pesar de los grandes avances en el conocimiento de los mecanismos biológicos que preceden al ictus, una vez se ha establecido la lesión cerebral poco podemos hacer para regenerar o reemplazar el tejido dañado y alcanzar una neuro-rrecuperación funcional total. Tras el evento isquémico, las células del cerebro y, en particular, las neuronas debido a su gran sensibilidad, quedan dañadas o mueren. Por tanto, la neurorrecuperación tiene que englobar tanto reparación como regeneración, procesos que pueden estimularse con terapias celulares, como hemos visto en capítulos anteriores o bien con factores de crecimiento, para promover la supervivencia de las células dañadas y generar el reemplazo celular a partir de progenitores existentes en el sistema nervioso.[1]

1.1 Conceptos de neurogénesis y angiogénesis

El concepto fundamental, y clásico, de que las neuronas no se dividen en el cerebro adulto sigue vigente, pero no la perspectiva de un sistema nervioso estático, rígido y pasivo, ya que sabemos que la neuroplasticidad neuronal es posible. La visión de la neurorregeneración llegó con la identificación más reciente de zonas germinales en el cerebro con células neurales primitivas que pueden proliferar,[2] migrar y diferenciarse bajo determinados estímulos con factores de crecimiento para, potencialmente, terminar estableciendo conexiones con otras células del sistema nervioso y regenerar el tejido dañado. Multitud de estudios animales han demostrado que la isquemia cerebral estimula el proceso de neurogénesis endógena de cada individuo. Veremos que la estimulación de la neurogénesis se produce en unas zonas muy determinadas del cerebro adulto: el hipocampo (más concretamente en el giro dentado), en determinadas partes de la zona subventricular y en el bulbo olfatorio. Estas zonas germinales son ricas en células neurales progenitoras, principalmente neuroblastos, capaces de migrar a las zonas de daño isquémico donde pueden potenciar la recuperación funcional dentro de los procesos de plasticidad neuronal que presenta el cerebro adulto.

Por otro lado, la angiogénesis se presenta como el proceso de formación de nuevos vasos sanguíneos a partir de otros ya existentes. Es un proceso complejo y ampliamente regulado que se produce tanto en condiciones fisiológicas como patológicas. La angiogénesis tiene lugar principalmente en dos fases: activación y maduración. En la primera se produce un incremento de la permeabilidad vascular, una remodelación de la matriz extracelular y una proliferación y migración de células endoteliales. En la fase de maduración tras la inhibición de la proliferación de las células endoteliales, tiene lugar la reconstrucción de la lámina basal y el reclutamiento de pericitos y células musculares lisas para crear la estructura del vaso sanguíneo y restablecer el flujo del líquido vital.[3,4] Un fenómeno similar pero de origen distinto es la vasculogénesis, el proceso de formación de vasos sanguíneos *de novo*. La vasculogénesis en el embrión supone la creación de nuevos vasos sanguíneos a partir de los angioblastos (precursores endoteliales),[5] pero la identificación de las células endoteliales progenitoras en el adulto ha establecido un nuevo marco para la vasculogénesis más allá de la fase embrionaria.[6] La potenciación de estos procesos para la revascularización de la zona isquémica ya se ha utilizado como estrategia terapéutica en diferentes patologías como la isquemia periférica o cardiovascular y otras patologías con disfunción endotelial,[7] con resultados muy prometedores.

1.2   *La neurogénesis ocurre en un ambiente proangiogénico*

El daño isquémico, generalmente, se produce lejos de las zonas germinales mencionadas anteriormente y las células progenitoras neurales deben migrar, diferenciarse y proliferar hacia las zonas de regeneración donde necesitarán establecer nuevas conexiones célula-célula y célula-matriz. Por ello, es absolutamente imprescindible un entorno vascular que asegure el aporte de nutrientes y oxígeno. Pero la relación entre la neurogénesis y la angiogénesis tras el daño cerebral es más profunda. Sabemos que en las zonas germinales del cerebro adulto los progenitores neurales están estrechamente unidos a las células endoteliales; focos de angiogénesis ocurren al mismo tiempo que la neurogénesis. En este sentido, estudios recientes han demostrado que las células endoteliales secretan factores esenciales para la diferenciación neuronal en sistemas *in vitro* [8,9] y que los neuroblastos migran en asociación con los vasos sanguíneos en las zonas del estriado tras la isquemia cerebral en roedores.[10] *In vivo*, modelos animales han demostrado que en las zonas periféricas al infarto, el llama-

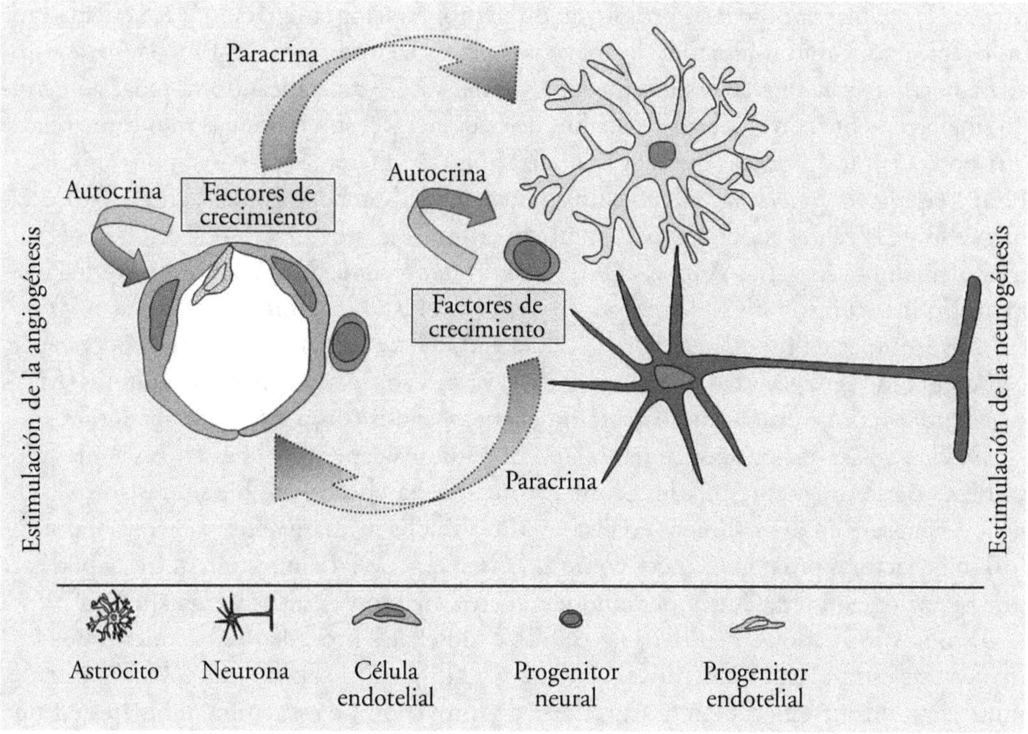

Figura 1. Esquema resumen del acoplamiento entre los fenómenos de angiogénesis y neurogénesis, mediado por factores de tróficos liberados en el sistema nervioso central.

do «nicho vascular» expresa factores de crecimiento como el SDF-1 *(stromal derived growth factor 1)* o la Ang-1 *(angiopoietin 1)* que actúan directamente sobre receptores neuronales (CXCR4 y Tie2, respectivamente), ejerciendo así un efecto trófico sobre la migración de los neuroblastos en las zonas periféricas al infarto. Es más, la inhibición farmacológica de la angiogénesis con un potente inhibidor de ésta (la endostatina) reduce significativamente el número de neuronas inmaduras presentes en el córtex periinfarto.[11]

Por ello, hoy en día sabemos que los fenómenos de neurogénesis y la angiogénesis tras las isquemia cerebral no ocurren paralelamente de forma casual sino que están tan relacionados y estimulados entre sí (véase la figura 1) que algunos autores han precisado que: *«neurogenesis occurs within an angiogenic niche».*[11]

2 Factores potenciadores de la angiogénesis

Los factores de crecimiento angiogénicos como el VEGF *(vascular endotelial growth factor)*, EGF *(endotelial growth factor)* y FGF *(fibroblast growth factor)* actúan principalmente sobre las células endoteliales promoviendo su proliferación, migración y su actividad tubulogénica, así como inhibiendo la apoptosis. Otros factores como el PDGF *(platelet-derived growth factor)* activan los receptores 1 y 2 del VEGF amplificando su señal y actuando sinérgicamente con el VEGF.[12] Muchos de estos factores son proteínas multifuncionales que potencian los procesos de neovascularización por diferentes vías. Así por ejemplo, el HGF *(hepatocyte growth factor)* tiene una gran actividad proangiogénica actuando directamente sobre la célula endotelial pero también estimula la movilización de células progenitoras hematopoyéticas. La Ang-1, el IGF *(insulin-like growth factor)*, la eritropoyetina o las neurotrofinas como el NGF *(nerve growth factor)* o el BDNF *(brain-derived growth factor)* también comparten funciones sobre la célula endotelial (incrementando su supervivencia o aumentando la estabilidad y maduración del vaso) y sobre las células progenitoras (EPCs y hematopoyéticas) potenciando así tanto la angiogénesis como la vasculogénesis.[13,14]

Desde ya hace varios años se han realizado estudios experimentales en isquemia miocárdica y periférica con resultados prometedores que han hecho posible su traslado a la clínica. Diferentes ensayos clínicos en fase I y II realizados mediante terapia génica o por infusión de factores proangiogénicos como el FGF o el VEGF demuestran que ésta pude ser una buena opción terapéutica para inducir el crecimiento vascular tras la isquemia.[15-17]

Estudios realizados en cultivos de células endoteliales procedentes de microvasos humanos tras estimulación con VEGF, FGF-2 y TNF-α *(Tranforming nuclear factor alpha)* mostraban un incremento en la capacidad de formación de estucturas tubulares en una matriz tridimensional de fibrina.[18] Estos mismos autores demostraron que cuando sometían las células endoteliales estimuladas con FGF-2 a una hipoxia *in vitro* se producía un incremento en su capacidad tubulogénica, ya que la hipoxia activaba diferentes vías de señalización en las células endoteliales incrementando su capacidad de formación de estructuras similares a capilares.[19]

Muchos factores angiogénicos como el HGF, FGF, VEGF comparten también funciones neuroprotectoras; es por ello que su estudio se ha considerado de gran interés en diferentes desórdenes cerebrovasculares. Actualmente, sabemos que durante la fase aguda del ictus se produce la liberación de ciertas citocinas, quimiocinas, factores de crecimiento como, SDF-1 o bFGF que potencian la angiogénesis, y otros como MMP-9 *(matrix metalloproteinase 9)* que ayudan a la remodelación tisular.[20-22] La modulación de los fenómenos de angiogénesis y vasculogénesis en fase subaguda o crónica favorecerían la regeneración tisular de la zona infartada y mejorarían el déficit neurológico tras el ictus.[23] De hecho, algunos estudios ya han demostrado que durante el proceso isquémico se produce una potenciación de la angiogénesis[20-22] que se ha asociado a un incremento de de la microvasculatura en las zonas periinfarto.[20] Pero, actualmente, aún desconocemos en qué momento es mejor la potenciación de los procesos de neovascularización, ya que factores angiogénicos como el VEGF o la Ang-1 incrementan la inestabilidad de la barrera hematoencéfalica,[24,25] aumentando el riesgo de sufrir complicaciones hemorrágicas, especialmente después del tratamiento trombolítico.[25] En cambio, su potenciación en fase subaguda o crónica incrementaría la microvasculatura cerebral, aumentando el aporte sanguíneo en el área de penumbra y ayudando así a la recuperación del tejido potencialmente salvable.

Para esclarecer el efecto neuroprotector de los factores angiogénicos en la isquemia cerebral se han realizado numerosos trabajos en diferentes modelos animales, que van encaminados en la misma dirección. Resultados encontrados en un modelo de isquemia por oclusión transitoria de la arteria carótida en jerbos demuestran que el pretratamiento con KGF *(Keratinocyte growth factor)* y su administración durante siete días incrementa la supervivencia de los animales tratados, y además provoca una disminución en el número de neuronas dañadas en la región CA1 del hipocampo.[26] Otros trabajos realizados en modelos de isquemia cerebral por oclusión transitoria de la arteria cerebral media (MCAO) en rata muestran los mismos resultados. El tratamiento mediante transferencia génica de HB-EGF *(heparin-binding EGF-like growth factor)*, tres días después de MCAO, incrementa la angiogénesis en el área preinfarto del estriado y se observa una mejor recuperación funcional en el grupo tratado.[27] En un modelo, también en rata, con isquemia focal por oclusión permanente de la arteria cerebral media, la infusión intravenosa de FGF a las 0,5-3,5 horas tras la isquemia provocaba un reducción del volumen de infarto del 27 % a los tres meses.[28] En cambio, la administración por transferencia génica de GDNF *(glial cell line-derived neurotrophic factor)* en un modelo de oclusión transitoria en rata, muestra una reducción del volumen de infarto si se administra el tratamiento justo después de la reperfusión, pero el efecto es insignificante si la administración se produce a la hora de la oclusión, focalizando su efecto en prevenir la muerte neuronal durante la fase aguda.[29]

Así, los resultados obtenidos mediante tratamientos con diferentes factores proangiogénicos en diferentes modelos experimentales de isquemia cerebral muestran los mismos efectos, aunque hemos de ser cautelosos, ya que nos encontramos que, en la mayoría de los estudios realizados en modelos animales, se administra el tratamiento antes o inmediatamente después de la isquemia cerebral, mostrando una ventana terapéutica muy estrecha y haciendo imposible o muy difícil su traslado a la clínica.

Hay pocos trabajos en la literatura sobre el efecto de estos factores angiogénicos durante la fase crónica. Los resultados de un estudio donde realizaban un postratamiento con el gen del HGF después de siete días de la isquemia focal en rata, muestran un incremento en la microvasculatura y un efecto sobre la reconstrucción de la red neuronal, así como una mejora en el aprendizaje y la memoria en los animales tratados.[30]

Hemos visto que los resultados obtenidos hasta el momento en modelos experimentales son positivos y muy esperanzadores. Aunque nos encontramos en un campo aún poco explorado, un mayor conocimiento de la modulación espacial y temporal de los factores promotores e inhibidores de la angiogénesis tras el ictus isquémico nos ha de ayudar a encontrar nuevos tratamientos efectivos de los que se puedan beneficiar un mayor número de pacientes.

3　Factores potenciadores de la neurogénesis

Los factores neurotróficos (NTFs, del inglés *neurotrophic factors*) controlan las vías de señalización intra e intercelulares que dirigen los circuitos neuronales durante el desarrollo, pero también regulan la plasticidad neuronal y la supervivencia celular en el cerebro adulto, dos fenómenos que ya hemos definido como imprescindibles para la neurorreparación tras la isquemia cerebral.

Los NTFs son producidos por diferentes tipos celulares del sistema nervioso y vascular (neurona, glía, endotelio) con diferente perfil temporal tras la isquemia, lo que indica su diferente función tras el evento isquémico y podemos clasificarlos según sus receptores.[31] Los factores neurotróficos más importantes son el EGF, FGF, HGF, IGF-1 *(insulin-like growth factor)*, NGF *(nerve growth factor)*, BDNF, NT3 (neurotrophin 3), PDGF, VEGF, GDNF, algunas citoquinas como la IL-2 *(interleukin-2)* o el LIF *(leukemia inhibitory factor)* y la familia del TGF *(transforming growth factor)*, entre otros.

En términos generales veremos que varios estudios han demostrado la importancia de algunos factores de crecimiento tras el evento isquémico cerebral, ya que estimulan la supervivencia neuronal tras su unión a receptores de membrana. Además, ejercen un efecto sobre los precursores neurales, activando la expresión de ciertos genes relacionados con la proliferación, diferenciación o migración de estas células primitivas.

Uno de los factores neurotróficos más ampliamente estudiados es posiblemente el BDNF.[32] De gran importancia dentro del sistema nervioso central, actúa de forma específica por unión al receptor celular tirosin-quinasa TrkB que activa intracelularmente a la protein-quinasa B (también llamada, Akt) y a las protein-quinasas mitogénicas (MAPK). Estudios en modelos animales han demostrado que la administración intraventricular de BDNF antes de la isquemia cerebral reduce el tamaño del infarto a nivel cortical[33] y que su administración intravenosa tras la isquemia cerebral protege la zona de penumbra mediante la regulación de vías pro y antiapoptóticas.[34] Además, este factor neurotrófico participa en la modulación de la transmisión sináptica y promueve de forma clara la plasticidad axonal y sináptica asociada a procesos de aprendizaje y memoria, como demuestran estudios animales en que se inhibe la memoria espacial con un inhibidor de NO-sintasa.[35] Más recientemente se ha demostrado su efecto sobre la neurogénesis en un modelo de isquemia focal en roedores donde la administración de BDNF aumenta el reclutamiento de células neurales progenitoras en las zonas periisquémicas del neocórtex y promueve la neurogénesis en el hipocampo, mejorando así la respuesta sensomotora.[36]

La relación trófica entre células endoteliales y neuronas ofrece un grado de protección a la muerte neuronal tras la hipoxia o estrés oxidativo, y el BDNF puede ser un factor clave en este fenómeno. Un estudio muy reciente ha demostrado que en cultivos *in vitro* esta neuroprotección viene mediada, en parte, por los factores de secreción de las células endoteliales identificando al BDNF como una neurotrofina clave en este «rescate» neuronal.[37]

Ya hemos visto que el VEGF es uno de los factores de crecimiento endotelial más importantes para el sistema vascular. Sin embargo, estudios recientes demuestran su clara acción neurotrófica en el sistema nervioso central de forma que ya no podemos definir a esta molécula sólo por su efecto mitogénico endotelial. Los receptores principales del VEGF, el flk-1 y el flt-1, se encuentran presentes en las membranas de células neurales y gliales; su unión activaría protein-quinasas que activarían a su vez vías antiapoptóticas y de supervivencia celular. Por ejemplo, hay estudios que han demostrado su efecto sobre la supervivencia de neuronas del sistema nervioso periférico.[38,39] Tras una situación de hipoxia inducida *in vitro*, se ha demostrado la expresión de los receptores Flk-1 en neuronas de hipocampo murinas y que la adminsitración de VEGF aumenta la supervivencia de éstas a pesar de la deprivación de oxígeno y glucosa.[40] *In vivo*, el efecto neurogénico del VEGF tras la isquemia cerebral se ha demostrado con la infusión intraventricular de VEGF administrado a las 24 horas de la oclusión de la arteria cerebral media y durante los tres días siguientes.[41] Aparte de reducir el tamaño del infarto y mejorar la situación neurológica de los roedores, tenía un efecto en la supervivencia de los progenitores neurales les las zonas subgranulares y subventriculares y estimulaba la angiogénesis en las zonas de periinfarto.

Dentro de la familia de los FGF se han identificado más de 23 miembros en el sistema nervioso y hasta cuatro receptores FGF tirosin-quinasa. En el sistema nervioso hay una cierta especialización en la síntesis de estos factores de crecimiento, por ejemplo, el FGF-2 lo producen principalmente los astrocitos mientras que las neuronas sintetizan más FGF-5 o FGF-8. Al igual que otros factores de crecimiento, los FGFs juegan un papel muy importante en la neurogénesis embrionaria y adulta participando en procesos de crecimiento axonal, supervivencia celular y diferenciación celular.[42] De todos ellos, el FGF-2 tiene una especial participación en la protección neuronal y la neurorreparación tras el daño isquémico. Así pues, en modelos animales se ha demostrado que tras un daño por traumatismo cerebral, la sobreexpresión de FGF-2 incrementa la neurogénesis en el hipocampo mientras que se reduce en animales deficientes en este factor de crecimiento.[43] En otro modelo de isquemia cerebral *in vivo*, se demuestra que el tratamiento de FGF2 combinado con otro factor de crecimiento como es el EGF, incrementa la proliferación de células neurales progenitoras en las zonas subventriculares y del giro dentado manteniendo el proceso de neurogénesis hasta tres semanas después del evento isquémico.[44]

Otro excelente ejemplo de factores secretados por el endotelio microvascular con un efecto neurotrófico tras la isquemia cerebral son el SDF-1 y la Ang-1. Tras la inducción de la isquemia cerebral en el córtex somatosensorial en roedores, la red capilar del córtex periinfarto expresa SDF-1 y Ang-1 y, al mismo tiempo, los neuroblastos colindantes a estos vasos expresan los receptores para estos factores de crecimiento (CXCR4 y Tie-2, respectivamente). Además, la administración sistémica de estos dos factores de crecimiento promueve un mayor reclutamiento de neuroblastos y mejora la recuperación neurológica al mismo tiempo que se produce una migración de neuroblastos desde las zonas subventriculares a través del estriado «sano» hacia las zonas subcorticales al infarto. De especial interés resultan las zonas de migración de los neuroblastos, donde se hace evidente la estrecha relación con la remodelación vascular endógena por procesos de angiovasculogénesis.[11]

4   Conclusiones

Uno de los retos para el futuro más inmediato de la terapia para el ictus es potenciar la neuroplasticidad inherente en el cerebro adulto para favorecer la neurogénesis necesaria para la regeneración tisular. Los estudios experimentales realizados hasta el momento han demostrado que estas potenciales terapias neurorregeneradoras son viables mediante un abordaje multidisciplinar. De especial interés resultan los procesos de angiogénesis que se producen estrechamente ligados a la migración, diferenciación y proliferación de los progenitores neurales.

Una fuente para la potenciación de los fenómenos angioneurogénicos en el sistema nervioso central son los múltiples factores de crecimiento que se expresan de forma endógena. Una correcta estimulación y modulación espacio-temporal de éstos podría favorecer la neuroplasticidad postisquemia y potenciar mecanismos de neurorreparación y neurorregeneración. Sin embargo, aún es prematuro concretar nuevas estrategias terapéuticas para la angioneurogénesis tras el ictus, basadas en la administración de factores de crecimiento, principalmente por la necesidad de conocer los efectos a largo plazo y por la aún escasa literatura acerca de los procesos de angiogénesis y neurogénesis en el cerebro humano.

BIBLIOGRAFÍA

1. Kalluri HS, Dempsey RJ. Growth factors, stem cells, and stroke. Neurosurg Focus 2008; 24(3-4): E14.
2. Gould E, Beylin A, Tanapat P, Reeves A, Shors TJ. Learning enhances adult neurogenesis in the hippocampal formation. Nat Neurosci 1999; 2(3): 260-65.
3. Carmeliet P. Angiogenesis in life, disease and medicine. Nature 2005; 438(7070): 932-36.
4. Rosell-Novel A, Montaner J, Álvarez-Sabín J. Implicación de la angiogénesis en la isquemia cerebral humana. Rev Neurol 2004; 38(11): 1076-082.
5. Risau W, Flamme I. Vasculogenesis. Annu Rev Cell Dev Biol 1995; 11: 73-91.
6. Asahara T, Murohara T, Sullivan A, Silver M, van der Zee R, Li T et al. Isolation of putative progenitor endotelial cells for angiogenesis. Science 1997; 275: 964.
7. Wang XX, Zhang FR, Shang YP, Zhu JH, Xie XD, Tao QM et al. Transplantation of autologous endothelial progenitor cells may be beneficial in patients with idiopathic pulmonary arterial hypertension: a pilot randomized controlled trial. J Am Coll Cardiol 2007; 49(14): 1566-671.
8. Álvarez-Buylla A, Lim DA. For the long run: maintaining germinal niches in the adult brain. Neuron 2004; 41(5): 683-86.
9. Shen Q, Goderie SK, Jin L, Karanth N, Sun Y, Abramova N et al. Endothelial cells stimulate self-renewal and expand neurogenesis of neural stem cells. Science 2004; 304(5675): 1338-340.
10. Yamashita T, Ninomiya M, Hernández Acosta P, García-Verdugo JM, Sunabori T et al. Subventricular zone-derived neuroblasts migrate and differentiate into mature neurons in the post-stroke adult striatum. J Neurosci 2006; 26(24): 6627-636.
11. Ohab JJ, Fleming S, Blesch A, Carmichael ST. A neurovascular niche for neurogenesis after stroke. J Neurosci 2006; 26(50): 13007-016.

12. Carmeliet P, Moons L, Luttun A, Vincenti V, Compernolle V, De Mol M et al. Synergism between vascular endothelial growth factor and placental growth factor contributes to angiogenesis and plasma extravasation in pathological conditions. Nat Med 2001; 7(5): 575-83.
13. Heeschen C, Aicher A, Lehmann R, Fichtlscherer S, Vasa M, Urbich C et al. Erythropoietin is a potent physiologic stimulus for endothelial progenitor cell mobilization. Blood 2003; 102: 1340-346.
14. Hattori K, Dias S, Heissig B, Hackett NR, Lyden D, Tateno M et al. Vascular endothelial growth factor and angiopoietin-1 stimulate postnatal hematopoiesis by recruitment of vasculogenic and hematopoietic stem cells. J Exp Med 2001; 193: 1005-014.
15. Schumacher B, Pecher P, von Specht BU, Stegmann T. Induction of neoangiogenesis in ischemic myocardium by human growth factors: first clinical results of a new treatment of coronary heart disease. Circulation 1998; 97: 645-50.
16. Stegmann TJ, Hoppert T, Schneider A, Gemeinhardt S, Köcher M, Ibing R et al. Induction of myocardial neoangiogenesis by human growth factors: a new therapeutic option in coronary heartdisease. Herz 2000; 25: 589-99.
17. Isner JM, Baumgartner I, Rauh G, Schainfeld R, Blair R, Manor O et al. Treatment of thromboangiitis obliterans (Buerger's disease) by intramuscular gene transfer of vascular endothelial growth factor: preliminary clinical results. J Vasc Surg 1998; 28: 964-73.
18. Kroon ME, Koolwijk P, van der Vecht B, van Hinsbergh VW. Hypoxia in combination with FGF-2 induces tube formation by human microvascular endothelial cells in a fibrin matrix: involvement of at least two signal transduction pathways. J Cell Sci 2001; 114(Pt 4): 825-33.

19. Koolwijk P, van Erck MG, de Vree WJ, Vermeer MA, Weich HA, Hanemaaijer R *et al*. Cooperative effect of TNFalpha, bFGF, and VEGF on the formation of tubular structures of human microvascular endothelial cells in a fibrin matrix. Role of urokinase activity. J Cell Biol 1996; 132(6): 1177-788.

20. Kuprinsky J, Kaluza J, Kumar S, Wang JM. Role of angiogenesis in patients with cerebral ischemic stroke. Stroke 1994; 25: 1794-798.

21. Slevin M, Kuprinski J, Slowic A. Serial measurement of vascular endothelial growth factor and transforming growth factor in serum of patient with acute ischemic stroke. Stroke 2000; 31: 1863-870.

22. Scheufler KM, Drevs J, van Velthoven V, Reusch P, Klisch J, Augustin HG *et al*. Implications of vascular endothelial growth factor sFlt-1 and sTie-2 in plasma, serum and cerebrospinal fluid during cerebral ischemia in man. J Cereb Blood Flow Metab 2003; 23: 99-110.

23. Sun Y, Jin K, Xie L, Childs J, Mao XO, Logvinova A *et al*. VEGF-induced neuroprotection, neurogenesis, and angiogenesis after focal cerebral ischemia. J. Clin. Invest 2003; 111(12): 1843-851.

24. Zhang ZG, Zhang L, Jiang Q, Zhang R, Davies K, Powers C *et al*. VEGF enhances angiogenesis and promotes blood-brain barrier leakage in the ischemic brain. J Clin Invest 2000; 106(7): 829-38.

25. Zhang ZG, Zhang L, Tsang W, Soltanian-Zadeh H, Morris D, Zhang R *et al*. Correlation of VEGF and angiopoietin expression with disruption of blood-brain barrier and angiogenesis after focal cerebral ischemia. J Cereb Blood Flow Metab 2002; 22(4): 379-92.

26. Sadohara T, Sugahara K, Urashima Y, Terasaki H, Lyama K. Keratinocyte growth factor prevents ischemia-induced delayed neuronal death in the hippocampal CA1 field of the gerbil brain. Neuroreport 2001; 12(1): 71-6.

27. Sugiura S, Kitagawa K, Tanaka S, Todo K, Omura-Matsuoka E, Sasaki T *et al*. Adenovirus-mediated gene transfer of heparin-binding epidermal growth factor-like growth factor enhances neurogenesis and angiogenesis after focal cerebral ischemia in rats. Stroke 2005; 36(4): 859-64.

28. Sugimori H, Speller H, Finklestein SP. Intravenous basic fibroblast growth factor produces a persistent reduction in infarct volume following permanent focal ischemia in rats. Neurosci Lett 2001; 300(1): 13-6.

29. Zhang WR, Sato K, Iwai M, Nagano I, Manabe Y, Abe K. Therapeutic time window of adenovirus-mediated GDNF gene transfer after transient middle cerebral artery occlusion in rat. Brain Res 2002; 947(1): 140-45.

30. Shimamura M, Sato N, Oshima K, Aoki M, Kurinami H, Waguri S *et al*. Novel therapeutic strategy to treat brain ischemia: overexpression of hepatocyte growth factor gene reduced ischemic injury without cerebral edema in rat model. Circulation 2004; 109(3): 424-31.

31. Abe K. Therapeutic potential of neurotrophic factors and neural stem cells against ischemic brain injury. J Cereb Blood Flow Metab 2000; 20(10): 1393-408.

32. Barde YA, Edgar D, Thoenen H. Purification of a new neurotrophic factor from mammalian brain. EMBO J 1982; 1(5): 549-53.

33. Schäbitz WR, Schwab S, Spranger M, Hacke W. Intraventricular brain-derived neurotrophic factor reduces infarct size after focal cerebral ischemia in rats. J Cereb Blood Flow Metab 1997;17(5): 500-06.

34. Schäbitz WR, Sommer C, Zoder W, Kiessling M, Schwaninger M, Schwab S. Intravenous brain-derived neurotrophic factor reduces infarct size and counterregulates Bax and Bcl-2 expression after temporary focal cerebral ischemia. Stroke 2000; 31(9): 2212-217.

35. Mizuno M, Yamada K, Olariu A, Nawa H, Nabeshima T. Involvement of brain-derived neurotrophic factor in spatial memory formation and maintenance in a radial arm maze test in rats. J Neurosci 2000; 20(18): 7116-121.

36. Schäbitz WR, Steigleder T, Cooper-Kuhn CM, Schwab S, Sommer C, Schneider A *et al*. Intravenous brain-derived neurotrophic factor enhances poststroke sensorimotor recovery and stimulates neurogenesis. Stroke 2007; 38(7): 2165-172.

37. Guo S, Kim WJ, Lok J, Lee SR, Besancon E, Luo BH *et al*. Neuroprotection via matrix-trophic coupling between cerebral endothelial cells and neurons. Proc Natl Acad Sci USA 2008; 105(21): 7582-587.

38. Sondell M, Lundborg G, Kanje M. Vascular endothelial growth factor stimulates Schwann cell invasion and neovascularization of acellular nerve grafts. Brain Res 1999; 846(2): 219-28.

39. Sondell M, Lundborg G, Kanje M. Vascular endothelial growth factor has neurotrophic activity and stimulates axonal outgrowth, enhancing cell survival and Schwann cell proliferation in the peripheral nervous system. J Neurosci 1999; 19(14): 5731-740.

40. Jin KL, Mao XO, Greenberg DA. Vascular endothelial growth factor: direct neuroprotective effect in in vitro ischemia. Proc Natl Acad Sci USA 2000; 97(18): 10242-247.

41. Sun Y, Jin K, Xie L, Childs J, Mao XO, Logvinova A *et al*. VEGF-induced neuroprotection, neurogenesis, and angiogenesis after focal cerebral ischemia. J Clin Invest 2003; 111(12): 1843-851.

42. Reuss B, von Bohlen, Halbach O. Fibroblast growth factors and their receptors in the central nervous system. Cell Tissue Res 2003; 313(2): 139-57.

43. Yoshimura S, Teramoto T, Whalen MJ, Irizarry MC, Takagi Y, Qiu J *et al*. FGF-2 regulates neurogenesis and degeneration in the dentate gyrus after traumatic brain injury in mice. J Clin Inves 2003; 112(8): 1202-210.

44. Türeyen K, Vemuganti R, Bowen KK, Sailor KA, Dempsey RJ. EGF and FGF-2 infusion increases post-ischemic neural progenitor cell proliferation in the adult rat brain. Neurosurgery 2005; 57(6): 1254-263.

Capítulo 12. Terapia celular en la isquemia cerebral

T. Sobrino, D. Brea, J. Agulla, P. Ramos-Cabrer, J. Castillo

Laboratorio de Investigación en Neurociencias Clínicas
Servicio de Neurología
Unidad de Ictus
Hospital Clínico Universitario
Universidad de Santiago de Compostela
Santiago de Compostela

Dirección para correspondencia
Hospital Clínico Universitario
Dr. T. Sobrino
tomas.sobrino.moreiras@sergas.es

1   Introducción

Las enfermedades neurovasculares constituyen la primera causa de morbimortalidad en España (Fuente: INE 2000-2004). A pesar de la importancia socioeconómica de la patología cerebrovascular, la orientación terapéutica en estos pacientes está limitada a la recanalización de las arterias obstruidas con tratamiento trombolítico que, aunque mejora el pronóstico funcional, sólo se utiliza en menos de un 3 % de todos los pacientes. Otras estrategias terapéuticas en la fase aguda del infarto cerebral se centran en el bloqueo de alguna de las reacciones moleculares que conducen a la muerte neuronal en la isquemia, mediante el uso de fármacos denominados neuroprotectores. Éstos, que tienen una eficacia ampliamente demostrada en modelos animales de isquemia cerebral, no han mostrado beneficio en los ensayos clínicos realizados en el infarto cerebral agudo.[1] Esta situación indica la necesidad de abrir nuevas vías terapéuticas.

Actualmente, se desconocen los mecanismos que median la recuperación motora y funcional que se produce tras un ictus isquémico, pese a la existencia de estudios de plasticidad neuronal basados en modelos experimentales. Aunque la recuperación funcional sea un proceso de marcado perfil exponencial, con una rápida recuperación inicial seguida por un patrón de recuperación sostenida en el tiempo, existe una considerable variación individual tanto en la dinámica de recuperación como en el pronóstico funcional de los pacientes. Tras un ictus isquémico, el pronóstico a los seis meses dependerá del tamaño y topografía de la lesión, así como del grado y eficacia de los mecanismos de neurorreparación mediados por fenómenos de plasticidad neuronal, responsable última de la recuperación funcional[2] (véase la figura 1).

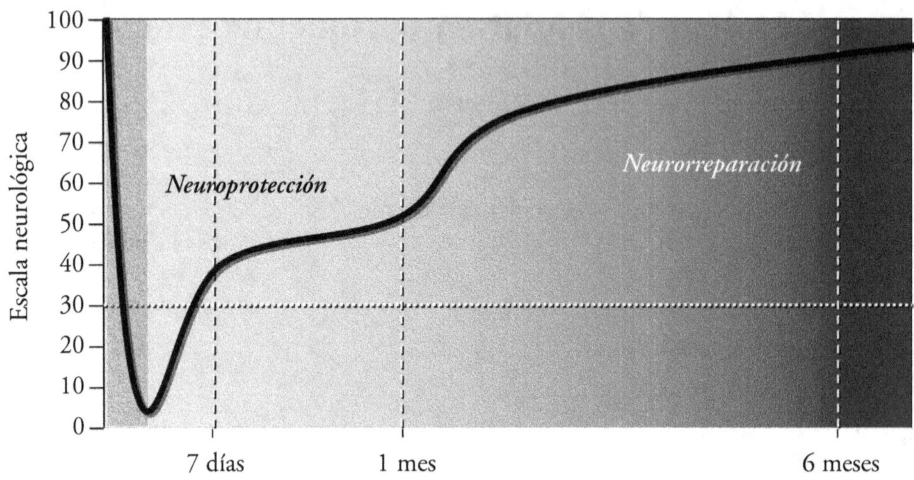

Figura 1. Paradigma de la recuperación neurológica tras el ictus isquémico: la recuperación neurológica de los pacientes con ictus isquémico se produce en una escala temporal superior a los seis meses, sólo explicable mediante mecanismos de neurorreparación.

El objetivo primordial de la terapia celular es mimetizar los procesos de neurorreparación que se producen de forma natural en el cerebro, restaurando la función cerebral a través del reemplazo de las células muertas durante la isquemia, mediante el trasplante de otras nuevas o la estimulación de las células progenitoras endógenas.[3] En la actualidad, existe una gran variedad de estirpes celulares con utilidad potencial para la terapia celular en el ictus isquémico. Existen estirpes celulares endógenas, tales como las células progenitoras neurales o hematopoyéticas, y estirpes celulares exógenas, tales como las líneas celulares inmortalizadas con capacidad potencial de diferenciación a neuronas o células de la glía.[4] Se debe tener en cuenta que cada una de las diferentes estirpes de células madre lleva implícito un potencial terapéutico y riesgo específico, pero existen claras evidencias que demuestran que la terapia celular puede constituir una nueva opción terapéutica en el ictus.[5]

2   Células progenitoras endoteliales

2.1   Definición y caracterización

Se trata de células primitivas derivadas de la médula ósea que poseen la capacidad de proliferación, migración y diferenciación hacia diversas estirpes celulares de la etapa adulta. Las EPCs, en particular, poseen la capacidad de diferenciación hacia células del lumen de los vasos sanguíneos. La primera evidencia indicadora de la existencia de EPCs en la circulación adulta emergió en 1997, cuando Asahara y colaboradores observaron que células mononucleadas sanguíneas, aisladas de individuos sanos, adquirían *in vitro* un fenotipo endotelial e *in vivo* se incorporaban a capilares sanguíneos.[6] Las EPCs fueron caracterizadas vía expresión de CD34 y el *vascular endothelial growth factor receptor-2* (VEGFR-2), dos antígenos presentes en las células progenitoras endoteliales embrionarias y en las células madre hematopoyéticas (HSCs, *hematopoietic stem cells*). Posteriores estudios confirmaron que las células CD34[+] aisladas de la médula ósea y de la sangre del cordón umbilical muestran capacidad de diferenciación hacia células endoteliales maduras.[7,8] Sin embargo, tanto el CD34 como el VEGFR-2 son expresados por células endoteliales adultas.

Además de CD34, las células progenitoras hematopoyéticas tempranas expresan CD133, marcador no identificado después de que estas células alcancen su diferenciación.[9] Empleando la expresión de CD133 como un marcador específico de células progenitoras hematopoyéticas en estadio temprano de su diferenciación, Peichev y colaboradores aislaron una subpoblación de células capaces de diferenciarse de células endoteliales maduras, caracterizadas por la expresión de CD34[+]/CD133[+]/VEGFR-2[+].[10] Más recientemente, se considera que las células progenitoras hematopoyéticas que expresan CD34 y el receptor 1 del factor de crecimiento fibroblástico, o que coexpresan CD34, CD133 y VEGF-2 presentan un comportamiento característico de EPCs.[11,12]

Actualmente, la mayoría de estudios que estiman la concentración de EPCs en la circulación sanguínea cuantifican el número de células CD34[+]/VEGFR-2[+] o CD133[+]/VEGFR-2[+]. Sin embargo, la expresión de CD34 no parece ser un requerimiento imprescindible para la identificación de EPCs. Poblaciones de HSCs CD34[-] y células madre mesenquimales CD34[-]/CD133[+]/VEGFR-2[+] han demostrado poseer la capacidad de diferenciación de las EPCs, generando células endoteliales maduras.[13] En conclusión, la caracterización fenotípica exacta de las EPCs no es totalmente conocida.

2.2 Funciones y propiedades de las EPCs

El endotelio vascular desempeña un papel crucial en la regulación de la tonicidad y el mantenimiento de la homeostasis vascular. La disfunción endotelial predispone a la vasoconstricción, trombosis y aterosclerosis. Las EPCs desempeñan una importante función en el mantenimiento del endotelio, siendo implicadas en procesos de reendotelización y neovascularización.

2.2.1 EPCs y reendotelización

La significación fisiológica *in vivo* de la movilización de las EPCs fue identificada en estudios experimentales, en donde la aorta torácica de perros adultos, con médula ósea trasplantada, fue implantada con injertos Dracon.[14] Pasados tres meses, se observó una colonización de los injertos por células endoteliales CD34[+] del donante. Este hecho demuestra que la endotelización observada fue llevada a cabo exclusivamente por EPCs movilizadas de la médula ósea. En seres humanos, las superficies de los dispositivos de asistencia ventricular presentan células CD133[+]/VEGFR-2[+].[10] Conjuntamente, estos estudios sugieren la existencia de una población de EPCs en la circulación periférica que contribuyen a una rápida endotelización, previniendo la aparición de aterosclerosis.

La movilización e incorporación de EPCs derivadas de la médula ósea a áreas de daño celular endotelial median y modulan procesos de reendotelización.[15] Por todo ello, las EPCs pueden participar en el mantenimiento de la homeostasis vascular mediante mecanismos de restauración del endotelio.

2.2.2   EPCs y neovascularización

La neovascularización en adultos no sólo es producida por angiogénesis, proceso mediado por la proliferación y migración de células endoteliales de los vasos sanguíneos adyacentes preexistentes, sino también por vasculogénesis, proceso mediante el cual las EPCs son movilizadas, a través de la circulación sanguínea periférica, desde la médula espinal hasta los lugares de neovascularización, en donde finalmente se diferencian a células endoteliales maduras[6,16] (véase la figura 2). Las EPCs pueden ser, además, el sustrato para la formación de nuevos vasos sanguíneos, y, a su vez, ejercer una acción paracrina simultánea promoviendo angiogénesis.

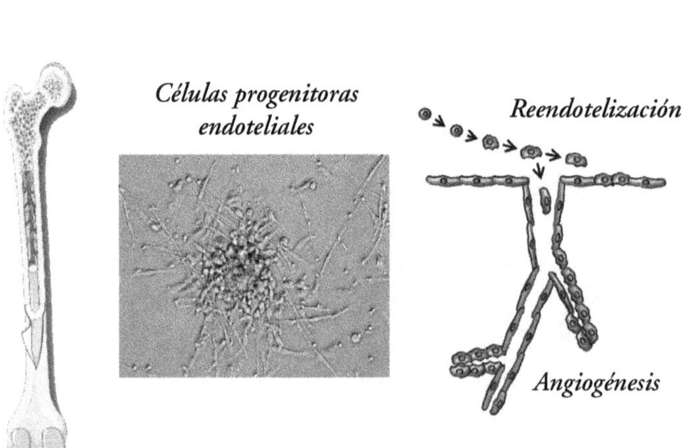

Figura 2. Reendotelización y neovascularización mediada por EPCs. Diversos factores moleculares, especialmente factores de crecimiento, median los procesos de movilización, diferenciación, migración, reclutamiento y quimiotaxis de las EPCs.

La contribución de las EPCs a la formación de nuevos vasos sanguíneos fue demostrada mediante estudios experimentales en los que se observó la formación de estructuras similares a capilares, a partir de HSCs o EPCs.[17] Estudios realizados en modelos animales de isquemia miocárdica, sugieren que la administración local o sistémica de EPCs aumenta la neovascularización y media la recuperación de la funcionalidad de aquellos tejidos isquémicamente comprometidos.[8,18]

Empleando un modelo de retinopatía en ratón, Grant y colaboradores demostraron que el reclutamiento de EPCs hacia las áreas de daño isquémico desempeña una función importante e imprescindible en los procesos de neovascularización.[19]

2.3 Factores que influyen en la proliferación de las EPCs

La mayoría de las EPCs residen en la médula ósea en estrecha asociación con las HSCs y las células estromáticas que suministran el microambiente necesario para la hematopoyesis. En la médula ósea, las células progenitoras están presentes en diferentes estadios de diferenciación. En condiciones fisiológicas, las EPCs representan únicamente el 0,01 % de las células mononucleadas sanguíneas. La movilización de las EPCs requiere la disociación del contacto entre las células estromáticas de la médula ósea y las células progenitoras. Este proceso se denomina reclutamiento.

2.3.1 Reclutamiento y movilización de las EPCs

Estímulos endógenos, tales como una isquemia tisular o la terapia exógena con ciertas citocinas, han demostrado promover la movilización de EPCs. Una isquemia focal en modelos experimentales induce un incremento en el número de EPCs circulantes.[19] De igual modo, las EPCs fueron movilizadas en pacientes con trauma vascular o infarto agudo de miocardio.[20] Estudios con citometría de flujo revelan que las concentraciones de EPCs se incrementan significativamente en pacientes con infarto agudo de miocardio, un incremento que ha sido positivamente correlacionado con niveles plasmáticos elevados de VEGF.[20] La capacidad regenerativa endógena de las EPCs es mediada principalmente por quimocinas y citocinas.

Se ha demostrado ampliamente que el factor angiogénico VEGF promueve la movilización e incorporación de EPCs a las áreas de neovascularización.[21,22] VEGF promueve angiogénesis por inducción, diferenciación y quimiotaxis de las células endoteliales. Asimismo, este factor de crecimiento es esencial para los procesos de hematopoyesis y angiogénesis. Múltiples isoformas de VEGF son secretadas, siendo el $VEGF_{165}$ la más abundante. El $VEGF_{165}$ ejerce su actividad biológica a través de su interacción con dos receptores tirosínquinasa, VEGFR-1 y VEGFR-2. Ambos receptores son expresados por las HSCs y EPCs. La liberación de VEGF por las HSCs y otras células en la médula ósea puede inducir la proliferación de EPCs, el remodelado vascular de la médula ósea y la regulación de la expresión de las moléculas de adhesión vascular. En conjunto, estos mecanismos promueven la migración de las EPCs desde la médula ósea.[23] En modelos experimentales, la administración de VEGF induce una elevación de las concentraciones de EPCs en la circulación sanguínea, generando a su vez un aumento de su actividad proliferativa y migratoria.[21] En los seres humanos, la administración exógena de VEGF aumenta el número de EPCs circulantes,[22] lo que sugiere que su sobreexpresión puede inducir la movilización de EPCs. Además del VEGF, otros factores de crecimiento angiogénicos, incluyendo la angiopoyetina 1, el factor de crecimiento fibroblástico y el factor de crecimiento derivado de las células estromáticas 1 (SDF-1), estimulan la movilización y el reclutamiento de las EPCs.[21,24,25] Además de los efectos directos del VEGF en la movilización de EPCs, VEGF puede inducir la liberación de otros factores de crecimiento hematopoyéticos, tales como el factor estimulante de colonias de macrófagos y granulocitos (GM-CSF) por las células endoteliales de la médula ósea.[26] En modelos experimentales de isquemia focal, la administración exógena de GM-CSF induce específicamente la movilización de EPCs contribuyendo a un aumento de vascularización en el área isquémica.[19] El factor estimulante de colonias de granulocitos (G-CSF), al igual que el GM-CSF, induce un aumento en el número de células CD34$^+$ que podría estimular la neovascularización en regiones de miocardio isquémico.[7]

El reclutamiento de las células progenitoras desde la médula ósea requiere la actividad de la metaloproteasa de matriz-9 (MMP-9).[27] Ratones MMP-9$^{-/-}$ presentan una deficiencia en la movilización de células madre hematopoyéticas, de tal modo que la administración de inhibidores de MMPs bloquea la movilización de EPCs. La actividad de la MMP-9 provoca la liberación masiva de la quimiocina del factor de células madre (SCF), lo que favorece el reclutamiento de células progenitoras positivas c-kit, entre las que se encuentran las EPCs, desde la médula ósea. La MMP-9 activa induce la liberación de citocinas activadoras de células madre que provocan la movilidad de EPCs quiescentes. Una vez reclutadas y movilizadas, las EPCs deben dirigirse y diferenciarse a las zonas de endotelización.

2.3.2 *Autodirección y diferenciación de las EPCs*

Los mismos factores responsables de la movilización de las EPCs también desempeñan una importante función en su migración e incorporación a las áreas de endotelización y neovascularización. El aumento de expresión de VEGF, después de una lesión vascular, recluta EPCs. Asimismo, paralelamente a la migración de las EPCs al área de lesión, se produce un aumento de los niveles plasmáticos de VEGF. En modelos experimentales, se ha comprobado que la implantación de VEGF induce neovascularización *in vivo*, mediada en gran medida por EPCs.[28] Estos datos nos indican que las EPCs fueron dirigidas al área de implantación de VEGF. El SDF-1 también puede contribuir al autoguiado de las EPCs hacia las zonas de neovascularización. El SDF-1, que se encuentra en concentraciones elevadas tras un infarto de miocardio, se une al receptor de quimiocinas CXCR-4, que se expresa abundantemente en las EPCs.[25] Actualmente se ha comprobado que: las EPCs expresan CXCR4, receptor de SDF-1; VEGF induce la expresión de CXCR4 en EPCs; SDF-1 actúa como quimiotáctico de EPCs *in vitro*;[29] SDF-1 induce la expresión de VEGF y angiogénesis *in vivo*. Por ello, debido a que las EPCs expresan receptores funcionales de CXCR4 y VEGF, se postula que una interacción conjunta entre SDF-1/CXCR4 y VEGF generaría un proceso de *feedback* positivo que aumentaría los efectos terapéuticos de las EPCs en la neovascularización *in vivo*.[25,29]

2.3.3 Influencia de los factores de riesgo vascular en las EPCs

Vasa y colaboradores demuestran que existe una correlación negativa entre el número de factores de riesgo vascular y el número y actividad migratoria de las EPCs.[30] El factor de riesgo más asociado a la reducción de los niveles de EPCs es el tabaco, mientras que la hipertensión es el factor que más influye en la reducción de la actividad migratoria. Los mecanismos por lo que los factores de riesgo vascular reducen el número y la funcionalidad de las EPCs son desconocidos. Sin embargo, estos autores especulan con la posibilidad de que dichos mecanismos impliquen un aumento de la apoptosis de EPCs. Actualmente, se sugiere que los niveles de EPCs circulantes en sangre periférica son un marcador de la función endotelial y de riesgo cardiovascular.[31,32]

2.3.4 Fármacos que aumentan la movilización y diferenciación de las EPCs

Además del uso de la administración exógena de factores de crecimiento, citocinas o quimocinas, los inhibidores de la reductasa de HMG-CoA o estatinas aumentan la movilización y funcionalidad de las EPCs. Las estatinas poseen efectos beneficiosos como el aumento de la función endotelial, independientemente de la reducción del colesterol. Dimmeler y colaboradores han demostrado que las estatinas incrementan la diferenciación de EPCs *in vitro*, y su movilización *in vivo*.[33] Estos efectos fueron mediados a través de la vía fosfatidil inositol-3-kinasa/Akt, que también es utilizada por los factores de crecimiento angiogénicos que inducen la diferenciación de HSC. La influencia de las estatinas en la movilización de las EPCs se reflejó en un aumento 3X en el número de EPCs circulantes en pacientes con CAD estable después de cuatro semanas de tratamiento con atorvastatina.

En resumen, los mecanismos de proliferación, movilización, migración y diferenciación de las EPCs están regulados por factores moleculares y farmacológicos, que nos ofrecen la posibilidad de un enfoque endógeno de la terapia celular con EPCs en la isquemia cerebral.

2.4 EPCs y enfermedad cerebrovascular

La disfunción endotelial propicia procesos de aterosclerosis y trombosis, responsables de enfermedades cerebrovasculares. Se ha sugerido que la concentración de EPCs circulantes en sangre periférica pueda ser un marcador de la función endotelial y de riesgo cardiovascular.[31,32] El número de EPCs es significativamente inferior y su actividad migratoria menor en sujetos con elevado colesterol en suero, hipertensión y diabetes, así como en fumadores,[30] todos ellos factores de riesgo cerebrovascular. También se han observado reducciones en el número de EPCs en pacientes con enfermedad coronaria, diabetes e ictus.[34] En modelos experimentales de isquemia cerebral, se ha demostrado que las EPCs median procesos de neovascularización cerebral.[35] Recientemente, diversos estudios han demostrado la asociación existente entre el incremento de células progenitoras endoteliales y la recuperación neurológica y funcional a los tres meses, y la reducción del volumen de la lesión en pacientes con ictus isquémico[36-38] (véase la figura 3). Estos resultados parecen demostrar que la estimulación de las EPCs podría suponer una nueva opción terapéutica para el tratamiento del ictus isquémico.

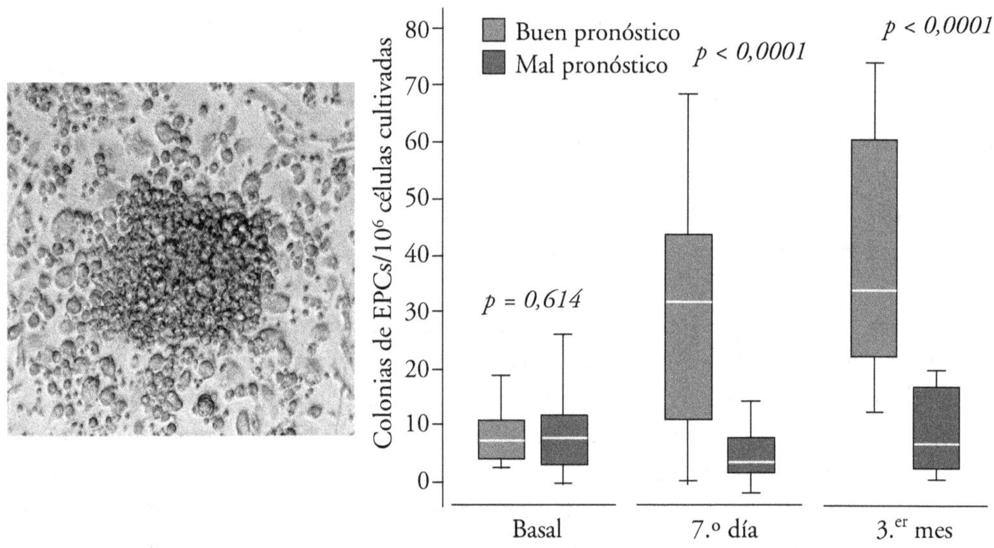

Figura 3. El incremento de EPCs durante la fase aguda del ictus isquémico se asocia a un mejor pronóstico funcional a los tres meses en pacientes con ictus isquémico.

3　Células madre de la médula ósea

Las BMSCs, del inglés *bone marrow stem cells*, engloban tanto a la células madre hematopoyéticas como a las células madre mesenquimales (MSCs). La diferenciación, plasticidad y migración de las BMSCs dependen de señales bioquímicas específicas del microambiente presente en el área del tejido donde finalmente se diferenciarán. Este hecho es importante puesto que nos ofrece múltiples vías de administración. De hecho, en modelos experimentales de isquemia cerebral se ha demostrado que tanto la administración intracerebral,[39] intraarterial,[40] como intravenosa[41] de BMSCs mejoran la recuperación funcional. La terapia celular con BMSCs aumenta la expresión del factor de crecimiento fibroblástico (FGF), el cual se asocia a neurogénesis, y de sinaptofisina, proteína indicadora de la existencia de plasticidad presináptica y sinaptogénesis.

Recientemente, células CD34[+] aisladas de sangre periférica fueron diferenciadas a células de la glía, neuronas y células endoteliales tras su administración intracerebral, aumentando la capacidad de neuroplasticidad del cerebro isquémico y mejorando la recuperación neurológica y funcional.[42]

Los beneficios terapéuticos de las BMSCs han sido demostrados en ensayos clínicos en pacientes con infarto de miocardio[43] e isquemia cerebral.[44,45] Concretamente, Bang y colaboradores demostraron que la administración intravenosa de MSCs autólogas es un método factible y seguro para el tratamiento del ictus isquémico, mejorando la recuperación funcional de los pacientes. En conclusión, las BMSCs pueden potenciar los mecanismos de recuperación endógenos del organismo, mediando procesos de neurogénesis, angiogénesis y sinaptogénesis.[45]

4   Células madre mediadoras de neurogénesis

Recientemente se ha demostrado que la neurogénesis es inducida tras un ictus, aunque se desconoce la capacidad que presentan estas células progenitoras neurales (CPNs) de intregarse en circuitos neuronales.[46] El daño por una isquemia focal estimula la producción de CPNs en la zona subventricular (SVZ) que migran hacia las áreas cerebrales dañadas (véase la figura 4). Estas CPNs poseen la capacidad de diferenciarse fenotípicamente en la mayoría de estirpes celulares cerebrales destruidas por la lesión isquémica, donde podrán mediar procesos de reparación cerebral.[47]

Factores moleculares como el VEGF, o farmacológicos como las estatinas, inducen una mayor neurogénesis tras la isquemia cerebral. Asimismo, otros factores neurotróficos como el FGF-2, la eritropoyetina (EPO) o el factor neurotrófico derivado del cerebro (BDNF, del inglés *brain derived neurotrophic factor*) regulan estrechamente la neurogénesis inducida tras la isquemia.[48]

Recientemente, Hayashi y colaboradores han demostrado que las CPNs (generadas a partir de células madre embrionarias de mono) trasplantadas intracerebralmente en un modelo de isquemia cerebral en ratón, tienen la capacidad de diferenciarse a varias estirpes neuronales y células de la glía, desarrollando redes neuronales[49] (véase la figura 5).

Los resultados de un ensayo clínico en el que fueron incluidos 12 pacientes con ictus a los que se les implantó neuronas generadas a partir de la línea celular inmortalizada N Tera 2 (NT-2) nos muestran que la terapia celular neuronal es factible y segura. Sin embargo, no se objetivó ninguna mejoría funcional significativa cuando se comparó con el grupo control[51] (www.strokecenter.org/trials/).

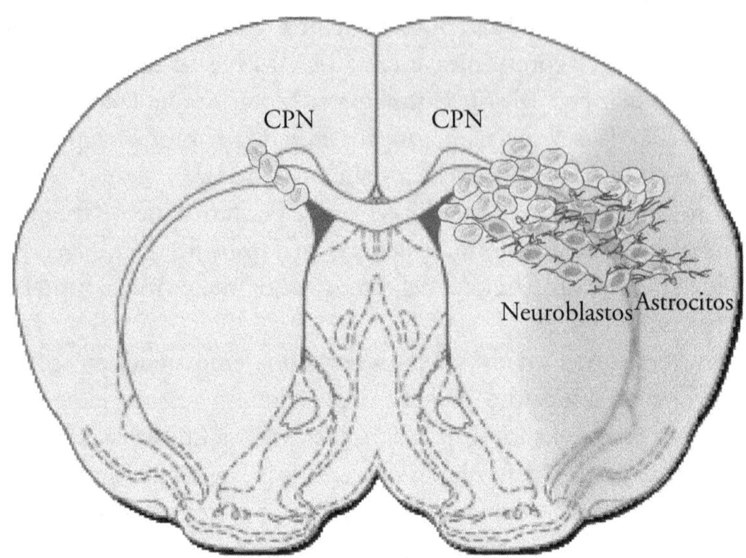

Figura 4. La isquemia cerebral estimula la neurogénesis endógena, induciendo la movilización de células progenitoras neurales (CPN) a las áreas cerebrales dañadas, donde se diferenciarán a distintas estirpes celulares.

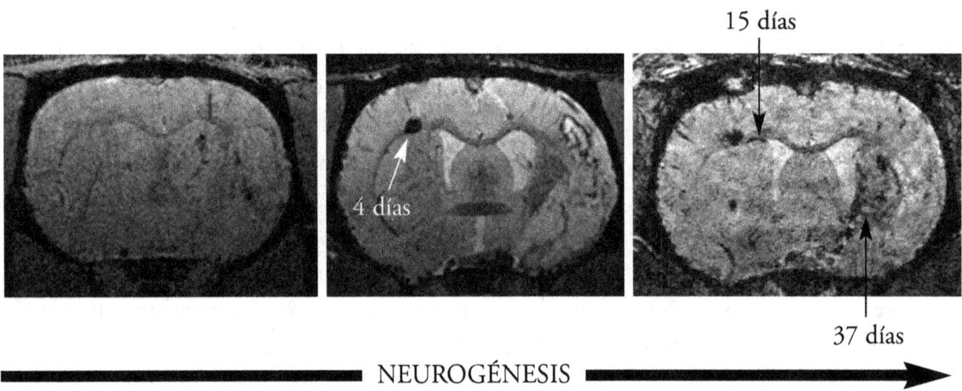

Figura 5. Monitorización in vivo *de células madre. Las células madre embrionarias, inyectadas intracerebralmente en el hemisferio contralateral, migran a través del cuerpo calloso hasta la zona de tejido cerebral dañado por la isquemia, situada en el hemisferio ipsilateral. Adaptado con el permiso del autor, Hoehn et al.*[50]

5   Conclusiones

La isquemia cerebral es un potente estímulo de la plasticidad cerebral, activando la expresión de genes que activan los mecanismos de reparación y regeneración del sistema nervioso. El estatus epidemiológico y terapéutico actual de las enfermedades cerebrovasculares en general, y del ictus isquémico en particular, clama la necesidad de nuevas aproximaciones terapéuticas. Los mecanismos de neurorreparación endógena, así como la terapia celular, nos ofrecen una oportunidad prometedora de actuar en las fases subaguda y crónica del ictus isquémico. Sin embargo, existen preguntas como el tipo de paciente más óptimo para recibir un trasplante, el tipo de células a trasplantar, el número o la concentración de las células, la vía o el momento más adecuado de administración o los efectos adversos que puede producir este tipo de tratamiento (efectos tumorigénicos, etc.) todavía sin responder y que deberán estudiarse para que la terapia celular se convierta, definitivamente, en la más prometedora opción terapéutica en el tratamiento del ictus isquémico.

BIBLIOGRAFÍA

1. Castillo J, Álvarez-Sabín J, Davalos A, Díez-Tejedor E, Lizasoain I, Martínez-Vila E *et al.* Revisión de consenso. Neuroprotección farmacológica en la isquemia cerebral: ¿Es todavía una opción terapéutica? Neurología 2003; 18: 368-84.

2. Calautti C, Baron JC. Functional neuroimaging studies of motor recovery after stroke in adults: A Review. Stroke 2003; 34: 1553-566.

3. Hurtado O, Pradillo JM, Alonso-Escolano D, Lorenzo P, Sobrino T, Castillo J *et al.* Neurorepair *versus* neuroprotection in stroke. Cerebrovasc Dis 2006; 21(Suppl 2): 54-63.

4. Savitz SI, Dinsmore JH, Wechsler LR, Rosenbaum DM, Caplan LR. Cell therapy for stroke. NeuroRx 2004; 1: 406-14.

5. Meairs S, Wahlgren N, Dirnagl U, Lindvall O, Rothwell P, Baron JC *et al.* Stroke research priorities for the next decade-A representative view of the European scientific community. Cerebrovasc Dis 2006; 22: 75-82.

6. Asahara T, Murohara T, Sullivan A, Silver M, van der Zee R, Li T *et al.* Isolation of putative progenitor endothelial cells for angiogenesis. Science 1997; 275: 964-67.

7. Kocher AA, Schuster MD, Szabolcs MJ, Takuma S, Burkhoff D, Wang J *et al.* Neovascularization of ischemic myocardium by human bone marrow-derived angioblasts prevents cardiomyocyte apoptosis, reduces remodelling and improves cardiac function. Nat Med 2001; 7: 430-36.

8. Murohara T, Ikeda H, Duan J, Shintani S, Sasaki K, Eguchi H *et al.* Transplanted cord blood-derived endothelial precursor cells augment postnatal neovascularization. J Clin Invest 2000; 105: 1527-536.

9. Yin AH, Miraglia S, Zanjani ED, Almeida-Porada G, Ogawa M, Leary AG, Olweus J, Kearney J, Buck DW. AC133, a novel marker for human hematopoietic stem and progenitor cells. Blood 1997; 90: 5002-012.

10. Peichev M, Naiyer AJ, Pereira D, Zhu Z, Lane WJ, Williams M *et al.* Expression of VEGFR-2 and AC133 by circulating human CD34+ cells identifies a popula-

tion of functional endothelial precursors. Blood 2000; 95: 952-58.

11. Burger PE, Coetzee S, McKeehan WL, Kan M, Cook P, Fan Y *et al.* Fibroblast growth factor receptor-1 is expressed by endothelial progenitor cells. Blood 2002; 100: 3527-535.

12. Salven P, Mustjoki S, Alitalo R, Alitalo K, Rafii S. VEGFR-3 and CD133 identify a population of CD34+ lymphatic/vascular endothelial precursor cells. Blood 2003; 101: 168-72.

13. Reyes M, Dudek A, Jahagirdar B, Koodie L, Marker PH, Verfaillie CM. Origin of endothelial progenitors in human postnatal bone marrow. J Clin Invest 2002; 109: 337-46.

14. Shi Q, Rafii S, Wu MH, Wijelath ES, Yu C, Ishida A *et al.* Evidence for circulating bone marrow derived endothelial cells. Blood 1998; 92: 362-67.

15. Walter DH, Rittig K, Bahlmann FH, Kirchmair R, Silver M, Murayama T *et al.* Statin therapy accelerates re-endothelialization: a novel effect involving mobilization and incorporation of bone marrow derived endothelial progenitor cells. Circulation 2002; 105: 3017-024.

16. Schaper W, Scholz D. Factors regulating arteriogenesis. Arterioscler Thromb Vasc Biol 2003; 23: 1143-151.

17. Kaushal S, Amiel GE, Guleserian KJ, Shapira OM, Perry T, Sutherland FW *et al.* Functional small-diameter neovessels created using endothelial progenitor cells expanded *ex vivo.* Nat Med 2001; 7: 1035-040.

18. Grant MB, May WS, Caballero S, Brown GA, Guthrie SM, Mames RN *et al.* Adult hematopoietic stem cells provide functional hemangioblast activity during retinal neovascularization. Nat Med 2002; 8: 607-12.

19. Takahashi T, Kalka C, Masuda H, Chen D, Silver M, Kearney M *et al.* Ischemia and cytokine-induced mobilization of bone marrow-derived endothelial progenitor cells for neovascularization. Nat Med 1999; 5: 434-38.

20. Shintani S, Murohara T, Ikeda H, Ueno T, Honma T, Katoh A *et al.* Mobilization of endothelial progenitor

cells in patients with acute myocardial infarction. Circulation 2001; 103: 2776-779.

21. Asahara T, Takahashi T, Masuda H, Kalka C, Chen D, Iwaguro H *et al.* VEGF contributes to postnatal neovascularization by mobilizing bone marrow-derived endothelial progenitor cells. EMBO J 1999; 18: 3964-972.

22. Kalka C, Masuda H, Takahashi T, Gordon R, Tepper O, Gravereaux E *et al.* Vascular endothelial growth factor (165) gene transfer augments circulating endothelial progenitor cells in human subjects. Circ Res 2000; 86: 1198-202.

23. Rafii S, Meeus S, Dias S, Hattori K, Heissig B, Shmelkov S *et al.* Contribution of marrow-derived progenitors to vascular and cardiac regeneration. Semin Cell Dev Biol 2002; 13: 61-7.

24. Hattori K, Dias S, Heissig B, Hackett NR, Lyden D, Tateno M *et al.* Vascular endothelial growth factor and angiopoietin-1 stimulate postnatal hematopoiesis by recruitment of vasculogenic and hematopoietic stem cells. J Exp Med 2001; 193: 1005-014.

25. Yamaguchi J, Kusano KF, Masuo O, Kawamoto A, Silver M, Murasawa S *et al.* Stromal cell-derived factor-1 effects on *ex vivo* expanded endothelial progenitor cell recruitment for ischemic neovascularization. Circulation 2003; 107: 1322-328.

26. Bautz F, Rafii S, Kanz L, Mohle R. Expression and secretion of vascular endothelial growth factor-A by cytokine-stimulated hematopoietic progenitor cells: possible role in the hematopoietic microenvironment. Exp Hematol 2000; 28: 700-06.

27. Heissig B, Hattori K, Dias S, Friedrich M, Ferris B, Hackett NR *et al.* Recruitment of stem and progenitor cells from the bone marrow niche requires MMP-9 mediated release of kit-ligand. Cell 2002; 109: 625-37.

28. Murayama T, Tepper OM, Silver M, Ma H, Losordo DW, Isner JM *et al.* Determination of bone marrow-derived endothelial progenitor cell significance in angiogenic growth factor-induced neovascularization *in vivo*. Exp Hematol 2002; 30: 967-72.

29. Hattori K, Heissig B, Tashiro K, Honjo T, Tateno M, Shieh JH *et al.* Plasma elevation of stromal cell-derived factor-1 induces mobilization of mature and immature hematopoietic progenitor and stem cells. Blood 2001; 97: 3354-360.

30. Vasa M, Fichtlscherer S, Aicher A, Adler K, Urbich C, Martin H *et al.* Number and migratory activity of circulating endothelial progenitor cells inversely correlate with risk factors for coronary artery disease. Circ Res 2001; 89: e1-e7.

31. Hill JM, Zalos G, Halcox JP, Schenke WH, Waclawiw MA, Quyyumi AA *et al.* Circulating endotelial progenitor cells, vascular function, and cardiovascular risk. N Engl J Med 2003; 348: 593-600.

32. Werner N, Kosiol S, Schiegl T, Ahlers P, Walenta K, Link A *et al.* Circulating endothelial progenitor cells and cardiovascular outcomes. N Eng J Med 2005; 353: 999-1007.

33. Dimmeler S, Aicher A, Vasa M, Mildner-Rihm C, Adler K, Tiemann M *et al.* HMG-CoA reductase inhibitors (statins) increase endothelial progenitor cells via the PI3-kinase/Akt pathway. J Clin Invest 2001; 108: 391-97.

34. Ghani U, Shuaib A, Salam A, Nasir A, Shuaib U, Jeerakathil T *et al.* Endothelial progenitor cells during cerebrovascular disease. Stroke 2005; 36: 151-53.

35. Zhang ZG, Zhang L, Jiang Q, Chopp M. Bone marrow-derived endothelial progenitor cells participate in cerebral neovascularization after focal cerebral ischemia in the adult mouse. Circ Res 2002; 90: 284-88.

36. Sobrino T, Hurtado O, Moro MA, Rodríguez-Yáñez M, Castellanos M, Brea D *et al.* The increase of circulating endothelial progenitor cells after acute ischemic stroke is associated with good outcome. Stroke 2007; 38: 2759-764.

37. Chu K, Jung KH, Lee ST, Park HK, Sinn DI, Kim JM *et al.* Circulating endothelial progenitor cells as a new marker of endothelial dysfunction or repair in acute stroke. Stroke 2008; 39: 1441-447.

38. Yip HK, Chang LT, Chang WN, Lu CH, Liou CW, Lan MY *et al.* Level and value of circulating endothelial progenitor cells in patients after acute ischemic stroke. Stroke 2008; 39: 69-74.

39. Li Y, Chen J, Chopp M. Adult bone marrow transplantation after stroke in adult rats. Cell Transplant 2001; 10: 31-40.

40. Shen LH, Li Y, Chen J, Zhang J, Vanguri P, Borneman J *et al.* Intracarotid transplantation of bone marrow stromal cells increases axon-myelin remodeling after stroke. Neuroscience 2006; 137: 393-99.

41. Chen J, Zhang ZG, Li Y, Wang L, Xu YX, Gautam SC *et al.* Intravenous administration of human bone marrow stromal cells induces angiogenesis in the ischemic boundary zone after stroke in rats. Circ Res 2003; 92: 692-99.

42. Shyu WC, Lin SZ, Chiang MF, Su CY, Li H. Intracerebral peripheral blood stem cell (CD34+) implantation induces neuroplasticity by enhancing-1 integrin-mediated angiogenesis in chronic stroke rats. J Neurosci 2006; 26: 3444-453.

43. Schachinger V, Assmus B, Britten MB, Honold J, Lehmann R, Teupe C *et al.* Transplantation of progenitor cells and regeneration enhancement in acute myocardial infarction: final oneyear results of the TOPCARE-AMI trial. J Am Coll Cardiol 2004; 44: 1690-699.

44. Tateishi-Yuyama E, Matsubara H, Murohara T, Ikeda U, Shintani S, Masaki H *et al.* Therapeutic Angiogenesis Using Cell Transplantation (TACT) Study Investigators. Therapeutic angiogenesis for patients with limb ischaemia by autologous transplantation of bone marrow cells: a pilot study and a randomised controlled trial. Lancet 2002; 360: 427-35.

45. Bang OY, Lee JS, Lee PH, Lee G. Autologous mesenchymal stem cell transplantation in stroke patients. Ann Neurol 2005; 57: 874-82.

46. Jin K, Wang X, Xie L, Mao XO, Zhu W, Wang Y *et al.* Evidence for stroke-induced neurogenesis in the human brain. Proc Natl Acad Sci USA 2006; 103: 13198-202.

47. Lichtenwalner RJ, Parent JM. Adult neurogenesis and

the ischemic forebrain. J Cereb Blood Flow Metab 2006; 26: 1-20.

48. Kokaia Z, Lindvall O. Neurogenesis after ischaemic brain insults. Curr Opin Neurobiol 2003; 13: 127-32.

49. Hayashi J, Takagi Y, Fukuda H, Imazato T, Nishimura M, Fujimoto M *et al.* Primate embryonic stem cell-derived neuronal progenitors transplanted into ischemic brain. J Cereb Blood Flow Metab 2006; 26: 906-14.

50. Hoehn M, Küstermann E, Blunk J, Wiedermann D, Trapp T, Wecker S *et al.* Monitoring of implanted stem cell migration *in vivo*: a highly resolved *in vivo* magnetic resonance imaging investigation of experimental stroke in rat. Proc Natl Acad Sci USA 2002; 99: 16267-272.

51. Kondziolka D, Wechsler L, Goldstein S, Meltzer C, Thulborn KR, Gebel J *et al.* Transplantation of cultured human neuronal cells for patients with stroke. Neurology 2000; 55: 565-69.

Lista de *ongoing clinical trials* en ictus isquémico (fase aguda)

- ACCOST. Acute Candesartan Cilexetil Outcomes Stroke Trial.
- ALIAS: Albumin Therapy for Neuroprotection in Acute Ischemic Stroke.
- Argatroban TPA Stroke Study.
- ARTIS: Antiplatelet Therapy in Combination with Recombinant t-PA Thrombolysis in Ischemic Stroke.
- ASP I y II: Ancrod (Viprinex) for the Treatment of Acute Ischemic Stroke.
- BLAST: Blood Pressure Lowering in Acute Stroke Trial.
- CAIST: Cilostazol in Acute Ischemic Stroke Treatment.
- CATALIST: Adjunctive Drug Treatment for Ischemic Stroke patients.
- CATALSIT: Combination Antiplatelet and Anticoagulation Treatment after lysis of Ischemic Stroke Trial.
- CHILI: Controlled Hypothermia in large infarction.
- CLASS- CHINA: Clopidogrel of loading dosage to treat acute ischemic stroke in China.
- COAST-II: Cooling in Acute Stroke.
- COSSACS: Continue or Stop Post-Stroke Antihypertensives Collaborative Studies.
- CT-DEFINE: CT-based definition of a Tissue Window for Acute Stroke Thrombolysis.
- DIAGNOSIS: Diffussion-weighted Imaging Assessment of the genuine need for other studies in ischemic stroke.
- The Efficacy and Safety of MK0724 IV for Improvement of Neurological Damage and Recovery From Middle Cerebral Artery Ischemic Stroke.
- ENOS: Efficacy of Nitric Oxide in Stroke Treatment.
- FAST-MAG: Field administration of stroke treatment-Magnesium Phase III trial
- ICTUS: International Citicoline Trial on Acute Stroke.
- Impact-I: Implant for Perfusion Augmentation clinical trial (Sphenopalatine ganglion stimulation).
- IMPACT: Infarct modeling through perfusion assessment by CT (SPOTRIAS).
- MINO: Minocycline to improve neurological outcome.
- Normobaric Oxygen Therapy in Acute Ischemic Stroke Trial.
- SENTIS: Safety and Efficacy of NeuroFlo™ Technology in Ischemic Stroke.
- SETIS: Study of Efficacy of Tirofiban in Acute Ishemic Stroke Study.
- STARS: Stroke Treatment using Acute Reperfusion and Simvastatin.

- TANDEM-1: Thrombolysis and Deferroxamine in Middle Cerebral Artery Occlussion.
- TAST: Effect of an angiotensin receptor antagonist on cerebral blood flow, cerebral perfusion pressure, and systemic and peripheral haemodynamics in patients with acute stroke.
- TRUST-tPA: Therapeutic Trial Evaluating Efficacy of Telemedicine (TELESTROKE) of Patients With Acute Stroke.

Fuente: http://www.strokecenter.org/trials/